AF298390

NOUVELLE MÉCHANIQUE

DES MOUVEMENTS

DE L'HOMME ET DES ANIMAUX.

Par P. J. BARTHEZ,

Membre des Académies des Sciences de Berlin, de Stockholm, et de Lausanne ; de l'Académie de Médecine de Madrid, Honoraire de la Société Médicale de Paris : ci-devant Chancelier de l'Université de Médecine de Montpellier ; Associé libre de l'Académie des Sciences de Paris, et de l'Académie des Inscriptions et Belles-Lettres, etc.

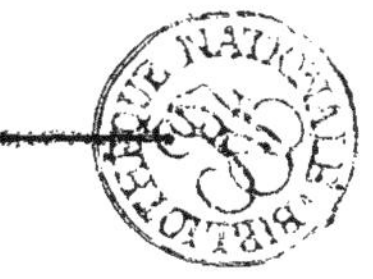

A CARCASSONNE,

DE L'IMPRIMERIE DE PIERRE POLERE.

AN VI. (1798.)

Et à PARIS,
Chez MÉQUIGNON l'aîné, rue des Cordeliers, près
des Écoles de Chirurgie.

DISCOURS PRÉLIMINAIRE.

Entre les phénomènes qui animent et embellissent le spectacle de la Nature, il n'en est pas de plus intéressant que les Mouvements de l'Homme et des divers Animaux, sur la Terre, dans les Eaux, et dans l'Air.

Les Mouvements progressifs de l'Homme et des Animaux peuvent être considérés, et dans le Principe de vie qui est le premier moteur de leurs organes ; et dans les causes prochaines et méchaniques de chacun de ces mouvements.

La détermination de ces causes prochaines est le seul objèt de cette Nouvelle Méchanique des Mouvements de l'Homme et des Animaux. Les explications que j'en donne sont uniquement fondées sur les faits connus par l'Anatomie, et sur les premières loix de la Méchanique. Elles sont entièrement indépendantes de tout ce qui se rapporte à la nature du Principe qui donne la vie et le mouvement à l'Homme et aux Animaux.

Cependant la considération de ce Principe moteur semble devoir précéder celle des combinaisons des mouvements des organes, qui produisent chaque espèce des mouvements progressifs. C'est pourquoi il me paroît convenable de présenter ici une Exposition abrégée de ma Théorie sur le Principe Vital, ou de ma manière de voir les forces et les fonctions de ce Principe (1).

---

(1) J'ai donné cette Théorie dans mes *Nouveaux Eléments de la Science de l'Homme*, que j'ai fait imprimer au commencement de 1778 ; et que je me propose de publier dans une autre forme, avec des développements et des éclaircissements très-étendus.

Du Principe de la Vie, Première Cause des Mouvemens progressifs de l'Homme et des Animaux.

La bonne méthode de philosopher dans chaque Science Naturelle, y fait admettre des causes générales occultes ; et doit y fixer le nombre de ces causes, suivant l'état actuel de cette Science (1). Cette méthode est utile pour simplifier le calcul des phénomènes, et pour lui donner beaucoup plus d'étendue.

Les noms de ces facultés occultes étant alors employés, comme les lettres le sont dans l'Algèbre ; aucune opinion préjugée n'entrave la recherche des causes prochaines et immédiates des faits. L'on arrive ainsi d'une manière sans comparaison plus facile et plus directe, à des formules ou expressions générales des analogies de ces faits : et ces analogies sont toujours vastes et fécondes, quand elles ont été conçues avec une grande intelligence, et examinées avec une logique sévère.

D'après cette méthode de philosopher, on doit considérer toutes les fonctions de la vie dans l'Homme et dans les Animaux, comme étant produites par les forces propres, et régies suivant les loix primordiales d'un Principe Vital.

Les loix de ce Principe sont absolument étrangères aux loix connues de la Méchanique, de l'Hydraulique, de la Physique, et de la Chymie ; ainsi qu'aux facultés de liberté, de prévoyance, et autres qu'on regarde généralement comme étant caractéristiques de l'Ame pensante.

C'est en vain qu'on a voulu appliquer ces loix Physiques, ou ces facultés de l'Ame pensante ; pour montrer comment la vie peut commencer dans l'embryon, lorsque son corps est convenablement organisé pour avoir la vie *en puissance* (comme parloit Aristote). Il ne peut naître de ces applications aucune Théorie, qui étant soumise à un examen attentif, conserve la moindre vraisemblance. C'est sur quoi paroissent s'accorder aujourd'hui les Hommes impartiaux et éclairés.

Tout ce qu'il nous est permis de connoître à ce sujèt, c'est que lorsque l'organisation de l'Homme a acquis un certain degré de développement et de perfection, la Nature Universelle fait naître et subsister en lui des forces productives des phénomènes de la vie.

Il est à-peu-près indifférent qu'on donne au Principe Vital les noms de

---

(1) Voyez le *Discours Prélim. de mes Nouv. Eléments*, aux pages V—X. M. de Luc a parlé depuis sur ce sujet, d'une manière très-semblable ; dans ses Lettres publiées en 1779, sur l'Histoire de la Terre et de l'Homme ; Tom. I. p. 175—178, et s.

(III)

Nature, d'Archée, d'Ame, etc. Mais ce qui est absolument essentiel, c'est qu'on ne rapporte jamais les déterminations de ce Principe, à des affections dérivées des facultés de prévoyance, ou autres qu'on attribue à cette Ame; ni à des passions qu'on prête à cet Archée. Or c'est à cette condition essentielle, que Van Helmont, Stahl, et leurs Sectateurs ont dérogé dans une infinité de cas; aussi-bien que ceux qui ont employé, avant ou après moi, le nom de Principe Vital.

En comparant exactement les doctrines de tous ces Auteurs avec la mienne, sur tous les points importants des fonctions de la Vie dans l'Homme sain et malade; on reconnoîtra non-seulement que la mienne est toujours différente des leurs, mais encore que très-souvent elle leur est diamètralement opposée.

Après avoir vérifié que ma doctrine est nouvelle, on jugera si elle est déduite assez rigoureusement des faits principaux qui ont été bien observés jusqu'ici, dans l'état de santé, et dans les divers genres de maladies. Si elle a cet avantage, elle ne peut qu'être susceptible d'un très-grand nombre d'applications neuves et utiles, dans la Science de l'Homme et dans l'Art de guérir.

Entre autres résultats généraux que j'ai déduit immédiatement de faits bien connus, je crois avoir trouvé qu'il existe dans les muscles vivants une force de *situation fixe* des molecules de leurs fibres (1). C'est une espèce de force vivante de ces fibres, qui diffère de leurs forces de contraction et de dilatation; et dont on n'avait pas même soupçonné l'existence.

Je crois pouvoir dire que l'observation de cette force est un exemple de l'utilité dont il est dans la Science de l'Homme, de bien rapprocher et de bien classer des faits trop peu observés.

De tels faits peuvent même être nombreux; quoiqu'ils soient ignorés du Vulgaire, et qu'ils ayent été omis ou mal exposés par les Auteurs qui ont écrit sur la Science de l'Homme. Ces Auteurs étant tous systematiques,

---

(1) *Nouv. Elémens de la Science de l'Homme*, pag. 77. et s. Ce dogme est le seul, de ceux qui me sont propres sur les forces du Principe Vital; que j'aye employé, et seulement une ou deux fois, dans cette Nouvelle Méchanique.

Mais dans le Traité que je me propose de publier dans peu sur les Maladies Goutteuses, j'espère que je prouverai l'utilité de considérer cette force de *situation fixe* dans les parties des muscles; qui s'étend certainement aux tendons, et qui peut s'étendre aussi aux ligamens et au périoste.

a 3

ont négligé ces faits, comme tenant à des causes d'exception trop singu‑ lières ; ou bien il les ont mal présentés , parcequ'ils ne pouvoient autrement les plier aux hypothèses qu'ils avoient admises.

Les forces du Principe Vital sont inhérentes à chaque partie du corps qu'il anime , et y exercent les mouvements propres à cette partie. Mais en général ces mouvements ne peuvent subsister long-temps , qu'autant que les forces de chaque organe , similaire ou composé , sympathisent ou communiquent librement avec le système auquel cet organe appartient dans le corps vivant.

Ainsi la faculté de contraction d'un muscle ne peut se conserver, qu'autant que ses nerfs et ses vaisseaux sanguins communiquent librement avec les systèmes auxquels ils appartiennent : et une condition nécessaire de ces com‑ munications est l'intégrité de ces nerfs et de ces vaisseaux , et de leurs origines dans ces systèmes. Voilà ce que disent uniquement les faits connus sur la contraction des muscles (comme Albinus l'avoit pressenti avant moi).

C'est vainement qu'on a cru pouvoir expliquer ces communications des forces vivantes ; en supposant des oscillations des fibres et des membranes, qu'on a fait varier en tout sens ; ou des transmissions de ce fluide imagi‑ naire auquel on a donné le nom d'esprits animaux.

Dans les fonctions de l'Homme vivant , il faut étudier avec soin la Méchanique de ses organes, pour laquelle ils sont admirablement conformés ; et il ne faut point négliger ce qu'on peut savoir de l'influence , quoique très-limitée , que les affections de son Ame ont sur celles de son corps. Mais ce qu'il nous importe surtout de connoître le plus possible dans l'Homme vivant , c'est l'*Etre sympathique*, qui obéissant à ses loix primor‑ diales , fait se correspondre entre elles ; et les forces qui vivifient toutes les parties de son corps , et les facultés de son Ame pensante.

Telle est ma manière de voir les forces et les fonctions du Principe Vital , sur laquelle sont fondés des Ouvrages que j'ai publié il y a vingt ans et plus. Elle paroissoit alors si peu probable, que certains Journalistes crurent qu'il suffisoit d'exposer les chefs de cette doctrine , sans en dis‑ cuter les preuves , pour la faire rejetter (1).

---

(2) Un d'entre eux m'accusa de crédulité , relativement aux faits dont j'avois appuyé mes principes. Mais cette accusation démontroit son ignorance. Car il n'étoit aucun des faits que j'avois allégués , et qui lui paroissoient comme fabuleux ; qui ne dût être parfaitement vraisemblable aux yeux des hommes instruits , par le grand nombre de faits analogues qu'on pouvoit y rapporter. *Fragili quærens illidere dentem , Offendit solido* (Horat.).

(V)

Je ne voulus point perdre un temps précieux à réfuter en forme ces Critiques éphemères. Si leur injustice put me faire perdre alors quelques suffrages, j'en fus bien dédommagé par les approbations les plus honorables, que donnèrent à mes Nouveaux Eléments, des juges très-éclairés; tant en France, qu'en Italie, et en Angleterre (entre lesquels je puis compter le célèbre M. Cullen (1)).

Le temps qui s'est écoulé depuis la publication de mes Nouveaux Eléments, a amené pour moi une satisfaction complète. Car dans tels Journaux Allemands, où l'on avoit d'abord présenté comme vaines, plusieurs de mes Théories (celles p. ex. sur la force vitale, cause de l'*Irritabilité* Hallerienne des muscles; sur la vie qui est présente à toutes les parties solides ou *fluides* du corps vivant; sur la production de la chaleur et *du froid* par les mouvements de la vie; etc.); on a depuis parlé avec éloge de ces mêmes Théories, qu'on trouvoit dans les Ouvrages plus recents de MM. Metzger, Fryer, Blumenbach (2), etc.

Enfin depuis quelques années, cette manière de traiter la Science de l'Homme est assez généralement adoptée; quoiqu'on y employe souvent des dénominations, et des expressions qui sont différentes des miennes (ce qui est de nulle importance).

---

(1) Dans la Préface de ses *First Lines of the Practice of Physic*, p. *XIII*.

(2) Dans le *Discours Préliminaire de mes Nouveaux Eléments* publiés en 1778, et dans ma *Nova Doctrina de functionibus Naturæ Humanæ* publiée en 1774 (p. 48. et s.); après avoir montré pourquoi il est utile d'admettre des causes occultes dans la Science de l'Homme; j'en ai donné pour exemple la *faculté plastique* qu'il faut employer (sous ce nom, ou sous tout autre) dans la Théorie des faits relatifs à la formation des Animaux et des Plantes.

M. Blumenbach a adopté exactement la même manière de voir, dans des Ouvrages Physiologiques qu'il a donnés depuis, en Latin et en Allemand. Il y a dit que les principaux phénomènes de la génération sont produits par une force particulière, à laquelle il a donné le nom de *Nisus formativus*, ou de *Bildungs-trieb*. Il a ajouté ce que j'avois dit aussi (*Disc. Prélim. cité*, p. *VI. et X.*) que le nom de cette force tendante à la Génération, doit être employé comme le nom de la *Gravitation* ou de l'*Attraction* l'a été par Newton : et qu'il doit être de même, non une vaine indication d'une qualité occulte; mais la désignation d'une force, qui ne nous est connue que par ses effets constants, et dont on ne peut expliquer la cause. (*V. ses Institut. Physiol.* n. 591.).

Le même M. Blumenbach, Professeur de Gottingen, malgré sa dépendance de l'Hallerianisme; a encore expliqué depuis, et les Secretions, et d'autres Fonctions de la Vie, par ce qu'il a appellé la *vita propria* des différentes parties du corps. (Voyez sa Physiologie imprimée en 1787. aux n. 47. 475. etc.).

Des Causes prochaines et Méchaniques des Mouvements progressifs de l'Homme et des Animaux. Théories vicieuses de Borelli, et de tous les autres Auteurs qui ont écrit sur ces Causes.

Après avoir indiqué ce que je crois qu'on doit penser sur la Nature du Principe de la Vie, qui est la première Cause des Mouvements progressifs de l'Homme et des Animaux; je passe à la considération des Causes prochaines et méchaniques de ces mouvements, que je me suis proposé de découvrir, et que je crois pouvoir faire connoître dans cet Ouvrage.

C'est un vaste sujèt de recherches curieuses, que de déterminer comment chacun de ces mouvements est produit immédiatement, suivant les loix connues de la Méchanique, par l'action combinée ou successive que différents muscles exercent sur les os auxquels ils sont attachés.

Ce genre de recherches est encore entièrement neuf, quoiqu'on l'ait crû épuisé, parce qu'on n'avoit lû qu'imparfaitement, et qu'on ne connoissoit que de réputation, le fameux Traité de Borelli *De Motu Animalium*. Mais ce Traité est essentiellement défectueux. C'est ce que je vais montrer, en entrant dans les détails nécessaires.

Le Traité de Borelli *De Motu Animalium* est divisé en deux Parties. La Seconde Partie roule sur les mouvements internes qui produisent les fonctions du cœur, de la respiration, etc. Mais cette Physiologie, dont les dogmes sont aujourd'hui presque entièrement oubliés, n'a jamais eu qu'une part très-foible à la célébrité de ce livre de Borelli.

La Première Partie de ce Traité de Borelli roule sur les mouvements externes ou progressifs des animaux.

C'est dans cette Première Partie, qu'il a donné plusieurs applications de sa principale découverte; qui consiste en ce qu'il a observé le premier (contre l'opinion générale des Anciens) que lorsque les animaux surmontent une résistance, même légère, leurs muscles employent de très-grandes forces. Il l'a démontré, en considérant que l'insertion de chaque muscle est toujours beaucoup plus proche du centre de mouvement, que n'est la résistance ou le poids qu'il fait mouvoir autour de ce centre.

Cette découverte fondamentale a assuré la réputation de cet Ouvrage de Borelli, qui renferme d'ailleurs beaucoup des vues de détail qui sont ingénieuses.

Mais je crois être fondé à dire que Borelli a complètement manqué d'ailleurs dans tous ses points, l'exécution du plan qu'il avoit embrassé; et qu'il a donné des solutions fausses de tous les problèmes qu'il s'est proposés sur les diverses espèces de mouvements progressifs de l'Homme et des Animaux.

Dans ces solutions, il faut distinguer les fausses propositions de Méchanique dont il s'est servi pour expliquer ou calculer les phenomènes que présentent les divers mouvements progressifs de l'Homme et des Animaux; et les opinions qu'il a eues sur les causes immédiates et prochaines de ces mouvements.

Quant aux erreurs de Borelli, parrapport aux principes de Méchanique qu'il a employés; elles ont été refutées, et presque toujours demonstrativement, par un grand nombre de Mathématiciens; et surtout par Varignon, Parent, Pemberton, et Hamberger.

Mais quant aux assertions de Borelli sur les causes qui sont immédiatement productives de chacun des mouvements progressifs de l'Homme et des Animaux; elles sont essentiellement vicieuses (comme je vais le faire voir) : et cependant elles ont été universellement suivies par tous les Auteurs qui ont écrit après Borelli sur la même matière; même par ceux qui ont prouvé la fausseté de ses principes de Méchanique.

Il est une erreur commune à tous les Auteurs qui ont voulu expliquer par les principes de la Méchanique, les mouvements progressifs de l'Homme et des Animaux. Cette erreur consiste, en ce qu'ils ont tous soutenu; que la terre, l'eau, et l'air ne donnent pas seulement des appuis nécessaires à la production de ces mouvements progressifs : mais encore que ces corps sur lesquels tout animal s'appuye, ayant reçu une *impulsion* ou *percussion* par l'effort qu'il fait pour se mouvoir; ils *réagissent* sur cet animal par une force analogue à la force de ressort, et lui donnent un mouvement refléchi qui est la cause de sa progression.

Mais cette force de *réaction* ou de *répulsion* capable de produire les mouvements progressifs des Animaux, ne pouvant être l'élasticité de la terre, de l'eau, ni même de l'air; est absolument imaginaire : et l'on ne donne aucune notion de cette force, en disant seulement (ainsi qu'on a été réduit à le dire jusqu'ici) qu'elle produit un mouvement refléchi, comme fait l'élasticité. Cependant cette explication, qui n'explique rien, a été généralement adoptée jusqu'à ce jour.

Gassendi a dit le premier (1) qu'aucun Animal qui marche, qui vole, qui nage, ou qui rampe, ne se meut en avant; s'il ne presse et ne pousse en arrière le corps sur lequel il s'appuye, de manière que la *résistance* de ce corps le rejette *pour ainsi dire* en avant.

---

(1) *Operum Tom. II. p.* 531. *et suiv.*

Descartes a dit que ce qui fait qu'on s'élève en haut quand on saute, n'est qu'une *réflexion de la force* dont on pousse la terre avec les piés avant que de sauter.

Willis a dit qu'on ne peut concevoir le saut, si les organes n'agissent par *quelque vertu élastique.*

Borelli et d'après lui tous les Physiologistes modernes, même les plus célèbres, comme Hamberger et Haller; ont expliqué par une *réaction* ou *répulsion* de la terre, les mouvements du Marcher et du Saut de l'Homme et des Quadrupèdes. L'explication que Borelli a donnée du Saut, se réduit à dire que la cause de la projection du corps dans le Saut, est une *force propre*, pareille à celle qui fait ressauter un corps élastique, lorsqu'il a été comprimé contre le sol, et qu'il cesse de l'être.

Des Auteurs plus récents en sont venus à donner simplement pour cause du Saut, des *ressorts* qui poussent en haut les extremités inférieures, après qu'elles ont produit une percussion sur ce sol.

Borelli dit aussi que dans le Saut, la force de *projection* du corps est produite par l'*explosion* des muscles extenseurs des articulations de la jambe. Mayow, en développant cette idée; a dit que le corps saute par le jeu du femur, auquel les extenseurs du genou donnent un mouvement tel que celui qui est imprimé aux projectiles. Mais il n'a point expliqué, comment le corps devient libre d'obéir à ce mouvement : ni comment le corps cesse d'être appuyé au sol ; l'effort des extenseurs du genou dont l'effet est d'élever le corps, étant le même qui le retire vers le sol.

Parent a expliqué aussi le Rampement des Serpents, par l'effet d'une *répulsion* du sol. On a dit jusqu'à présent, que le Nager des quadrupèdes est produit parceque l'eau *réagit* et *refoule* contre leurs jambes mises en mouvement ; etc.

Enfin Borelli et tous ceux qui ont écrit après lui, sur le Nager des Poissons, et sur le Vol des Oiseaux ; ont pensé que la queue du Poisson, et les aîles de l'Oiseau, agissent comme des *rames* : et qu'en s'étendant, elles poussent en arrière ces fluides sur lesquels elles s'appuyent ; ce qui, dit Borelli, rend *nécessaires* les mouvements du Poisson et de l'Oiseau en avant et en haut.

Ainsi l'on a attribué ces mouvements à la *réaction* de ces fluides : ce qui n'est pas vraisemblable ; même parrapport à l'air, dont le ressort est trop

peu

peu augmenté par la percussion des aîles. Mais de plus, on ne peut comparer aux rames, la queue du Poisson, et les aîles de l'Oiseau ; dont les extremités supérieures se meuvent dans des articulations qu'elles forment avec le tronc du corps.

D'après l'exposé précédent, on doit reconnoître combien sont vaines et vagues les explications qu'on a données jusqu'ici des Mouvements progressifs de l'Homme et des Animaux. Mon objèt sera rempli, si les véritables Théories de ces mouvements sont celles que je donne dans cet Ouvrage. Voici quelles en sont les idées générales, que je crois devoir présenter dans ce Discours (1).

La Station de l'Homme, des Quadrupèdes, et des Oiseaux, est assurée par le Méchanisme d'un grand nombre de parties différentes ; qui forment des leviers, et des moyens d'équilibre qu'on n'avoit point reconnus.

Le Marcher le plus naturel de l'Homme est principalement produit par l'impulsion que chaque jambe donne au corps, lorsque les extenseurs du talon l'élèvent en le faisant tourner autour de la pointe du pié, qui est appuyée contre le sol ; et qu'ils poussent ainsi le tibia dans le sens où il se trouve dirigé.

Le Saut est produit, lorsqu'il y a concours d'action des extenseurs des articulations consécutives de la jambe, qui sont disposées en sens alternatifs, et qui ont été auparavant fléchies : ce qui fait que l'os intermédiaire de ces articulations tourne par ses extremités autour d'un centre variable de rotation pris sur sa longueur, et qui n'a point d'appui au sol ; desorte qu'il peut obéir à la résultante des forces de projection qui lui ont été imprimées, et se détacher du sol, en élevant la charge de tout le corps.

D'après les mêmes principes, on explique les divers pas et les sauts des Quadrupèdes ; en prenant d'abord le Cheval pour exemple. On voit ensuite que c'est à des causes méchaniques, que tiennent les variétés les plus remarquables, qu'on a observées dans les mouvements progressifs des différents genres de Quadrupèdes.

Idée générale de mes Théories sur le Méchanisme qui produit immédiatement chaque espèce de mouvements progressifs de l'Homme et des Animaux.

---

(1) J'ai donné l'indication de ces Théories avec plus de développement, ainsi que celle d'un grand nombre d'Observations nouvelles, que j'ai faites sur les avantages méchaniques de la structure de divers organes de l'Homme et des Animaux ; dans la Table Analytique que j'ai placée à la fin de ce Livre.

Le Rampement des Chenilles, et des autres Reptiles mous dont le corps est divisé en anneaux, qui se fait par un mouvement ondulatoire du corps; dépend d'un méchanisme qu'on n'avoit pas encore déterminé, par lequel un de ces anneaux peut être fléchi en tout sens sur un autre anneau qui lui est contigu.

Les pas du Serpent qui rampe sont ou lents, ou très-rapides ; suivant que les arcs que forme son corps, se courbent et s'étendent, ou successivement, ou presque à la fois.

Dans le Nager du Poisson, sa queue se plie d'abord en deux courbures en sens opposés ; et frappe ensuite l'eau avec force, en les déployant soudainement.

Les extenseurs de la queue appuyée sur la résistance de l'eau, ont une action réciproque, qui imprime au tronc du corps du poisson, des mouvements de projection autour des sommets de l'une et de l'autre courbure ; mouvements dont la combinaison meut le poisson en avant.

C'est par un Méchanisme analogue, que le Nager des poissons dont le corps est de forme plate, se fait sur leur largeur, par des mouvements de leur épine qui se fléchit et se réfléchit en haut et en bas.

Le Nager de l'Homme et des Quadrupèdes est produit, 1.° par l'impulsion directe en haut et en avant, que donnent au tronc du corps, les jambes de l'Homme, et les jambes postérieures des Quadrupèdes : 2.° par l'action réciproque des muscles qui meuvent en bas et en arrière, les bras de l'homme, et les jambes antérieures des quadrupèdes. Cette action réciproque, qui est d'autant plus forte à proportion de la résistance de l'eau à ces mouvements ; fait effort de chaque côté pour mouvoir le tronc du corps autour de la partie supérieure du bras, ou de la jambe antérieure du même côté : et de ces deux mouvements angulaires combinés, résulte le mouvement moyen qui porte le corps en haut et en avant.

Le Vol des Oiseaux est produit d'une manière analogue, par l'action réciproque des muscles pectoraux, qui abaissent et portent en arrière les aîles de l'Oiseau. Cette action réciproque, qui est d'autant plus forte dans chaque aîle à proportion de la résistance de l'air à l'abaissement de cette aîle ; meut le tronc du corps de l'Oiseau en haut et en avant du côté de cette aîle : et ce mouvement du corps se fait dans une direction moyenne, lorsque les mêmes muscles exercent cette action réciproque dans les deux aîles.

(XI)

Les divers Oiseaux font des efforts plus ou moins énergiques ou imparfaits, pour diriger à leur centre de gravité, les résultantes des forces
motrices de leurs aîles et de leur queue; afin que leur corps dans le Vol
ne soit point tourné autour de ce centre, et ne change pas sans cesse
de direction.

L'air qui est renfermé dans les os des Oiseaux (suivant la découverte
de M. Camper) peut·y exercer une force de réaction plus ou moins considérable; lorsqu'il y est poussé par un grand effort d'expiration, qui en
même temps est imparfaitement empêchée par le resserrement de la glotte.

Le Vol de l'Oiseau peut être modifié très-avantageusement par cette réaction de l'air dans l'intérieur de ses os; suivant qu'elle est également ou inégalement libre et forte, dans les os supérieurs des aîles, et dans ceux du
reste du corps : et ces différences peuvent avoir lieu, selon les différents
rapports de situation que l'Oiseau peut donner à ses aîles, et aux diverses
parties de son corps.

Cet air refoulé dans les os, y exerce sa réaction dans des directions
différentes de celle de chaque courant d'air auquel l'Oiseau peut être exposé. Il a ainsi l'utilité de rendre l'Oiseau plus stable dans le vague des
airs, et plus capable de résister à la violence des vents.

Quoique l'historique de mon Ouvrage soit peu important en lui-même,
je crois devoir indiquer ici l'occasion qui l'a produit, et quels en ont été
les premiers Essais. En faisant voir que j'y ai travaillé à plusieurs reprises,
dans un long espace d'années; je prouverai que j'ai senti combien le res-
pect qu'on doit au Public, oblige à méditer longuement sur une doctrine
nouvelle, et opposée aux idées reçues.

Il y a vingt-cinq ans que je me suis trouvé dans des circonstances, qui
m'ont engagé à étudier avec soin le Traité de Borelli sur les Mouvements
des Animaux : et cette étude a occasionné mes recherches sur le même sujèt.

J'avois lû dans l'Éloge de Chirac, par Fontenelle (*Hist. de l'Acad. des
Sc. an.* 1732. *p.* 129.); que Chirac légua par son Testament, à l'Université de Montpellier, une somme qui seroit employée à fonder deux
Chaires pour deux Professeurs; dont l'un feroit des Leçons d'Anatomie
comparée; l'autre expliqueroit le Traité de Borelli *De Motu Animalium*,
et les matières qui y ont rapport.

b 2

La fondation de ces deux Chaires n'avoit pas eu lieu. Mais je me regardai comme étant particulièrement appellé à remplir le vœu de Chirac ; pendant que je donnois des Leçons publiques d'Anatomie, qui étoient l'une des fonctions de la Charge de Chancelier ou Chef perpétuel de l'Université de Médecine de Montpellier ; Charge que j'ai occupée pendant dix-huit ans, et jusqu'à ce que cette Université a été détruite.

J'ai donné les premières ébauches de l'Ouvrage que je publie aujourd'hui, dans plusieurs Mémoires que j'ai fait imprimer dans le Journal des Savants (depuis 1783. jusqu'à 1788.). J'avois lû le premier de ces Mémoires à l'Académie des Sciences de Paris, peu avant le temps où j'eus l'honneur d'entrer comme Associé Libre dans cette illustre Académie.

Entre les recherches d'érudition que j'ai crû utiles pour l'éclaircissement de divers faits que je considère dans cet Ouvrage ; il en est quelques-unes que j'avois lû dans une séance publique (en Novembre 1787) de l'Académie des Inscriptions et Belles-Lettres de Paris, dont j'avois l'honneur d'être Associé Libre.

Je remarque à cette occasion, que mes recherches de ce genre (que j'ai placées principalement dans les Notes de cet Ouvrage) ; pourront fournir une preuve de l'utilité (plutôt présumée que reconnue), qu'a l'étude des Belles-Lettres pour contribuer au progrès des Sciences, et spécialement des Sciences de faits.

Il est un grand nombre de faits relatifs à l'Histoire Naturelle de l'Homme et des Animaux, qui n'ont point été observés par les Auteurs qui ont écrit sur cette Science ; et qu'on trouve indiqués par les grands Poëtes, ou dans la Langue de certains Peuples ; à qui leur genre de vie, et la nature des lieux qu'ils habitent, n'ont présenté qu'un petit nombre d'objèts.

Les grands Poëtes, et surtout Homère, qui est certainement le premier de tous ; dans les peintures qu'ils ont faites des mouvements de l'Homme et des Animaux, ont marqué plusieurs traits, qui n'ont été bien saisis par aucun de leurs Commentateurs ; mais qui frappent d'un sentiment de vérité singulière, les yeux exercés d'un Physiologiste, et l'excitent à en rechercher les causes.

Entre les Peuples à qui leur genre de vie, et les déserts où ils habitent, ne permettent de connoître qu'un petit nombre d'objèts ; les Arabes doivent être regardés comme les premiers : parceque leur imagination ardente les aide à voir ces objèts dans tous les sens. C'est pourquoi leur Langue est

(XIII)

riche en expressions qui désignent beaucoup de mouvements divers de l'Homme et de plusieurs Animaux : tandis que les autres Peuples n'ont point remarqué ces mouvements ; ou ne les ont point assez bien vûs, pour sentir la nécessité de leur attacher des noms particuliers.

Je pense qu'il sera facile, en partant des propositions que j'ai démontrées dans ce Traité, d'y ajouter des perfectionnements et des développements sans nombre. Je souhaite que les nouveaux pas qu'on pourra faire dans la carrière que j'ouvre aujourd'hui, se multiplient et s'étendent au point que ce Livre ne renferme plus que les Eléments d'une Science nouvelle.

Conclusion de
ce Discours.

En finissant ce Discours Préliminaire, je crois devoir exposer les motifs, qui m'ont engagé à travailler cet Ouvrage avec un labeur que personne ne s'impose depuis longtemps ; et qui me portent à le mettre au jour, malgré la défaveur des circonstances présentes, où tous les esprits sont principalement tournés vers d'autres objets (1).

Le mauvais état de ma santé, qui a été extrèmement affoiblie par trente-cinq ans d'une application continuelle à l'enseignement, et à l'exercice de la Médecine ; mais surtout par neuf ans d'une pratique très-pénible dans Paris ; m'a déterminé à faire dans ma Patrie, une retraite qui dure depuis plusieurs années.

Cependant ce n'a été qu'en travaillant beaucoup, et même trop ; que j'ai pû justifier à mon gré ce loisir forcé, et en soulager les ennuis. Je me suis dit, ce que disoit Martial (2) ; en parlant de l'Espagne, où il étoit revenu après un long séjour à Rome : *Dans cette solitude de la Province, si je ne me livre à l'étude, même avec excès ; ma retraite ne m'offre plus de consolation, ni de moyens suffisants pour l'excuser.*

Ce dérangement de ma santé m'ayant empêché de continuer à donner

(1) Il faut se proposer, comme a dit Vitruve, de n'écrire que pour un petit nombre de Lecteurs, dans un temps où l'on voit que l'attention des Citoyens est pleinement occupée par les affaires publiques et particulières : *cum animadvertissem distentam Civitatem publicis et privatis negotiis, paucis judicavi scribendum : Vitruvius in Præfatione Libri Quinti de Architectura.*

(2) *In hac Provinciali solitudine, nisi etiam intemperanter studemus, et sine solatio, et sine excusatione secessimus : Præfat. L. XII. Epigram.*

des Leçons publiques de Médecine , je crois être encore comme obligé à suppléer à ces Leçons , en publiant successivement divers Ouvrages , qui renferment des connoissances qui me soient propres , sur la Science de l'Homme , et sur l'Art de guérir.

En donnant au Public les résultats de mes longs travaux , je satisferai à ce sentiment louable , qu'a exprimé Senèque , lorsqu'il a dit : qu'il se félicitoit d'apprendre pour pouvoir enseigner ; et qu'il rejetteroit même la Science de la Philosophie , si on la lui donnoit à condition de la tenir renfermée , et de ne pas la répandre (1).

Chaque homme livré à des études profondes , doit payer son tribut , qui va grossir le trésor des Sciences utiles ; dont les accroissements sont si lents. C'est un motif qui doit avoir sur lui plus d'influence , que le désir de la gloire ; quoique ce désir soit légitime , et que la gloire même soit un bien , malgré tout ce qu'ont pû dire des Philosophes exagérés ou de mauvaise foi.

La gloire est un des biens les plus vrais dont les hommes puissent jouir. Mais le prix de ce bien doit être soumis au calcul : et souvent elle exigeroit d'un homme sensible , des sacrifices qui sont au-dessus de la valeur réelle qu'elle peut avoir.

L'amour de la gloire nuit à la tranquillité , qui est le plus solide des biens. Il donne des besoins factices , qui se multiplient toujours , et deviennent toujours plus difficiles à satisfaire. Il entraîne des soins et des dégoûts , qui détournent de la recherche de la vérité : et cependant cette recherche donne aux bons esprits l'exercice le plus agréable ; directement ou par elle-même , et indépendamment des retours d'amour-propre qu'elle peut occasionner.

La célébrité qui doit être attachée aux talents , est très-souvent dispensée avec injustice , et au hazard , pendant la vie des hommes qui peuvent y aspirer : et l'on voit même le pouvoir de la Fortune s'étendre quelquefois pendant long-temps sur les meilleurs Ouvrages.

D'ailleurs un préjugé qui est assez général , même dans des tems éclairés ; attache moins de gloire aux Sciences utiles , qu'aux Arts de la parole (2).

---

(1) *In hoc gaudeo aliquid discere ut doceam ——— Si cum hac exceptione detur sapientia , ut illam inclusam teneam , nec enunciem , rejiciam.* (*Senec. Epist. VI.*)

(2) *Mutas agitare inglorius Artes* , a dit Virgile en parlant de la Médecine. Cependant on a toujours dû reconnoître ce que Pline a très-bien dit ; que c'est en faisant du bien à l'homme , que l'homme s'approche de la Nature divine. *Deus est mortali juvare mortalem.* (*Hist. Nat. L. II. Cap. 7.*).

Ce préjugé est principalement accrédité par des hommes qui prétendent aux dons de parler et d'écrire, et qui croyent s'aggrandir en montrant du mépris pour tout ce qui est hors de la sphère de leurs connoissances. Il doit donc être surtout répandu dans un temps où les prétentions dans ce genre sont très - multipliées, quoique l'extrème médiocrité y devienne presque universelle.

De semblables considérations ont pû sans-doute affoiblir l'amour de la gloire, chez des hommes d'un esprit élevé. Mais le plus grand nombre d'entre eux a été soutenu contre l'injustice de ses contemporains, par l'espoir de perpétuer dans l'avenir son nom et son existence.

Ce dévouement à l'opinion de la Postérité, dont on voit l'estime comme un moyen de se survivre ; est un de ces sentimens romanesques, que la Nature fait naître, pour des fins qui nous sont inconnues, dans les hommes qui vivent en société. Ils sont généralement entraînés du plus au moins, par la séduction de ce sentiment : et cependant le sens le plus vulgaire leur dit, aussi bien que la plus sublime philosophie ; qu'en s'attachant au fantôme de la gloire qui vient après la mort, ils ne poursuivent que le songe d'une ombre.

Mais ce qui n'est point un songe, c'est la satisfaction intérieure qu'éprouve un homme qui a constamment en vûe dans l'emploi de ses talents, de concourir à augmenter la masse des lumières, ou à diminuer la somme des maux du genre humain. Ce motif est le seul qui soit digne de ses travaux : il l'empêche de végéter dans ce point de l'espace et du temps où il se trouve placé : et les sentiments qu'il lui fait trouver en lui-même, l'élèvent audessus des vains desirs de cette longue durée de réputation, que les hommes appellent immortalité.

NOUVELLE MÉCHANIQUE
DES MOUVEMENTS
DE L'HOMME ET DES ANIMAUX.

PREMIÈRE SECTION.

Du méchanisme de la station de l'Homme et des Animaux.

O N appelle *station* la position plus ou moins redressée de l'Homme et des Animaux, que leurs jambes élèvent et soutiennent en s'appuyant sur la terre, ou sur toute autre base assez fixe.

Cette station de l'Homme et des Animaux a lieu, ou dans leur état de repos, ou durant leurs mouvements progressifs (1).

La théorie du méchanisme de la station est le sujet de la Première Section de ce Traité.

Mais il se présente d'abord une question qu'on a fort agitée ; savoir si l'Homme est essentiellement *bipède* (c'est-à-dire, se soutenant et marchant debout sur deux jambes), ou s'il peut être quadrupède, suivant l'ordre de la Nature ?

Aristote a dit (2) que l'homme est l'animal le plus naturellement bipède. M. Monboddo croit qu'Aristote a seulement voulu dire par-là, que l'homme a par sa nature une plus grande *aptitude* que tout autre animal, à acquérir *l'habitude* de marcher sur ses deux pieds.

M. Monboddo ajoute que cette *aptitude* est tout ce que prouvent les arguments qu'a employés J. J. Rousseau (3), pour établir que la position droite est naturelle à l'homme. Sans doute les arguments qu'a rapporté

___

(1) On peut appeller *sustention* ou *sustentation*, la fonction du corps vivant qui produit et assure la station. Parent s'est servi du mot de *sustentation* dans ce sens, que lui ont donné divers Auteurs Latins ; entr'autres Lucilius, quand il a dit *truncus sustentatur coxendicibus*, le tronc est soutenu par les os des hanches.

(2) *De animalium incessu*, C. 5.

(3) *Disc. sur l'inégalité des hommes, note* (3).

Rousseau , et ceux qu'y a ajouté depuis M. Daubenton (1), ne démontrent pas exactement cette assertion ; qui n'est généralement vraie , qu'autant qu'on fait exception du premier âge de la vie.

En effet , comme Rousseau l'observe d'ailleurs (2), tous les hommes qu'on a trouvés sauvages dans les bois ou les montagnes d'Europe , étoient quadrupèdes (3): et l'on eut beaucoup de peine à faire marcher droit celui qui fut trouvé près de Hesse-Cassel en 1344. Rousseau dit aussi que les enfants des Caraïbes et des Hottentots marchent si long-temps sur leurs mains , qu'il est difficile de leur apprendre à marcher droits.

Il paroît que l'état le plus naturel de l'homme est d'être bipède après sa première enfance : mais qu'à cet âge il est plus naturellement quadrupède (4); et que si cette habitude n'est efficacement corrigée , il continue à s'y conformer , et reste quadrupède dans les âges suivants.

---

(1) M. Daubenton a remarqué (*Encyclop. Meth. Introd.* p. *XX, XXI.*) que le grand trou occipital dans l'homme est à-peu-près au centre de la base du crane , et dans un plan presque horizontal ; tandis que dans les quadrupèdes , il est placé plus obliquement et plus près de l'extremité postérieure de cette base (ce qui suit du prolongement de la partie de la tête qui constitue le museau ou la face , au-delà de la boëte osseuse qui renferme le cerveau).

M. Daubenton dit que lorsque l'homme est dans l'attitude des quadrupèdes, cette situation du trou occipital l'empêche 1.º de relever sa tête assez haut pour présenter le visage en avant, et pour voir devant lui ; parce que le mouvement de la tête est arrêté par la saillie ou convexité de l'occiput , qui approche de trop près les vertèbres du col : 2.º que s'il tente alors d'abaisser la tête jusqu'à terre , cette situation du trou occipital ne lui permet point de toucher la terre avec le bout des machoires (comme font les quadrupèdes) , mais seulement avec le front ou le sommet de la tête.

Mais ces différences dans l'élévation ou l'abaissement de la tête , dépendantes de la position du trou occipital , ne peuvent empêcher l'homme d'affecter et de garder l'attitude d'un quadrupède ; puisqu'il peut dans cette attitude , élever sa tête sur la colomne vertebrale du col pour voir au devant et au dessus de lui , et qu'il peut saisir avec les mains ce qu'il veut prendre sur la terre.

(2) Dans l'endroit cité.

(3) Haller a cité un exemple contraire d'une fille sauvage trouvée en France dans les bois (près de Châlons sur Marne , en 1731) qui marchoit dans une attitude droite. Mais cette fille dût être abandonnée dans sa première enfance , puisqu'elle indiqua qu'on lui avoit fait traverser un grand espace d'eau , ou de mer.

(4) Il importe de reconnoître , que l'homme est naturellement quadrupède dans le premier âge de sa vie. Lorsque l'enfant est forcé de trop bonne heure à l'état de bipède , les jambes peuvent être courbées par le poids du corps (Hagendorn) ; la mollesse des os du bassin les faisant céder , la cavité cotyloïde peut se déformer , ce qui cause le boiter (Hevermann) ; &c.

I.

Lorsque l'homme se tient debout, les vertèbres du col, du dos et des lombes, affectent des courbures alternativement disposées en sens contraires. Ces vertèbres forment des arcs dont la convexité est en avant dans le col (1), en arrière au dos, et derechef en avant aux lombes.

Ces courbures alternatives que forme alors la colomne vertebrale, la rapprochent et l'éloignent, dans ces différentes parties, de la ligne du centre de gravité de tout le corps ; ligne qui est perpendiculaire à la base du corps dans la station.

La colomne vertebrale étant ainsi courbée, les diverses parties de la tête, de la poitrine et du bas-ventre, qui sont suspendues à cette colomne, se trouvent être disposées de côté et d'autre de la ligne du centre de gravité du corps.

Des mouvements peu sensibles de vacillation ou d'ébranlement accompagnent toujours un long effort de station de l'homme, et dans le repos, et dans la marche.

Ces agitations viennent 1°. de ce que les muscles extenseurs et autres qui jouent sur les articulations de la charpente osseuse du corps humain, ne peuvent persévérer long-temps dans un état de contraction parfaitement uniforme : 2°. de ce que les os très mobiles et articulés entre eux, qui forment cette charpente, se touchent par des surfaces peu étendues (2);

---

(1) Il est certains hommes qui affectent de la roideur dans cette courbure des vertèbres du col, en même temps qu'ils augmentent la flexion naturelle en avant des premières vertèbres du dos : ce qui racourcit singulièrement la hauteur ordinaire du col et de la partie supérieure de la poitrine. Ils se donnent cette forme par l'action combinée des sternomastoïdiens, qui font que la tête presse la colomne vertebrale du col ; des longs du col et des transversaires, qui tiennent plus ou moins arrêtées ensemble les vertèbres du col ; et des grands dentelés, qui en relèvant les épaules relachent les rhomboïdes, et facilitent ainsi la flexion des vertèbres dorsales supérieures, aux épines desquelles les rhomboïdes sont attachés.

J'ai vu l'habitude constante d'une semblable affectation de faire rentrer le col roidi entre les épaules relevées, être suivie de l'anevrysme d'un des troncs des artères carotides ; qui avoit été probablement lezé par la répétition assidue de ce racourcissement violent du col et du haut de la poitrine.

(2) On peut prendre pour exemple, les articulations des femurs avec les os innominés. Lorsque le corps est debout, la tête du femur et la cavité cotyloïde de l'os innominé qui reçoit cette tête, ne se touchent que par des surfaces peu étendues. Cependant ces surfaces peuvent être alors

et dont les plans divers dans les diverses articulations , varient encore suivant leurs différentes positions qui peuvent avoir lieu dans la station ; pendant que ces os doivent toujours être tenus redressés sur ces plans , de manière que la ligne de centre de gravité du corps tombe toujours sur sa base de *sustentation* (dont il sera parlé dans l'article XVIII. de cette Section).

Ces mouvements de vacillation poussent le corps , partie en avant, et partie en arrière de la direction de la ligne du centre de gravité. Mais la distribution des parties du corps la plus avantageuse possible par rapport à cette ligne , est continuellement reproduite par des efforts presque insensibles qui ramènent et assurent l'extension la plus naturelle, des diverses parties de la colomne vertébrale.

I I.

L'extension ou le mouvement en arrière des parties de la colomne vertébrale , s'exécute dans chaque vertèbre supérieure , par rapport à l'inférieure qui lui est contiguë , sur deux centres de mouvement. L'un de ces centres est dans la symphyse cartilagineuse des corps de ces deux vertèbres ; et l'autre est dans les articulations de leurs apophyses obliques ou articulaires. C'est quand l'extension est parvenue jusqu'à un certain point, qu'elle s'achève sur ce dernier centre.

Cheselden a reconnu (1) ces deux centres de l'extension des vertèbres. Il conclut de leur considération, que les extenseurs de l'épine ont deux fois plus de force pour tenir l'épine dans une situation droite ; que pour en forcer l'extension , lorsqu'elle doit être appuyée sur les apophyses articulaires.

Winslow a nié ce second centre d'extension des vertèbres sur les apophyses articulaires (2). Mais il n'en combat l'existence que par des raisons trop foibles.

Il faut observer cependant à ce sujet , 1°. que le mouvement d'extension qui se fait sur les apophyses articulaires , est fort borné, et par la résistance

---

plus ou moins augmentées, suivant les diverses formes que prennent dans diverses positions , les fibres du ligament dit *rond* qui attachent la tête du femur à la cavité cotyloïde de l'os des hanches , dans laquelle ces fibres forment un paquet large et assez mobile.

C'est un des usages de ce ligament, dont j'indiquerai ci-dessous (art. XII de la Seconde Section) quel me paroît être l'usage principal, et inconnu jusqu'ici.

(1) *Osteography* , *Chapt.* 3.

(2) *Mém. de l'Ac. des Sc. an.* 1730.

(5)

des ligaments articulaires des vertèbres, et par celle des cartilages intermédiaires de leurs corps, qui ne peuvent céder au-delà d'un certain degré
sans se meurtrir ou se décoller :

2°. Que ce même mouvement n'est point en charnière, mais comme
moyen entre le glissement et la rotation; d'autant que les apophyses articulaires sont unies par des éminences réciproques et des surfaces cartilagineuses inégales (1).

I I I.

Dans le mouvement d'extension d'une suite de vertèbres, la vertèbre la
plus inférieure qui doit exécuter ce mouvement est chargée du poids de la
colomne vertébrale, qui lui est supérieure, et des poids des organes que
cette colonne soutient. Cette colomne vertébrale supérieure résiste au mouvement d'extension de sa vertèbre la plus inférieure, en formant un long
bras de levier; dont les points d'appui sont successivement dans le cartilage
intervertébral placé sous le corps de cette vertèbre, et dans les articulations
de ses apophyses obliques.

Pour vaincre cette résistance, les muscles extenseurs qui s'insèrent à
l'apophyse épineuse de chaque vertèbre, agissent avec d'autant plus d'avantage,
que cette apophyse épineuse leur donne un bras de levier plus prolongé,
par rapport à l'un et à l'autre centre du mouvement d'extension.

Telle est la principale raison de la longueur qu'ont les apophyses épineuses
des vertèbres (qui d'ailleurs se trouve aussi être proportionnée, comme le
dit Winslow (2), au grand nombre des muscles qui y sont attachés).

On voit pourquoi cette longueur des apophyses épineuses est très-considérable dans les dernières vertèbres cervicales, et dans les premières dorsales
de plusieurs des quadrupèdes; sur-tout de ceux qui ont la tête fort massive,
ou surchargée de cornes.

I V.

Dans l'homme, les vertèbres du col et du dos ont leurs apophyses
épineuses inclinées du haut en bas; mais les vertèbres des lombes ont leurs
apophyses épineuses dirigées transversalement.

---

(1) V. la description qu'en a donné Albinus, *De Sceleto Humano*, *p. 63*, et ses *Ossium*
Tab. 9 et 10.

(2) *Traité des Os*, *n. 528.*

Winslow dit que l'obliquité des apophyses épineuses couchées les unes sur les autres, sert à rendre le dos inflexible à contresens. Mais on voit que ce n'est pas la principale cause de cette obliquité de ces apophyses ; puisqu'elles ne sont pas ainsi couchées dans les lombes, où la flexion des vertèbres à contresens est bien plus à craindre, à raison de l'arc convexe en avant que les vertèbres lombaires forment dans la station.

Bertin dit que lorsqu'on force l'extension de l'épine, on est averti de ne pas la porter trop loin, par la résistance qui naît de l'opposition des directions entre les apophyses épineuses des vertèbres dorsales, et celles des vertèbres lombaires. Mais cette opposition est bien plus forte dans la plupart des quadrupèdes ; et cependant elle n'empêche pas que leur épine ne soit violemment étendue, ou plutôt fléchie à contresens, dans les efforts qu'ils font pour bondir, et dans d'autres positions.

Voici quelle me paraît être dans l'homme, et dans les divers animaux, la principale utilité des différentes directions qu'ont les apophyses épineuses dans les vertèbres dorsales, et dans les vertèbres lombaires. Ce que j'en dirai devra être appliqué aux apophyses épineuses des vertèbres cervicales.

V.

Les apophyses épineuses des vertèbres sont dirigées diversement, de haut en bas, ou de bas en haut, pour le plus grand avantage de l'action des muscles extenseurs des vertèbres.

Leur direction de haut en bas est plus avantageuse, que celle de bas en haut qu'auroient des apophyses épineuses de la même hauteur verticale au-dessus de l'axe des corps des vertèbres auxquels ces épines appartiennent ; dans les parties de la colomne vertebrale, où la principale action des extenseurs doit être de porter la vertèbre supérieure vers l'inférieure, comme dans les vertèbres dorsales.

En effet, en considerant deux vertèbres dorsales contiguës, on reconnoitra ce qui suit :

1°. Les extenseurs de la vertèbre supérieure, qui s'attachent à son épine, sont le petit épineux qui la lie avec l'inférieure, et des portions du grand épineux du dos, et des transversaires épineux du dos pris de l'un et de l'autre côté.

2°. La puissance résultante des forces de ces diverses cordes musculeuses agit sur l'extremité du levier par lequel la vertèbre supérieure joue sur les points d'appui que lui donne succeessivement le cartilage intervertebral : et la ligne de direction de cette résultante rencontre dans un point placé plus bas, la ligne de la colomne vertebrale.

3°. La direction de cette puissance résultante qui agit sur un point donné quelconque de l'épine de la vertèbre supérieure, fait un angle plus grand avec la colomne vertebrale ; si cette épine (toujours supposée de la même hauteur verticale sur l'axe du corps de sa vertèbre) est dirigée vers en bas, que si elle l'étoit transversalement, ou bien vers en haut.

4°. Donc dans le premier cas, comparé aux deux autres, le sinus de l'angle susdit est plus grand ; et la perpendiculaire tirée du centre de mouvement d'extension (ou du point d'appui) sur la puissance résultante (ligne qui est la même que le sinus de l'angle susdit) étant aussi plus grande ; cette puissance musculaire doit avoir pour son action un avantage proportionné (suivant le principe connu de la Méchanique).

Réciproquement, on peut prouver d'une manière semblable ; que lorsque l'action principale des muscles extenseurs des vertèbres doit être de porter la vertèbre inférieure vers la supérieure, comme cela a lieu par rapport aux vertèbres lombaires de la plupart des quadrupèdes (ainsi qu'il sera dit plus bas) ; les apophyses épineuses de ces vertèbres donnent beaucoup plus d'avantage à ces muscles, lorsqu'elles sont dirigées de bas en haut, que si elles l'avoient été de haut en bas (étant toujours supposées de la même hauteur verticale, comme ci-dessus).

Mais dans l'homme, les dernieres vertèbres dorsales et les vertèbres lombaires ont leurs apophyses épineuses dirigées presque transversalement : les extenseurs de ces vertèbres dans l'homme étant à-peu-près également destinés à redresser, dans sa station, la vertèbre supérieure sur l'inférieure ; et réciproquement, dans ses mouvements progressifs.

V I.

Lorsque l'extension des vertèbres dorsales s'est faite sur les cartilages intervertebraux, elle est continuée jusqu'à un certain point, et pour ainsi dire completée par le jeu de ces vertèbres sur le second centre de ce mouvement dans les apophyses articulaires obliques (Art. II. ci-dessus).

Il est facile de voir (par un raisonnement semblable à celui de l'Art. v.), combien est avantageuse par rapport à ce second centre de mouvement, l'inclinaison de haut en bas qu'a l'apophyse épineuse, presque dans chaque vertèbre dorsale ; inclinaison qui est à-peu-près dans le plan des surfaces articulaires des apophyses obliques de chaque vertèbre.

Dans les dernières vertèbres dorsales , et dans les lombaires, les mouvements d'extension ne s'appuyent presque point sur les apophyses articulaires. La raison en est, que les plans de ces apophyses , qui sont presque verticaux, sont dirigés d'avant en arrière et de dehors en dedans (et beaucoup plus dans ce dernier sens , pour borner les mouvements de rotation de ces vertèbres).

Les deux dernières vertèbres dorsales sont placées à l'endroit de l'inflexion des courbures de l'épine au dos , et aux lombes. C'est dans ces vertèbres que doit se faire ressentir sur - tout l'impression des efforts successifs qui étendent l'une et l'autre courbure de l'épine ; ou le contre - coup de ces efforts lorsqu'ils sont simultanés.

On voit qu'il faut que ces dernières vertèbres dorsales puissent se mouvoir plus que les autres , en avant et en arrière ; et céder aux impulsions dominantes d'effort ou de résistance dans la partie supérieure , ou dans la partie inférieure de l'épine. C'est pour procurer cette mobilité relative, que les dernières côtes n'ont point été attachées fixement aux apophyses transversel des dernières vertèbres dorsales.

C'est aussi pour faciliter le jeu de la colomne vertebrale en cet endroit, que dans l'homme la dernière vertèbre dorsale a ses apophyses articulaires, supérieures et inférieures, qui sont convexes ; de sorte que cette vertèbre est reçue en haut et en bas par les apophyses articulaires des vertèbres contiguës (1).

On voit enfin pourquoi les deux dernières vertèbres dorsales ont leurs apophyses épineuses absolument transversales , ou non inclinées vers en haut ni vers en bas. Galien avoit attribué cette direction transversale de l'apophyse épineuse à la *dixième* vertèbre dorsale (2) : et il avoit pensé que dans l'arc ou voûte que forme la suite des vertèbres , cette vertèbre est comme une clé , qui fixe et affermit les autres vertèbres inclinées en haut ou en bas.

---

(1) Winslow , *Tr. des os secs , n°.* 598.

(2) *De Usu Partium Lib. XII. cap.* 15. Il l'appelle pour cette raison αρθρον. Vesal a relevé cette erreur de Galien , que Gorræus a cru sauver en disant (*Defin. Med.* v. Σπονδυλος) que dans les hommes de notre siècle , c'est rarement à la dixième vertèbre dorsale que convient cette observation faite au temps de Galien ; mais souvent à la onzième, & plus souvent encore à la douzième.

La

La vigueur du corps de l'homme se marque spécialement dans la partie inférieure du dos, et dans les lombes ; dont les muscles doivent régir et modifier les principales inflexions de la colomne vertébrale, qui sont nécessaires pour la station et les mouvements progressifs. Cette force singulière que doivent avoir les lombes, est indiquée dans les langues de tous les peuples, et peut-être plus particulièrement dans celles des Orientaux.

Si les forts muscles du dos sont très-affoiblis par l'inaction, chez une femme qui depuis sa première jeunesse, a l'habitude de se serrer et de se soutenir avec des corsets de baleine ; lorsqu'elle vient à les quitter, elle ne peut redresser son corps, qui se jette en avant ; et elle ne peut le tourner, lors même qu'elle est dans son lit (1).

Une ceinture peut au contraire rendre plus forte l'action des muscles du dos et des lombes ; elle facilite la course et les autres exercices pénibles, lorsqu'elle est attachée et serrée médiocrement vers les reins, ou même un peu plus haut (2). (V. ce qui sera dit dans l'Art. XXVII. de la 2ᵉ. Section).

On peut voir dans un grand nombre de pierres gravées (3), que dans les courses à cheval, les Anciens se ceignoient le bas-ventre et les lombes, d'une bande qui faisoit plusieurs tours. Je crois même que les Egyptiens se servoient généralement de cette *fasciation*, lorsqu'ils alloient à cheval : ce qui me paroît indiqué par Hippocrate, qui cependant est peut-être le seul parmi les anciens Auteurs qui en ait fait mention (4).

De même chez les Anciens les conducteurs des chars passoient les longes de leurs rênes autour de leur corps en guise de ceinture (5).

---

(1) Van Swieten *Comment. in Aphor.* 1060. *Boërhaavii.* Grant a fait depuis la même remarque.

(2) C'est ce que désigne Petrone, en parlant des *Statores altiùs cincti.*

(3) Voyez la description de celles de *Stosch*, le *Musæum Etruscum* de Gori, &c.

(4) Je me fonde sur un passage de son livre *De aëribus, aquis, et locis ;* que je crois avoir été mal entendu par Foësius, Vander Linden, et les autres interprètes. Ce texte, où Hippocrate a voulu expliquer pourquoi les corps des Scythes étoient amples, lâches, et mous ; me paroit dire qu'ils differoient des Egyptiens (non en ce qu'ils n'usoient point de langes pour leurs enfants, mais) en ce que les Scythes ne se ceignoient point le corps de bandes, au moyen desquelles ils fussent assis plus fermement dans l'équitation.

(5) Montfaucon, *Antiquité Expl. T. III. Pl. CLXII, CLXIII.* Cela peut seul expliquer comment Hippolyte tomba de son char, embarrassé dans ses rênes. Voyez aussi ce que dit de Polynice, Stace *Thebaïd. L. vi. v.* 505. 6.

Cette espèce de ceinture avoit encore un avantage particulier ; c'est qu'étant tirée

B

V I I.

Dans la station des quadrupèdes, la colomne vertébrale du tronc est soutenue horisontalement, ou forme un arc légérement convexe vers en haut. Sa courbure ne souffre communément d'inflexion contraire, que dans certains efforts qui poussent l'extension de cette colomne jusqu'à la rendre convexe vers l'intérieur, comme dans ceux qui précèdent des sauts violents.

C'est pour résister à cette dépression de la colomne vertébrale, que les vertèbres contiguës ont dans la situation respective de leurs apophyses articulaires, un avantage manifeste, relativement aux appuis que les trains de devant et de derrière donnent à cette colomne.

Si dans l'une et dans l'autre des deux portions, dorsale et lombaire, de la colomne vertébrale du tronc ; on considère deux vertèbres contiguës relativement à leur distance du point fixe que donne celui des deux trains (d'avant ou d'arrière) dont elles sont le plus proches ; on verra que la vertèbre la plus voisine de cet appui a ses apophyses articulaires disposées de la manière la plus avantageuse, pour résister à la dépression de la vertèbre contiguë la plus éloignée de cet appui.

Car les apophyses articulaires de la vertèbre plus fixe recouvrent celles de la vertèbre plus mobile ; et par conséquent celle-ci ne peut s'abaisser que peu par son bord le plus mobile, parce que son autre bord qui touche à la vertèbre plus fixe, est empêché de s'élever dans l'arc de l'épine.

Dans la station des quadrupèdes, en général les quatre jambes sont habituellement plus ou moins projettées et fléchies en sens opposés sous la colomne vertébrale du tronc. Cette disposition est avantageuse pour que les différentes parties du tronc se balancent, et se retiennent facilement en équilibre sur les appuis que donnent les piés ; particulièrement dans les vacillations qui accompagnent la station de l'animal, ou ses mouvements progressifs (comme il sera dit plus bas).

Les jambes de devant supportent convenablement le tronc antérieur du quadrupède, dont une partie se met en équilibre avec le cou et la tête : et les jambes de derrière supportent de même le tronc postérieur, dont une

ij

---

obliquement avec les rênes par les chevaux, fa traction ne pouvoit qu'affermir le conducteur du char fur le plan qui le portoit ; et donner plus de force à ses mouvements necessaires pour pousser ses chevaux ou les retenir.

partie est tenue en équilibre par la masse et les mouvements de la queue.

Dans les quadrupèdes, les jambes de devant étant plus courtes que celles de derrière (les os qui répondent au tarse étant beaucoup plus allongés que ceux qui répondent au carpe) ; les articulations placées à des hauteurs correspondantes dans les jambes antérieures, et postérieures, sont pliées en sens opposés (1). Cela est fort avantageux pour que dans le jeu simultané de ces jambes, le corps soit plus facilement mû ou retenu, de l'avant et de l'arrière, sur sa base de sustentation (dont il sera parlé dans la suite).

La charge du train de derrière du quadrupède, lorsqu'elle agit pour abaisser ou fléchir les articulations des jambes postérieures ; tend à mouvoir le tronc dans une direction contraire à celle que tend à lui imprimer la charge du train de devant, lorsqu'elle agit pour abaisser ou fléchir les articulations des jambes antérieures. D'où il suit que les efforts que les jambes de devant et celles de derrière font dans la station, pour résister aux charges que ces deux trains portent spécialement, ont aussi des directions opposées entre elles : et par conséquent que ces efforts doivent tendre continuellement à faire arquer vers en haut la colomne des vertèbres.

V I I I.

Ainsi les jambes du quadrupède ne peuvent être projettées sous le tronc avec un effort soutenu, sans arcbouter pour assurer la position horisontale, ou convexe en dessus, de la colomne vertébrale ; et sans que cette colomne ne forme une espèce de voûte plus ou moins courbe, qui résiste au poids des autres parties du corps suspendues entre les jambes, et à la charge étrangère que ces parties peuvent supporter.

Il faut distinguer dans cette colomne vertébrale deux portions, dont la courbure respective est très-inégale dans les diverses espèces d'animaux. L'une, dorsale, est soutenue par des côtes attachées au sternum, ou antérieurement : et l'autre, lombaire, est dégarnie de côtes, ou du moins n'en a que de très-foibles et qui ne sont point fixées en avant. Celle-ci

---

(1) D'ailleurs ces articulations ne sont pas analogues, et ne doivent pas porter le même nom. Ainsi Aristote s'est trompé, lorsqu'il a dit que les *genoux* sont pliés en des sens contraires dans les jambes de devant du quadrupède, et dans celles de derrière : et son erreur a été bien relevée par Fabrice d'Aquapendente (*De motu loc. animal. p. m.* 115.) ; qui eût dû pourtant excepter les singes et les ours (*V. l'art. XIII de la seconde Section*).

doit, en général, obéir beaucoup plus que l'autre, à l'effort des jambes qui fait arquer l'épine.

D'ailleurs c'est vers la limite de ces deux portions, que la charge du corps agit sur-tout avec avantage pour diminuer la convexité de l'épine vers en haut. Chaque portion de cette colomne peut être regardée comme un bras de levier, par lequel la charge du corps agit sur les appuis que donnent les jambes de devant et celles de derrière. D'après cette observation générale, il est aisé de voir pourquoi l'âne porte de plus grands fardeaux étant chargé sur les reins, que sur le dos (comme l'observe M. Valmont de Bomare); etc.

I X.

La colomne vertebrale du tronc étant arquée par l'effort des jambes; cet effort, ainsi que la résistance que lui oppose la charge du corps, s'exerce dans chaque vertèbre sur deux appuis ou centres; l'un au corps, et l'autre aux apophyses articulaires de cette vertèbre.

C'est relativement aux deux mêmes centres qu'a le mouvement d'extension de chaque vertèbre; qu'il faut considérer les avantages méchaniques des longueurs, et des directions diverses ou opposées, qu'ont les apophyses épineuses dans les vertèbres dorsales, et dans les vertèbres lombaires du plus grand nombre des quadrupèdes. Ces avantages sont essentiels, non seulement dans la station des quadrupèdes; mais encore dans leurs sauts et autres mouvements progressifs, pour lesquels le corps doit être ramassé, et l'arc de l'épine bien fixé.

Dans chacune des deux portions, dorsale et lombaire, de la colomne vertebrale du tronc; les apophyses épineuses sont en général plus inclinées aux endroits où cette colomne vertebrale est plus arquée : au lieu qu'elles sont presque droites dans l'endroit de l'épine (et le plus souvent vers son milieu), où la colomne vertebrale est moins courbée. Dans cet endroit, c'est sur les corps des vertèbres que s'exécutent presque uniquement les mouvements d'extension et de flexion de la colomne vertebrale.

Dans la station des quadrupèdes, ainsi que dans leurs mouvements progressifs; l'effort du train de devant tend à plier et faire arcbouter la colomne des vertèbres dorsales (ou articulées avec les côtes), en les poussant contre la résistance du train de derrière, et en comprimant les bords intérieurs de leurs cartilages intervertebraux. Pour modérer cette flexion de la colomne dorsale, et pour la redresser; l'inclinaison de l'avant à l'arrière, qu'ont les apophyses épineuses des vertèbres dorsales, fait qu'elles donnent le plus grand avantage aux muscles extenseurs, relativement aux divers centres d'extension de cette colomne. Cela est facile à voir d'après ce qui a été dit ci-dessus (Art. V.).

Par une raison semblable, l'effort du train de derrière tendant à faire arcbouter contre le train de devant, la colomne des vertèbres lombaires (ou non jointes à des côtes); l'action des extenseurs de ces vertèbres est favorisée par l'inclinaison de leurs apophyses épineuses de l'arrière à l'avant. Cette direction semble être d'autant plus marquée dans les apophyses épineuses, et dans les apophyses transverses des vertèbres lombaires, à proportion de ce que le train de derrière a plus de force que le train de devant.

X.

Les muscles extenseurs des vertèbres dorsales et lombaires résistent à la charge du poids du corps qui tend à abaisser la colomne vertebrale; et fixent cette colomne dans les dégrés auxquels elle peut être arquée sans inconvènient par l'effort des extremités antérieures et extérieures.

Pendant les efforts d'extension violente, le quadrupède fait sans doute agir à la fois plusieurs des muscles extenseurs de l'épine, dont les fibres ont leurs directions croisées; comme sont, par exemple, le long dorsal et le transversaire épineux du dos. Ces divers muscles qui, agissant séparément, contribueroient à faire ruer ou cabrer l'animal; fixent le dégré d'extension de l'épine par leurs efforts combinés de traction en sens contraires, ou vers des appuis opposés. En même temps les apophyses épineuses, et les apophyses transverses des vertèbres *contiguës*, sont plus facilement rapprochées par le concours de l'élasticité de leurs ligaments intermédiaires, et de l'action des muscles épineux et transversaires.

La contraction de ces muscles extenseurs de l'épine, qui ayant leur origine aux apophyses transverses des vertèbres du dos, s'insèrent aux épines des lombes ou réciproquement; est extremement aidée dans les quadrupèdes par les positions des apophyses transverses, dont les directions sont généralement opposées dans les parties dorsale et lombaire de la colomne vertèbrale du tronc.

X I.

La théorie précédente se confirme et se développe à mesure qu'on en étend les applications aux faits que présente la structure des vertèbres dans les divers quadrupèdes.

Dans ces animaux, on observe généralement, que les apophyses épineuses des vertèbres dorsales sont inclinées de la tête à la queue ; et que celles des vertèbres lombaires sont inclinées en sens contraire.

Dans le cheval et l'éléphant qui ont un plus grand nombre de côtes que la plupart des autres quadrupèdes, il y a un nombre correspondant et plus grand de vertèbres dorsales dont les apophyses épineuses sont inclinées de la tête vers la queue.

Dans le caméléon, et le fourmiller, toutes les apophyses épineuses des vertèbres sont inclinées de la tête vers la queue. La raison en est sensiblement relative à ce que ces animaux ont jusques très-près du bassin, des côtes fixées antérieurement ; et n'ont que deux ou trois vertèbres lombaires. Il est d'autant plus convenable que les épines de leurs vertèbres soient dirigées vers la queue ; que c'est vers cette partie du corps, qui est très forte, que leur tronc doit être souvent retiré. C'est par sa queue que le fourmiller se suspend aux branches des arbres, et que le caméléon peut s'y attacher de manière à se soutenir (1).

Dans le phoque, les apophyses épineuses des vertèbres lombaires sont toutes inclinées vers les os du bassin. La colonne vertébrale du tronc, dont l'extension doit se faire sur la base que donnent les os du bassin, est constamment dans une position dirigée obliquement au sol. Elle ne peut être arquée par l'effort des extremités posterieures, parce que ces extremités sont à-peu-près dans un même plan avec cette colonne vertebrale, et que.

---

(1) Le Sarigue se suspend aussi aux arbres par sa queue, qui est prenante ; et dans laquelle les vertèbres du milieu ont des épines ou crochets dans leur partie inférieure. (*V. les Trans. Philos.* an. 1698. n.° 239.)

Au contraire la Murène ou Flute retire tout son corps vers sa tête avec tant de force ; que si après avoir mordu à l'hameçon, elle peut s'attacher par le bout de sa queue ; on lui arracheroit plutôt la machoire, que de pouvoir la prendre. Aussi a-t-on remarqué que les arêtes partant de la grande arête, qui dans tous les autres poissons sont inclinées vers la queue, sont tournées en sens contraire dans la murène, & remontent du côté de sa tête. (*Valmont de Bomare*).

(15)

leur impulsion moyenne est presque perpendiculaire aux faces supérieures
et inférieures des corps des vertèbres lombaires.

X I I.

Dans un grand nombre de quadrupèdes, les vertèbres lombaires ont leur
apophyses articulaires, et d'autres qui s'engrainent réciproquement, et qui
lient de la manière la plus forte les vertèbres contiguës. Cet enclavement a
lieu sur-tout chez les quadrupèdes qui exécutent de grands mouvements
dans les lombes ; et il est très utile pour modérer l'effort des extremités
qui pourroit arquer avec excès la colomne vertebrale lombaire.

Le même enclavement est d'une force extraordinaire dans les quadtupèdes,
qu'on peut appeller avec Bellini *recto-prona*, ou qui affectent souvent une
situation à-demi redressée sur leur dos accroupi ; tels que le chat, l'écureuil,
le singe, etc. Dans cette situation, l'effort que fait le poids du corps
appuyé au train de devant, a une direction inclinée sur l'axe commun
des corps des vertèbres lombaires ; et il presse ces vertèbres contre le train
de derrière fixement établi : mais cet effort doit d'autant moins arquer ces
vertèbres, à proportion de la résistance qu'oppose leur enclavement (1).

Dans les animaux où l'on observe cet enclavement des apophyses des vertèbres ; il commence aux dernières vertèbres dorsales, auxquelles ne répondent point des côtes qui soient attachées antérieurement d'une manière fixe.

______

(1) Winslow dit (*Tr. des os fecs n.* 598) qu'outre les sept apophyses ordinaires de chaque
vertèbre, la dernière dorsale en a *souvent* deux petites entre les transverses & les articulaires
supérieures. J'avois remarqué que ces petites apophyses ont lieu *communément* dans cette vertèbre ; et qu'on en voit souvent de semblables, qui sont comme ébauchées, sur la onzième
vertèbre du dos.

J'ai trouvé depuis, cette observation plus étendue dans Eustachi (*Examen Ossium p.* 217-8.).
Il dit avoir remarqué souvent à la partie inférieure des racines des apophyses transverses des
deux dernières vertèbres thorachiques, & des vertèbres lombaires dans l'homme, des *tubercules* qui n'existent point dans les chiens et dans les singes ; tandis que dans ces animaux,
ces vertèbres ont quatre apophyses articulaires inférieures, et n'en ont que deux dans
l'homme.

Eustachi a soupçonné que ces tubercules tiennent lieu dans l'homme, des deux apophyses
articulaires que ces vertèbres ont de plus dans les chiens et dans les singes. Ces tubercules
dans chacune de ces vertèbres de l'homme, étant redreffés de manière à contenir postérieurement la vertèbre supérieure ; il me paroit sensible que leur utilité est de former à un degré
foible, une sorte d'enclavement analogue à celui qui affujettit les dernières vertèbres dorsales et les lombaires dans plusieurs espèces de quadrupèdes.

C'est à l'endroit de ces vertèbres où est la limite des dorsales et des lombaires, que sont les plus fortes ; et l'action de la charge du poids du corps sur la colomne vertebrale du tronc, et l'opposition des mouvements des extremités antérieures et postérieures qui tendent à arquer cette colomne. Les dernières vertèbres dorsales sont donc particulierement menacées de luxation par l'effet de l'une et de l'autre cause, et elles y résistent par l'enclavement de leurs apophyses.

La foiblesse singulière de cet endroit de l'épine est très-sensible dans divers animaux ; comme dans le loup, dont les vertèbres sont néanmoins assez fortement enclavées. Bausner dit qu'on abat un loup en le frappant, même assez légèrement, sur les lombes ; et qu'aussi prend-il grand soin de ne pas exposer cette partie.

On doit rapporter à un degré plus ou moins fort d'enclavement semblable ou d'engrenure des apophyses des vertèbres du col, la principale cause de la roideur du col du lion et d'autres animaux féroces. Eustachi a très bien remarqué que sans la résistance très forte des vertèbres cervicales dans ces animaux, la grandeur de leur gueule et la force des dents dont la Nature les a armés, leur seroient inutiles.

Le loup a un cou très-court, dont les jointures sont serrées, et ne peuvent être facilement fléchies ; de sorte que lorsqu'il veut regarder en arrière, il faut souvent qu'il retourne tout son corps (1).

Cette rigidité du cou, qui peut être mû circulairement sur la première vertèbre dorsale, comme s'il ne formoit qu'une seule pièce ; est encore avantageuse au loup dans les mouvements de côté qu'il est souvent obligé de faire pour se jetter sur d'autres animaux. C'est ce qu'on peut observer dans le combat du loup et du taureau, qui a été très - bien décrit par Elien (1). Phile a dit aussi que le lion tourne son cou tout entier, dans les conversions de son corps qu'il fait en sautant sur sa proie.

---

(1) Elien (*de Animalibus L. X. c. 26.*) dit qu'il le taut toujours alors ; et il a été suivi sur ce point par M. Valmont de Bomare. Mais cette assertion doit être modifiée.

J'observe que le cameleon qui a aussi le cou très-court et très-serré (ce qui a fait dire qu'il n'a point de col, à Tertullien *de Pallio cap.* 3.) ; ne pouvant tourner son corps comme le loup, a des yeux qu'il peut tourner en arrière comme en devant.

(1) Elien (*de Animal. L. V. C.* 19.) dit que le loup n'ose pas attaquer le taureau de front, par la crainte de ses cornes ; mais qu'il feint à plusieurs reprises de vouloir se jetter ainsi sur lui : qu'ensuite lorsque le taureau s'abaisse pour le frapper (je rends ainsi προπισσοντος qu'on n'a point bien expliqué) ; le loup en se déployant par un mouvement de côté (j'explique ainsi

On peut ajouter que c'est au contraire à cause de l'extrême mobilité réciproque de leurs vertèbres cervicales, que les jeunes oisons sont sujets à se rompre le col en broutant l'herbe avec trop d'effort (1).

X I I I.

L'homme peut donner dans la station une assez grande inclinaison à sa colomne vertebrale par rapport aux os du bassin, dont la position est alors peu *oblique* par rapport aux extremités inférieures (2). Cette inclinaison de la colomne vertebrale facilite la distribution de différentes parties autour de la ligne de direction du centre de gravité de tout le corps ; et elle est très-avantageuse pour rendre la station permanente.

Si le bassin de l'homme avoit plus d'obliquité naturelle durant la station, la colomne vertebrale devroit toujours être redressée sur le bassin, et tenue presque perpendiculairement à l'horizon. Car pour peu que l'inclinaison de cette colomne devint alors considérable ; une trop grande partie de la masse du corps se trouveroit placée en avant de la ligne de direction du centre de gravité : ce qui entraîneroit la chûte du corps en avant dans les moments de station prolongée, où l'effort des muscles viendroit à s'affoiblir ; et ce qui borneroit extremement les mouvements progressifs de l'homme.

Dans l'Orang-Outang qui est le Pygmée de Tyson, durant la station, la colomne vertebrale doit être toujours beaucoup plus rapprochée que dans l'homme, d'une ligne perpendiculaire ; d'autant que dans l'Orang-Outang le bassin est beaucoup plus oblique que dans l'homme. D'ailleurs la colomne vertebrale est fixée avec une roideur singulière dans cet animal : de sorte que la station ne pourroit être long-temps continuée sans le jeu de ses longs bras qui rétablissent sans cesse l'équilibre.

εξιλιται , que je trouve mal traduit, *se retorquens*), saute sur le dos du taureau, s'y attache fortement, et en vient à bout. Ce qui me confirme dans cette explication, c'est que Phile (copiste d'Elien) paraphrase, εξιλιττει τω δρομω.

(1) Varron (*Lib.* 3.*de Re Rustica*, *cap.* 10.) a remarqué le premier que les oisons, *si radicem prenderunt, quam educere velint e terra, collum obrumpunt.* Columelle, et le P. Vanière ont répété la même observation.

(2) Dans la station de l'homme et des animaux, les os du bassin ont par rapport aux extremités inférieures une obliquité, qu'on voit être d'autant plus grande, qu'un plan parallèle à l'os sacrum qui passe par les têtes des femurs fait alors un plus grand angle avec ces os.

C'est ainsi que les Pongos (qui sont les Orang-Outangs de la grande espèce) en marchant jettent leurs bras derrière le col, suivant ce que rapporte Tyson (1).

Dans le singe appellé *Gibbon*, le bassin étant encore plus oblique que dans l'Orang-Outang ; durant la station, la colomne vertebrale doit être encore plus rapprochée de la perpendiculaire à l'horizon. Aussi le Gibbon a-t-il des bras extrêmement longs, qui font manifestement l'office de balanciers : et comme en marchant, il perd de tems en tems l'équilibre, il touche la terre avec une de ses mains pour le rétablir.

Enfin dans les quadrupèdes, le bassin a une très-grande obliquité : et cette cause se joint au désavantage extrême que leur donne la grande masse relative de l'avant de leur corps, pour leur rendre très-difficile l'effort de se tenir sur leurs piés de derrière dans une position redressée. Ils ne peuvent même continuer quelque temps cet effort, s'ils n'ont des avantages particuliers de structure (comme est, par exemple, dans l'ours la longueur relative du calcaneum) ; ou si on ne les accoutume par de moyens singuliers à soutenir une action aussi laborieuse, comme dans les singes que l'on dresse à se tenir debout en leur liant les bras derrière le col (2).

X I V.

Dans l'homme, les os du bassin forment un support circulaire, au moyen duquel les extremités inférieures ne sont point convergentes entre elles, et fortement inclinées sur la ligne de direction du centre de gravité du corps ; mais elles soutiennent le tronc comme des colomnes élevées perpendiculairement au sol. Les trous ovalaires ont été menagés dans ce support, pour ne lui laisser que la solidité nécessaire à cet usage.

Si les extremités inférieures étoient dans des directions convergentes fort inclinées par rapport à la ligne de direction du centre de gravité du corps ; elles formeroient un soutien angulaire qui resisteroit mal à l'abaissement du corps par la charge de son poids, et qui ne pourroit demeurer fixe sans des efforts extraordinaires des muscles adducteurs de ces extremités (3).

Mais les colomnes perpendiculaires que forment ces extremités, ont leurs

---

(1) *The Anatomy of a Pygmie* p. 82.

(2) Tyson, *Liv. cit.* p. 14.

(3) Ces muscles adducteurs peuvent être spécialement affoiblis dans certains cas, comme dans celui dont a parlé Moehring (dans ses *Histor. Médic.*), d'un enfant, qui pendant

têtes chargées par les os du bassin situés transversalement, qui affermissent ces colomnes par une pression approchante de la verticale. C'est à raison de ce que les os du bassin fixent ainsi les extremités inférieures, qu'on peut dire avec plus de justesse qu'on n'a fait jusqu'ici ; que ces os, joints à l'os sacrum, sont comme le fondement et la base de tout le corps.

Il faut rapporter les faits suivants à cette pression des os du bassin sur les extremités inférieures.

On voit souvent des personnes, qui étant debout, et voulant se donner une contenance plus assurée, mettent les mains sur les hanches, en arquant leurs bras. Par cet effort contre les os des îles, elles en augmentent la pression sur les colomnes des extremités inférieures.

Il est d'ailleurs généralement utile dans la station, de tenir les bras relevés et appliqués au corps : d'autant qu'il pourroit être ébranlé par leurs vacillations, que causeroit, s'ils étoient pendants, le manque de constance dans l'action tonique de leurs muscles (ce qui est rendu très-sensible dans des paralytiques).

Les femmes qui soutiennent à l'extremité d'un bras, du gauche par exemple, un fardeau considérable ; arquent le bras droit, dont elles pressent la main contre la hanche droite. Cette attitude fixe d'autant plus la colomne de l'extremité inférieure droite, et résiste à ce que cette extremité ne soit entraînée par le poids que porte le bras gauche.

Il est des pas de danse dont la direction est oblique vers la droite ou la gauche ; dans lesquels pour n'être point entraînés de coté, et pour avoir plus de force en retombant, les danseurs tiennent constamment leurs bras arqués, et les mains appuyées sur les hanches, qu'ils pressent avec un effort bien marqué toutes les fois qu'ils touchent la terre.

La connexion des os innominés avec le sacrum peut être affoiblie dans des accouchemens laborieux ; ainsi que Ruysch l'avoit soupçonné le premier, et qu'on l'a vérifié depuis. Monro a vû des femmes délicates qui avoient souffert cet accident, qui long-temps après leurs couches se plaignoient encore, comme craignant à chaque instant que leur corps ne s'écroulât entre les os des hanches. Cette imagination étoit déterminée, parce qu'elles sentoient que les parties de l'assemblage des os du bassin jouoient un peu entre elles, pendant que le bassin chargeoit les têtes des femurs.

---

qu'il étoit convalescent d'une hydropisie, tenoit en marchant toujours éloignées du tronc de son corps, ses extremités qui étoient singulièrement fixes.

X V.

Dans les quadrupèdes, les os pubis sont en général beaucoup moins longs que ceux des hanches. Cependant les os pubis sont deux fois plus longs que ceux des hanches dans le phoque ; ce qui sert à contenir les viscères du bas ventre dans la cavité du bassin, et les empêche de heurter contre le sol dans les espèces de bonds que cet animal fait terre-à-terre en marchant.

Les os des hanches dans les quadrupèdes sont en général de forme oblongue, et prolongés considérablement au delà de leurs centres de mouvement sur les extremités postérieures : ce qui sert à rendre le jeu de bascule des os des hanches sur ces appuis beaucoup plus gradué et plus soutenu. En effet on peut regarder l'assemblage des vertèbres lombaires, des os du bassin, et des extremités postérieures, comme un levier coudé en divers sens ; par lequel la partie du corps du quadrupède qui porte sur le train de derrière, arcboute contre le terrein.

C'est à l'aide de leur projection au-delà des centres de leur mouvement sur les extremités, que les os des hanches peuvent plus facilement soutenir en équilibre tout le corps du quadrupède. L'Art n'a pu parvenir que difficilement à imiter cet effort ; lorsqu'il a produit une statue équestre quatre fois plus grande que nature, qui se soutient dans une attitude où le cheval est cabré (1). On a distribué les parties de cette masse énorme, de manière à les mettre en équilibre sur les extremités postérieures du cheval.

---

(1) *Nouveau Voyage en Espagne, Tom. II. p.* 37. Aristote a connu le même artifice (dont il parle *Lib. de inc. anim. C. XI.*). Apulée a parlé d'un semblable chef-d'œuvre que présentoient des chiens de Diane sculptés en marbre ; dont il dit : *et (in quo summum specimen operæ fabrilis egregius ille signifex prodidit) sublatis canibus , impetus arduus : pedes imi resistunt , currunt priores.* (*Metamorph. Lib. II.*).

C'est à ce degré de perfection que parvint chez les Anciens l'Art de la Sculpture ; qui même long-temps après ses premiers essais, avoit employé les moyens les plus grossiers pour fixer les statues sur leurs bases , ou leurs parties supérieures sur celles qui étoient placées au-dessous.

Je crois que c'étoit uniquement pour cette fixation, qu'on appuyoit sur des broches les mains de la statue de Diane d'Ephèse ; statue dont le bas finissoit en terme , tandis que ses parties supérieures étoient extrêmement massives , et chargées de figures symboliques. J'avois depuis long-temps cette idée sur ces broches , qu'on avoit cru renfermer un sens mystérieux ; lorsque j'ai trouvé mon opinion dans une Dissertation de Luc Holstenius (contenue au *Tome VII. des Antiquités Grecques de Gronovius*). J'ajoute que des cerfs appuyés contre le bas

X V I.

Les os cylindriques des extremités inférieures dans l'homme, et des quatre jambes dans les quadrupèdes, ont été multipliés de manière que chaque extremité forme une suite de colomnes placées l'une sur l'autre, et disposées verticalement dans les jambes antérieures des quadrupèdes.

Une semblable suite de colomnes donne un très-grand avantage pour assurer la station de l'animal : d'autant que chaque colomne y supporte plus sûrement le poids du corps, et les charges qu'il peut soutenir; que ne feroit une colomne qui auroit la même hauteur et la même épaisseur que cette suite supposée. Car, comme l'a demontré M. Euler (1); les poids que soutiennent sans fléchir, des colomnes supposées flexibles, de même matière et également grosses, sont en raison réciproque des quarrés des hauteurs de ces colomnes (2).

Cette nécessité de multiplier les colomnes articulées qui forment les jambes du quadrupède, est particulièrement remarquable dans les jambes de l'éléphant. On est frappé des inconveniens attachés à la division de

---

de cette statue de la Diane d'Ephèse, et fort écartés entre eux, ont quelquefois suppléé à l'absence de ces broches. (*V. le médaillon n. 6. Pl. XLIII. du Tom. I. du Supplém. de l'Ant. Expl. de Montfaucon*).

J'explique d'une manière analogue divers ornemens, prétendus mystérieux, que présentent des statues de Dieux ou de Prêtres Egyptiens; comme ces ornemens en longue pointe ou de forme bizarre, qu'elles ont sous le menton; ces coeffures amples, ou vaftes chevelures, qui appuyent sur les épaules, les cotés et l'avant de la tête. Ces accessoires sont d'autant plus massifs ou multipliés, que la tête de la statue est plus pesante, plus chargée, et plus redressée en arrière.

Je conjecture qu'il faut rapporter à une vûe semblable des sculpteurs, cette tresse en anse qui va de la tête sur une épaule, qu'on voit à certaines figures d'Harpocrate; et dont l'explication a embarrassé les Antiquaires. Cette tresse massive me paroît avoir été imaginée pour affermir la position de la tête d'Harpocrate, soutenue sur un col, qui est rétréci à proportion; comme étant contourné par le mouvement du bras droit d'Harpocrate, qui porte son doigt à sa bouche.

(1) *Methodus inveniendi lineas curvas, maximi minimive proprietate gaudentes : Addi- tamenti I. de curvis elasticis*, n.º 37.

(2) On peut voir sur les résistances de ces colomnes osseuses à leur rupture, comparées dans des animaux semblables; ce qu'a dit Galilée (dans ses *Opere, Tomo secundo, Dialog. II. p. 559.*); qui en a conclu avant Mahudel, Martine, et autres; combien sont bornées les proportions gigantesques dont le corps de l'homme peut être susceptible.

ces jambes , qui doivent soutenir une masse aussi énorme , dans des degrés très-variés d'inclinaison et d'élévation. Cette considération avoit confirmé St. Basile (1) dans l'erreur commune à Pline, Elien, et autres Anciens ; qu'il n'y a point d'articulations dans les jambes de l'éléphant.

Bontius (2) en combattant cette erreur , a dit que l'éléphant a même dans le milieu de ses jambes (*in medio tibiarum*) des articulations , qu'il a cru lui être particulières ; mais qui en effet sont analogues à celles que présente dans les autres quadrupèdes l'exhaussement des os du carpe et des os du tarse. Ces os très-massifs dans l'éléphant , y sont aussi plus relevés à proportion que dans d'autres quadrupèdes. Ils y forment des espèces de piédestaux , qui rendent d'autant plus courtes les colomnes des quatre jambes sur lesquelles est posé le corps de cet animal monstrueux.

X V I I.

La ligne de direction de la tête et du cou du femur fait un grand angle avec la direction du corps de cet os. La direction de tout le femur étant ainsi comme fortement coudée en dehors , dans la partie supérieure de cet os ; les deux femurs soutiennent le bassin avec beaucoup plus d'avantage , que s'ils lui étoient dirigés suivant une ligne oblique (3).

On voit encore que les femurs formant ainsi au-dessous du bassin une espèce d'arceau dans leur partie supérieure , le soutiennent plus constamment et avec un bien moindre danger de chûte , dans les vacillations qui accompagnent la station et le marcher , que si chaque femur étoit dirigé suivant une ligne verticale.

L'apophyse qu'on nomme le *grand trochanter* , est sensiblement utile pour fortifier le femur à l'endroit de la plus grande courbure de sa partie supérieure , endroit où le femur doit souffrir le plus de l'effort de la charge du corps. On connoît d'ailleurs l'avantage que le grand trochanter donne aux attaches des muscles qui meuvent l'os de la cuisse sur le bassin.

---

(1) *Oper. p. 76. ed gr. Basil.*
(2) *De Medic. Indor. Lib. I.*
(3) *V. ci dessus Art. XIV.*

X V I I I.

Parent s'est proposé (1) un Problème curieux, celui de déterminer la base la plus avantageuse de *sustentation* de l'homme ; ou quelle doit être l'ouverture des piés dans laquelle l'homme se tient plus ferme que dans toute autre (2). Il suppose que chaque pié s'ouvre en tournant autour de son articulation avec la jambe comme sur un pivot, de manière que les extremités du pié décrivent alors autour de ce centre deux arcs en sens opposés : et il cherche quelle rotation doivent faire les piés, pour que leurs pointes et leurs talons interceptent le plus grand quadrilatère possible. Il résout ce Problème par le calcul différentiel *de maximis et minimis*.

Mais Parent s'est trompé, en ce qu'il a cru que les piés, lorsqu'ils s'ouvrent en dehors, tournent ainsi autour de leurs articulations avec les jambes. Car chaque pié en s'ouvrant, tourne autour du point fixe que lui donne son talon ou calcaneum. En effet si on place d'abord les deux piés, suivant leur longueur, sur deux lignes qu'on a tracées parallèles ; et qu'ensuite on ouvre les piés à volonté ; on verra que les talons demeurent toujours posés sur ces deux lignes, ou à la même distance l'un de l'autre.

Ce qui a causé l'erreur de Parent, c'est que dans la conversion des piés en dehors, les talons opposent l'un à l'autre leurs faces postérieures, et semblent s'être rapprochés. Cependant leur écartement reste le même, s'il n'est point augmenté, comme il peut l'être lorsque les piés les entraî- nent en tournant imparfaitement. Parent eut dû voir d'ailleurs que les piés s'appuyent postérieurement sur le sol dans les talons, et non aux extremités des perpendiculaires abaissées sur le sol des centres de leurs articulations avec les jambes (3).

---

(1) *Essais et Recherches de Mathématiques*, Tom. III. p. 355. et suiv.

(2) Dans ce Problème, on n'a point égard aux différences de la longueur des pieds. Lorsqu'elle est plus grande, elle donne plus d'étendue à la base de sustentation ; et elle est ainsi avantageuse jusqu'à un certain point, au delà duquel elle rend le marcher trop laborieux.

(3) En corrigeant cette erreur de Parent, et supposant d'ailleurs comme lui, que la dis- tance est donnée entre les centres [des talons] sur lesquels les pieds tournent lorsqu'ils s'ouvrent ; et que les pieds sont également avancés et également ouverts ; de sorte qu'il n'y a d'inconnu que l'angle que l'un et l'autre pied fait avec le prolongement de la ligne qui joint les talons : on peut déterminer le *maximum* du trapèze de sustentation, de la manière suivante ; qui est autre que celle de Parent, mais simple et directe.

Il faut prendre l'expression de la moitié de ce trapèze, dans laquelle entrent le sinus et

Parent dit que dans les pays du Nord, où l'on marche souvent sur la glace et le verglas, on porte les piés fort ouverts ; et que c'est le contraire dans les pays chauds. Mais cette observation est extremement douteuse : et la position qui semble être par-tout la plus naturelle à l'homme, est d'avoir les piés tournés en dedans, comme on le voit dans les enfans, et les habitans de la campagne.

Le Problème de Parent ne semble donc avoir lieu que pour les hommes chez qui l'habitude a donné plus de facilité et de constance aux efforts des muscles adducteurs des piés, que ces muscles n'en ont dans leur état le plus naturel.

Mais de plus, dans ce Problème on néglige de considérer que les divers hommes doivent différer par le degré de cet écartement des piés, auquel ils peuvent les porter avec un effort qui leur est devenu naturel ; pour se donner une base plus avantageuse de sustentation (1).

Si cet écartement est poussé trop loin dans chaque individu à raison de son état naturel ; il faut que les extenseurs des jambes et des piés soient dans un effort continuel et violent, pour soutenir les cuisses et les jambes dans des positions très-inclinées par rapport au sol, et aux os du bassin qui sont chargés de tout le poids du corps (2).

Une pratique très-commune chez plusieurs peuples anciens , étoit de tenir

---

le cosinus de l'angle susdit ; différentier cette expression , et égaler sa différence à zero. En prenant ensuite pour le rayon ou l'unité , la ligne qui joint les centres des talons ; on trouve que l'ouverture des deux pieds [ou l'angle que font leurs prolongements] doit être de 38 degrés 56 minutes , pour que le trapèze de sustentation soit un *maximum* , ou pour que les pieds soutiennent le corps dans cet état le plus avantageusement possible.

(1) C'est ce qu'Homere a exprimé , quand il a dit d'Hector, qui se campoit bien sur ses jambes écartées, pour mieux lancer une pierre ; ευ διαβας [*bene divaricans crura*] , car je ne crois pas ce que dit Ernesti , que ce mot indique un pas fait en avant]. Tyrtée en deux endroits de ses Poëmes , [*p.* 5. *et* 32. *de l'ed. de Klotzius*] a paraphrasé cette expression d'Homere , en disant : τις ευ διαβας μιμετω ποσιν αμφοτεροισιν Στηριχθεις επι γης.

(2) Les Gladiateurs employoient un moyen remarquable pour fortifier l'action des extenseurs des genoux dans les grands mouvemens d'escrime, où les jambes devoient être tenues fermes et fort écartées. Ils entouroient et serroient étroitement leurs genoux, avec des bandes fortés et multipliées. C'est ce que nous apprend Juvenal , lorsqu'il dit en parlant de l'appareil d'une femme devenue Gladiateur : *Adspice* —— *quanta Poplitibus sedeat , quam denso fascia libro* : Satyr. *VI.* v. 261 — 2.

un genou fixe en terre dans les combats, pour se donner une station plus assurée (1).

Il est évident que dans cette situation, l'homme étant raccourci, cède moins que lorsqu'il est debout, à toutes les impulsions qui peuvent l'abattre. Mais cette position a encore d'autres avantages pour rendre sa base de sustentation d'autant plus étendue et plus assurée. 1°. Les fléchisseurs du genou mis en terre, en fixent l'appui sur le sol, bien plus fortement que les fléchisseurs des orteils ne peuvent fixer le pié dans la station ordinaire ; ce qui permet d'étendre beaucoup l'abduction de la cuisse relevée : 2°. les fléchisseurs du genou de la jambe relevée, assurent à cette jambe une direction perpendiculaire sur le sol, qui est affermie par le poids même du corps ; et qui rend plus fixe son talon, autour duquel les abducteurs de son pié peuvent le faire tourner plus parfaitement.

X I X.

Le fait suivant, qui est d'observation générale, doit aussi être expliqué de même par l'inégalité d'effort que les extenseurs des jambes doivent faire, suivant le degré naturel de l'écartement des piés, pour résister à la charge du poids du corps.

Ceux chez qui les piés sont portés vicieusement en dedans par une luxation en dehors de l'os de la cuisse, par une cambrure de la jambe arquée en dehors, ou par une dépravation des articulations du pié (infirmes que les Anciens ont appellés *Vari*) ; sont plus fermes dans la station, et dans la marche, que ceux dont les piés sont dejettés en dehors par des causes contraires d'infirmité (et que les Anciens appelloient *Valgi*) (2).

______

(1) Chez les Persans, l'archer à pied combattoit ayant un genou en terre, et l'autre plus avancé ; de sorte qu'il n'étoit point ébranlé par le mouvement de la flèche pesante qu'il lançoit d'un arc très-fort. Les soldats Thraces et les Germains, pour se rendre plus fermes, employoient la même pratique, qui n'étoit pas entierement négligée des Grecs et des Romains. [Voyez les *Remarques de Spanheim sur les Césars de l'Empereur Julien*, p. 207.].

(2) Celse [*De Re Medica lib. VIII. cap. XX.*] dit que dans la luxation de la cuisse vers la partie interne, la jambe devient plus longue que l'autre, [*et valgius*] ; parce que le pied se porte en dehors [*extrà enim pes ultimus spectat*] : mais que si le femur est luxé en dehors, la jambe devient plus courte [*varumque*], et le pied est tourné en dedans. Il ajoute que dans ce dernier cas, la jambe porte mieux le corps que dans le premier, et que le malade a moins besoin de bâton pour se soutenir. Cela rentre dans l'observation générale que j'indique. J'y rapporte aussi ce qu'a dit Varron [*De Re Rustica lib. II. chap. IX*].

D.

(26)

Les Anciens avoient observé que ce dernier vice de conformation étoit commun parmi certains Peuples énervés du Midi, comme les Egyptiens et les Ethiopiens (1) ; ainsi que chez les Eunuques (2). Dans de tels sujets, une infirmité générale des os et des muscles fait que le poids du corps déjette et courbe même en dehors les jambes, qui sont des supports trop foibles.

On voit que chez ceux qui ont les piés déjettés en dehors, les extenseurs des jambes doivent faire plus d'effort, à raison de ce que la charge du poids du corps agit par un bras de levier plus long pour déprimer les extremités inférieures.

C'est par une raison analogue qu'il faut expliquer ce que Galien a observé, et qui ne paroît pas d'abord vraisemblable : que ceux même qui ont naturellement les jambes arquées en dedans, se tiennent plus fermes sur leurs piés que ceux qui les ont parfaitement droites.

Il est facile de déduire de ce qui a été dit sur la base de sustentation, le mechanisme par lequel un homme assis se relève. Les muscles qui agissent alors dans chaque extremité inférieure pour relever le corps, sont ceux qui étendent la cuisse sur la jambe qui est fixée sur le sol. L'effort de ces muscles ne pourroit alors relever le tronc du corps, si ce tronc étoit tenu à angle droit sur la cuisse, et si son centre de gravité s'appuyoit sur le centre de l'articulation du genou par un levier de la longueur du femur.

---

qu'il faut que les chiens soient *cruribus rectis et potius varis quam vatiis* [synonime de *valgis*]: ce qu'on trouve de même dans les Geoponiques.

Divers passages des Anciens ont fait croire à Saumaise [*Exercit. Plin. p. m.* 663] que le mot *varus* avoit radicalement un sens contraire à celui que Celse lui a donné ; et à J. M. Gesner [*Thes. L. Lat. T. IV. col.* 924.] que la signification de ce mot avoit varié. Mais je crois que ce qui a produit cette confusion dans les sens qu'on a donnés aux mots *varus* [ραιβι] et *valgus* [βλαισοι] ; c'est que la divergence ou la convergence que ces mots désignent, peut être considérée dans les parties supérieures par rapport aux inférieures, ou au contraire. Celse, que nous suivons, a considéré dans ce qu'il appelle *varum*, la divergence des cuisses par rapport aux pieds.

Une chose plus importante à observer que l'explication de cette difficulté grammaticale, c'est la courbure que prennent dans ces deux vices différens de la conformation des extrémités inférieures, les articulations des pieds avec les jambes. Cette courbure a sa concavité tournée vers l'intérieur dans les *vari* (*falcatis introrsum pedibus*, comme dit Gockelius dans ses *Observ. Medic.*), et vers l'extérieur dans les *valgi*. De plus le rebord interne du pied est plus relevé que l'externe dans les *vari*, et réciproquement dans les *valgi*.

(1) Aristote, *Probl.* 4. *Sect. XIV.*

(2) Macrobe. *Saturnal. L. VII. C.* 10 ; et Alexandre d'Aphrodisée, *Probl.* 24. *II.*

C'est pourquoi l'homme assis qui veut se relever , fléchit son corps en avant , et souvent même il allonge en avant son col , pour amener plus près du genou la ligne de propension de son centre de gravité.

Il fléchit aussi les jambes en arrière , ce qui a deux avantages : 1°. de rendre plus fixes les attaches aux genoux , des muscles qui doivent étendre les cuisses sur les jambes : 2°. de faire que la base de sustentation du corps entre les piés étant portée en arrière , une flexion moderée du tronc en avant suffise pour faire tomber sur cette base la ligne de propension du centre de gravité du corps.

On voit qu'un homme qui étant assis veut se relever , doit fléchir ses articulations des hanches et des genoux à des angles d'autant plus aigus , qu'il est plus foible. C'est aussi ce qu'a observé G. J. Vossius (1).

X X.

Après avoir déterminé quelle doit être la base de sustentation du corps de l'homme dans la station et dans le marcher , on voit que les muscles qui agissent dans ces fonctions , pour fixer sur cette base la ligne de propension du centre de gravité du corps , lorsqu'elle tend à s'en écarter ; doivent faire des efforts d'autant plus grands , à proportion de ce que ce centre de gravité est plus éloigné des centres d'équilibre , ou de mouvement du corps sur les extremités inférieures.

M. Camper (celui des Physiologistes de ce siècle , qui a fait le plus de véritables découvertes) , et d'après lui M. Du Pui , ont considéré divers accidents qui sont causés par l'éloignement vicieux du centre de gravité d'avec le centre des mouvements du corps. Mais ils ont indiqué ce centre des mouvements du corps d'une manière extremement vague ; ce qui n'a pu que donner des idées indéterminées , et quelquefois même fausses (2).

----

(1) *De Origine & Progr. Idolol. Lib. III. C.* 37.

(2) M. Du Pui dit que les centres de gravité & de mouvement occupent d'abord différens points chez les enfants , qui ne sont en état de marcher et de se tenir debout , que lorsque ces deux centres sont *en accord parfait.* Il pense que ces centres ne sont plus *en rapport* dans les cas de claudication , où les têtes des femurs ayant été luxées hors des cavités cotyloïdes vers la partie postérieure des os des iles , s'y sont faites des cavités nouvelles Il ajoute que la plupart de ceux qui sont ainsi incommodés , marchant sur les orteils , et relevant le tarse et le metatarse , poussent en avant les Jombes ; ce qui fait que le centre de gravité se trouve *à-peu-près dans le même plan* que celui de mouvement ; de sorte que *le parfait accord* de ces centres rend la chûte impossible : etc.

Ces Auteurs n'ont point traité l'objet principal que je me propose ici; qui est de considérer les variations des distances de ces deux centres, qui ont lieu dans l'état naturel de la station ; objet dont la théorie doit précéder celle des cas où il existe un éloignement vicieux de ces centres.

Je crois donc devoir embrasser ce sujet d'une manière nouvelle, et beaucoup plus déterminée.

La station de l'homme (soit en repos, soit en marchant) est toujours accompagnée d'agitations momentanées du corps, qui sont produites par diverses causes, mais principalement par les affoiblissements instantanés dont est coupée la contraction persévérante des muscles extenseurs de diverses articulations qui entretiennent cette station (V. l'Art. I.). Dans ces agitations, le centre de gravité du tronc n'étant plus également soutenu (quoiqu'il porte toujours sur la base de sustentation) descend, ou du moins tend à descendre en se mouvant autour des extremités inférieures.

Les centres de ces mouvements étant placés dans les articulations des femurs avec les os innominés, peuvent sans doute être supposés réduits à un point moyen de la ligne tirée de l'un à l'autre ; point qui est le centre commun du mouvement du tronc sur ces extremités.

De plus, dans le marcher de l'homme, à chaque pas, le tronc du corps reçoit une impulsion en haut et en avant par le jeu d'une des extremités inférieures (1); le centre de gravité du tronc et de cette extremité, après avoir été soulevé et poussé en avant, descend autour du centre de l'articulation supérieure du femur de l'autre extremité.

Dans tous les cas, la direction que suit ou qu'affecte le centre de gravité, lorsqu'il descend ou tend à descendre autour des centres de mouvement, est composée de celles d'un mouvement en avant, et d'un mouvement de chûte.

Le centre de gravité *de tout le corps* de l'homme (situé horizontalement); est placé entre les fesses et l'os pubis (2). Mais le centre de gravité du tronc, ou seul (dans la station), ou joint à l'une des extremités inférieures (dans le marcher), doit évidemment être placé plus haut.

Maintenant je suppose qu'on fasse passer deux plans, l'un vertical, et l'autre horizontal, par chacun des deux centres de mouvement et de gravité qui ont été déterminés : je suppose que les deux plans verticaux soien

(1) Ainsi qu'il sera expliqué dans la Seconde Section.
(2) Suivant une expérience de Borelli, *De Mot. Anim. P. I. Pr.* 134.

parallèles : et je vais considérer séparément les rapports de ces deux centres, d'abord dans les plans verticaux, et ensuite dans les plans horizontaux.

Le plan vertical dans lequel est le centre de gravité, peut être plus ou moins rapproché du plan vertical qui passe par le centre de mouvement. Plus il en est rapproché, moins les muscles extenseurs des articulations des extremités inférieures ont d'effort à faire, pour empêcher le centre de gravité de suivre sa tendance à la descente, ou pour le reporter (dans la continuation de la marche) à la hauteur dont il est descendu : puisque la perpendiculaire tirée du centre de mouvement sur la ligne verticale de pro-pension du centre de gravité est d'autant plus courte. Telle est la raison, pour laquelle dans la station et le marcher, l'homme tend à rapprocher le plus possible, ou même à confondre, ces deux plans verticaux.

Plus le plan horizontal où est le centre de gravité, est proche du plan horizontal qui passe par le centre du mouvement ; plus est courte la per-pendiculaire tirée du centre de mouvement sur la ligne horizontale qu'af-fecte le centre de gravité dans le mouvement qui lui est imprimé en avant ; et moindre est l'effort nécessaire dans les extenseurs des articulations des extremités inférieures, qui doivent agir pour arrêter ce mouvement (par lequel la ligne de propension du centre de gravité pourroit être entraînée hors de la base de sustentation).

Voilà pourquoi le centre de gravité du tronc et d'une des extremités inférieures étant, dans un pas de marche sur un terrain uni, plus bas que dans un pas de montée, et plus haut que dans un pas de descente ; nous rendons à-peu-près égales dans ces divers pas, les distances des plans horizontaux susdits, en abaissant la partie supérieure du corps dans la montée, et en l'élevant dans la descente.

C'est pour faciliter ces rapprochements des plans verticaux, et des plans horizontaux qui passent par le centre de gravité, et par le centre de mou-vement du corps ; que l'homme, depuis qu'il commence à se tenir debout, travaille et fléchit sa colonne vertebrale en divers sens : et elle devient ainsi tortueuse (Art. I.) après la première enfance, où elle étoit droite (suivant la remarque de M. Du Pui).

Ces flexions de la colonne vertebrale sont extremement renforcées pour la même fin, chez les femmes qui portent des souliers à talons hauts (1).

____

(1) Andry a observé le premier [*dans son Orthopedie*, *Tom. I.*] l'effet qu'a l'usage des souliers à talons hauts, pour courber l'épine du dos des jeunes personnes : et cet effet a été développé par M. Grant.

Leur base de sustentation est fort raccourcie dans la station par l'inclinaison que ces souliers donnent au tarse et au metatarse (1) : et dans l'impulsion qu'elles se donnent en marchant, elles ne portent que sur les pointes des piés. Elles ont donc à faire des efforts d'autant plus grands pour ramener sur des bases aussi étroites, la ligne de propension de leur centre de gravité : et pour prévenir en partie ces grands efforts, elles tourmentent de plus en plus leur colomne vertebrale, afin de rapprocher le plus possible les plans verticaux, et les plans horizontaux, qui passent par leur centre de gravité, et par leur centre de mouvement.

X X I.

Il est deux situations du pié, dans lesquelles la station est rendue plus facile et plus assurée par le moyen de l'os peroné, et des muscles qui s'y attachent. Une de ces situations est celle que j'appelle de *pronation* ; dans laquelle le bord extérieur du pié étant retiré vers la malleole externe, son bord interne est pressé obliquement contre le sol.

Il est aisé de voir que dans la pronation des piés, les extremités inférieures soutiennent le corps beaucoup plus avantageusement, étant appuyées sur le sol suivant une direction moins oblique, qu'elles ne le seroient dans la situation contraire des piés, qu'on pourroit appeller leur *supination* (1).

Dans cette pronation, les muscles peroniers, par leur action simultanée, relèvent le bord externe du pié, avec un effort qui le fait comme rouler et appuyer sur le bord interne du pié ; pendant que ce bord interne est pressé obliquement contre le sol par l'action du long fléchisseur du pouce

---

(1) Voyez le Traité de M. Camper *sur le Soulier.*

(2) Lorsque les jambes étant croisées, les piés sont appuyés négligemment sur le sol ; ils sont naturellement dans un état de *supination* plus ou moins marquée. C'est cet état des piés que Pausanias me paroît avoir indiqué, lorsqu'il a dit que dans des Monuments Antiques, le Sommeil et la Mort étoient représentés ayant διεστραμμένους τοὺς πόδας Ainsi ces mots ne me paroissent pas signifier seulement [comme l'a prétendu Lessing] que ces Génies avoient les jambes croisées l'une sur l'autre ; et moins encore [quoique M. Heyne l'ait pensé] qu'ils avoient les jambes courbes et arquées de dedans en dehors.

J'appuie mon explication, sur ce que Plutarque [*Lib. de Solertia Animal.*] a dit que les lions marchent les piés συνεστραμμένοις, c. à. d. contournés et repliés ; afin de ne pas blesser leurs ongles, et de ne laisser que de foibles traces aux chasseurs qui les poursuivent.

du pié (qui est très-utile en grimpant, comme a dit Winslow) et du jambier postérieur.

Ce dernier muscle étant attaché au peroné et au tibia, et les autres muscles l'étant au peroné seul ; chaque effort de ces muscles pour la pronation du pié imprime un mouvement réciproque au peroné ; dont la tête est assez mobile, quoiqu'elle soit retenue par les ligaments qui l'attachent au tibia, et par le tendon du biceps. A raison de cette mobilité de la tête du peroné, ces muscles ne sollicitent point alors la flexion de la jambe sur le pié, et n'affoiblissent point d'autant la station ; comme ils feroient s'ils étoient attachés au tibia.

De plus la position de ces muscles par rapport aux poulies des ligaments annulaires dans lesquels jouent leurs tendons, leur donne une direction beaucoup plus avantageuse, que si ces muscles partoient du tibia (1).

Les peroniers long et moyen, lorsqu'ils agissent pour l'abduction du pié, portent en arrière dans le même temps la partie supérieure du peroné. Cette mobilité d'origine fait que ces muscles n'opèrent que des abductions médiocres, et qui n'écartent pas trop le pié, de manière à diminuer la base de sustentation. Mais deplus dans ce mouvement d'abduction, le peroné croise le tibia ; et en empêche l'entraînement en dehors, que pourroit causer une conversion trop rapide en dehors du pié sur l'extremité de la jambe.

Un autre principal usage de la mobilité du peroné, me semble pouvoir être de donner plus de durée et d'énergie totale aux efforts des muscles qui opèrent la pronation du pié. Le mouvement réciproque de ces muscles, en tirant en arrière leurs attaches supérieures, peut faire que leur action se prolonge et ait plus d'effet.

J'observe que le peroné est beaucoup plus considérable dans les espèces de quadrupèdes qui se soutiennent appuyés par les côtés internes des piés proprement dits, sur des arbres ou sur des surfaces verticales et raboteuses, comme les singes en général, l'écureuil, le lézard, etc. Le peroné est fort grand dans la fouine, qui grimpe aisément contre les murailles qui ne sont pas bien enduites. M. Daubenton a trouvé le peroné presque aussi gros que le tibia dans le sarigue, que l'on sait d'ailleurs qui grimpe sur les arbres avec une extrème facilité.

---

(1) Les peronés imparfaits qu'ont le cheval et d'autres quadrupèdes ont une utilité analogue.

Je remarque en particulier sur le caméléon , que dans cet animal la projection latérale des piés de derrière a été facilitée extraordinairement , en ce qu'ils n'ont pas de connexion solide avec l'épine par le moyen des os du bassin ; ces os n'étant point attachés fixement à l'os sacrum (comme Perrault l'a observé). Mais aussi ce défaut de connexion solide entre les parties du train de derrière , en rend très-difficile la fixation ; et fait que le caméléon ne peut descendre de quelque hauteur sans s'attacher avec sa queue sur tout ce qu'il rencontre en chemin.

X X I I.

Les os du tarse et du métatarse peuvent former au cou-de-pié une voûte , qui fait embrasser par le pié les inégalités des lieux sur lesquels le corps doit être soutenu , et qui sert aussi à donner à la démarche de l'aisance et de la grace.

Cette voûte raccourcit la base de sustentation ; et ne donne , comme voûte , aucun avantage pour le soutien du corps ; quoique M. Bertin l'ait pensé. Mais voici quelle me paroît être son utilité dans la station , indépendamment de la convenance qu'a cette forme du pié pour grimper sur les arbres , etc.

Dans les vacillations momentanées qui accompagnent la station (Art. I.) le corps est ébranlé , tantôt en avant , tantôt en arrière ; et il entraîne dans les mêmes sens les jambes sur les piés. Dans son mouvement en avant , il fait tourner les talons sur les pointes des piés ; et dans son mouvement en arrière , il fait tourner les pointes des piés sur les talons. L'une et l'autre rotation du pié tend à renverser le corps sur sa base , qui est diminuée de plus en plus.

C'est pour remédier au danger de ces mouvements de rotation , qu'on fait agir les muscles des piés , dont le jeu produit et assure la formation de la voûte du cou-du-pié : et cet effet est encore plus sensible chez les hommes dont la foiblesse rend la station plus chancelante.

On contracte alors fortement les courts fléchisseurs des orteils , tant communs que propres. Leur action , qui est réciproque , s'exerce sur les extremités ou antérieures ou postérieures des piés , suivant que les unes ou les autres sont rendues moins fixes par l'ébranlement du corps en arrière ou en avant ; et elle les presse contre le sol , en les retirant vers

les

les extremités plus fixes. L'action de ces muscles est aidée alors par celle des adducteurs des orteils, et fortifiée par l'aponevrose plantaire : et le concours de ces organes fait voûter le pié en dessus.

Mais quelque utiles que soient sous ce rapport les voûtes des cou-de-piés ; les piés applatis donnant des bases de sustentation plus étendues, ont en général la forme la plus avantageuse pour la solidité de la station, ainsi que pour continuer une marche précise et vigoureuse.

On voit pourquoi les chaussures plates ont toujours (1) été employées dans les exercices long-temps continués, et pourquoi les portefaix les plus robustes ont généralement les piés applatis.

La Nature affecte cette forme plate et longue des piés dans les danseurs *arqués*, ou dont les genoux sont trop éloignés : mais elle ne peut l'établir dans les danseurs *jarretés*, ou qui ont les genoux trop rapprochés.

Ceux-ci sont habituellement empêchés d'applatir les piés à cause de la proximité de leurs genoux, qui nécessite une projection oblique de leurs jambes en dehors, laquelle est toujours pénible à continuer. Cette projection les oblige pour se soutenir fixement, à donner au cou-de-pié une forte élévation, en contractant assiduement les muscles peroniers, fléchisseurs des orteils, et autres placés sous la plante du pié. D'ailleurs cette élévation du cou-de-pié devenant constante par l'effet de l'habitude, déprime relativement le calcaneum, affoiblit le tendon d'Achille, etc. (2).

J'observe que lorsque l'homme s'élève sur les pointes des piés, l'action des muscles extenseurs des orteils (de l'extenseur propre du pouce du pié, et de l'extenseur commun des orteils) peut faire arcbouter contre le sol, les articulations des orteils et des os du metatarse, avec un tel effort ; qu'il soit plus puissant pour fixer le corps sur la terre, que n'est désavantageux pour cette fixation le grand raccourcissement de la base du pié (3).

---

(1) V. Festus *in Fragm.* sur ces chaussures dites *semiplotia* dont les Anciens se servoient à la chasse.

(2) Telle est la raison des observations qu'a faites sur ces danseurs, M. Noverre [*Lettres sur la Danse*, p. 297.]

(3) C'est ainsi que Virgile nous peint les Athlètes Entelle et Darès, s'élevant sur leurs orteils, pour exercer avec plus de force les mouvements du pugilat : *in digitos arrectus uterque Constitit : Æneid. Lib. V. vers* 426 : sur lequel La Cerda prouve, par diverses autorités, que cette position avoit lieu fréquemment dans le pugilat.

E

X X I I I.

Après ce que j'ai dit sur le mechanisme de la station , je regarde comme superflu d'exposer en détail tout ce qu'on trouve dans Winslow, Albinus, Haller , et d'autres ; sur les fonctions des divers muscles , extenseurs , fléchisseurs , adducteurs , et abducteurs , dont les efforts doivent se combiner dans différentes articulations pour produire et assurer la station.

Il est aisé de voir combien doit être puissante l'action de ces muscles pour tenir le corps redressé , si l'on considère que les voûtes des piés , sur lesquelles le corps porte dans la station , ne sont appuyées sur le sol que par des surfaces peu étendues ; et que le corps est ébranlé sur ces appuis par les moindres vacillations des parties de la charpente osseuse (dont il a été parlé ci-dessus).

J'observe ici une chose qui me paroît digne d'attention , et que je ne crois pas qu'on ait encore remarquée.

Si l'homme ou le quadrupède jouit d'une santé vigoureuse ; pendant qu'il se soutient debout sur le sol , il ne tient point d'ordinaire dans un état d'extension parfaite , les articulations des extremités qui portent son corps ; mais communément il retient ces articulations dans un état de flexion foible.

La raison me paroît en être , que pendant que l'extension d'une de ces articulations demeure complète , ses muscles extenseurs , portés à leur longueur naturelle , deviennent de simples cordes , et ne sont plus susceptibles d'aucun effort, (hors d'une affection convulsive d'un genre particulier); qu'autant que les vacillations de la charpente osseuse du corps les y sollicitent par intervalles , en les étendant de nouveau. L'homme ou l'animal, tant qu'il est vigoureux , prévient ces agitations par secousses qui seroient assiduement répétées ; en donnant aux mêmes articulations un degré de flexion foible ; qu'il peut entretenir par une contraction déterminée , énergique , et constante de leurs muscles extenseurs.

La contraction de ces muscles dans les articulations supérieures des jambes surmonte la résistance de l'action tonique des fléchisseurs leurs antogonistes ; et en même temps elle soulève une partie du poids du corps qu'elle tient ainsi suspendu ; et diminue d'autant la charge de ce poids sur les articulations inférieures. Ainsi quoique ce poids soit toujours supporté en entier par les muscles du corps , sa charge se trouve partagée entre un plus grand nombre d'articulations.

(35)

Mais quand l'homme ou l'animal est considérablement affoibli , il étend
ces articulations le plus possible , ce qui donne à leurs muscles extenseurs
des moments de repos absolu. Dans ces moments , aucun effort réciproque
de contraction de ces muscles ne diminue la charge du poids de son corps
sur ses appuis au sol. C'est la véritable raison pour laquelle l'homme ,
lorsqu'il devient plus foible qu'à l'ordinaire , se sent plus pesant. Le poids
de son corps étant porté en entier sur les articulations inférieures des
jambes , les extenseurs de ces articulations doivent faire alors des efforts
d'autant plus grands dans la progression. C'est par une raison semblable
que le bœuf étant fatigué imprime plus profondément ses pas (1).

X X I V.

M. Daubenton dit (2) que la force qui nous soutient debout , et en
marchant , réside *principalement* dans les muscles jumeaux et soléaire.
Sans doute ces muscles doivent agir pour tenir le corps de l'homme dans
une situation redressée. Mais il faut reconnoître aussi comme *principale*
pour produire cet effet , l'action des muscles fessiers , qui ont une force
extraordinaire dans l'homme.

M. Daubenton dit (3) que dans le Gibbon , et même dans le Jocko
(singes qu'on sait être les mieux conformés de tous pour marcher debout),
les muscles jumeaux et soléaire ne sont pas assez gros ou assez forts pour
tenir les extrémités inférieures redressées ; et que *par cette raison* ces singes
n'ont jamais autant de facilité que l'homme à se tenir debout.

Ces singes et d'autres marchent très-bien en se soutenant sur leurs extrémités postérieures , dont les articulations sont cependant alors plus ou
moins pliées ; au lieu d'être souvent redressées , comme le sont les jambes
dans le marcher de l'homme. On ne rend point raison de cette différence ,
par la seule considération de la foiblesse relative des jumeaux et du
soléaire dans le singe : puisque cette foiblesse ne peut empêcher l'extension
complète de l'articulation du genou par l'action des muscles qui étendent
la jambe sur la cuisse.

M. Vicq d'Azyr a fait un pas de plus. Il a observé (4) dans le Mandrill,

---

(1) *Bos lassus fortius figit pedem :* Proverbe sur lequel on peut voir Erasme.
(2) *Encyclop. Méthod. Dictionnaire des Animaux , Introd. Hist. Nat. de l'Homme , p. xix.*
(3) *L. cit. p. xx.*
(4) *Système Anat. des Animaux , pag. 51.*

E 2

et dans d'autres singes , que les muscles qui fléchissent la jambe sur la cuisse , s'insèrent à la jambe plus bas que dans l'homme ; de sorte , dit-il , que leurs tendons forment autant de *cordes* qui s'opposent à ce que la jambe s'étende parfaitement sur la cuisse (1).

Il a remarqué aussi , après Perrault , que dans les singes , l'étroitesse des os des îles et des muscles fessiers fait que le bassin ne peut être étendu ou porté en arrière sur les femurs , aussi parfaitement que dans l'homme.

M. Vicq d'Azyr dit qu'il résulte de cette structure , que les singes en général marchent à demi accroupis , et qu'ils ne sont jamais dans une vraie et parfaite station : ce qui est certain , si on ne regarde avec lui comme vraie station , que celle où les articulations de la hanche et du genou sont parfaitement redressées , et dans laquelle le talon et le reste du pié sont en même temps appuyés sur la terre.

Mais M. Vicq d'Azyr conclut mal (2) de ces difficultés , qu'il a indiquées dans l'extension des articulations des extremités inférieures ou postérieures des singes ; que la force et la fermeté respectives des parties jointes par ces articulations ne sont pas suffisantes pour que l'équilibre soit durable ; et que les singes ne peuvent rester *long-temps* sur leurs extremités posté-rieures sans *chanceler* (3). Si M. Vicq d'Azyr a seulement voulu dire , que

---

(1) Il est sensible que la résistance de ces *cordes* à l'extension du genou est plus grande , que si les tendons de ces muscles [*supposés d'une même longueur*] s'inseroient près de cette articulation , comme dans l'homme : et c'est ce qu'a voulu indiquer M. Vicq d'Azyr.

C'est par une raison analogue que dans la station ou le marcher des singes , le talon est naturellement relevé audessus de la terre. Car s'il y étoit appuyé [par l'extension du genou] de manière que la plante du pié fût entièrement appliquée sur la terre ; les jumeaux et le so-léaire sont trop courts pour permettre que l'articulation de la jambe avec le pié eût une ouver-ture telle que dans l'homme qui se tient debout , ou convenable pour un redressement suffisant du corps.

C'est par de semblables proportions exactes , et assez rigoureuses , de la longueur des muscles extenseurs ou fléchisseurs à la longueur des os articulés sur lesquels ils jouent ; que la Nature limite dans les divers quadrupèdes , les degrés de flexion ou d'extension dont chaque articulation de leurs extremités doit être susceptible : le sens de chaque flexion étant déterminé par la résistance opposée des saillies des os articulés , ou bien d'os sesamoïdes comme de la rotule.

(2) *Livre cité* , p. 258.

(3) Cette assertion est toujours inexacte dans sa généralité , puisqu'il est plusieurs espèces de singes , qui marchent sur leurs piés de derrière ; ce qu'ils ne peuvent faire sans se soutenir sur ces piés fermement et long-temps.

les singes ne peuvent s'arrêter dans leur marche sur les piés de derrière sans *chanceler* ; la cause n'en est pas dans la foiblesse relative des parties jointes par les articulations de leurs extremités postérieures, mais en ce que ces singes cessent de se soutenir sur ces articulations pliées, et qu'ils veulent s'appuyer sur la terre avec leurs talons.

M. Daubenton a vu que lorsqu'un Gibbon vouloit s'arrêter dans sa marche, et rester debout ; tout son corps *chanceloit* sur les talons, le bout des piés ne portoit pas sur la terre, et il ne pouvoit soutenir que peu de temps cette attitude contrainte. Il a étendu la même observation aux autres singes (qui peuvent marcher appuyés sur leurs piés de derrière) (1).

Lorsqu'un de ces singes, durant la station en repos, veut s'appuyer sur le talon, qu'il a naturellement relevé au dessus du sol ; il fait d'abord, en tenant le bout du pié fixe, une contraction aussi forte que possible, des extenseurs de l'articulation du genou, dont le redressement fait descendre l'articulation du talon. Cette dépression forcée du talon entraîne ensuite celle du metatarse ; ce qui affoiblit la flexion en dessous des articulations du metatarse avec les orteils (qui étoit déterminée par la station propre au singe); et fait que le bout du pié s'élève facilement sur l'appui du talon par un mouvement de bascule. Ainsi les talons deviennent alors l'unique base de sustentation de ce singe ; et il doit chanceler sur une base aussi étroite.

Les singes s'appuyent sur leurs piés de derrière, soit lorsqu'ils marchent, soit lorsqu'ils se tiennent accroupis sur leur dos ; pendant que la partie supérieure et la plus massive de leur corps n'est point soutenue sur leurs mains. J'observe que leur talon étant toujours plus ou moins relevé dans ces positions, leur base de sustentation sur le reste du pié se trouveroit trop raccourcie, si la longueur relative de leurs orteils ne donnoit à cette base une grande étendue ; qui peut même être augmentée par l'écartement ou l'abduction du pouce du pié et du petit orteil.

Battel dit que le Pongo marche toujours debout. M. de la Brosse dit aussi que ce grand Orang-Outang marche sur ses deux piés, et sur les quatre quand il en a la fantaisie. Le petit Orang-Outang ou le Jocko marche le plus ordinairement sur ses deux piés de derrière, ayant les genoux un peu pliés : et celui que M. de Buffon a vû, marchoit toujours ainsi.

Le Pithèque marche le plus souvent sur ses deux piés, ainsi que le Mandrill, etc.

(1) *Liv. cité, p. xx. et p. xxiii.*

X X V.

Boerhaave a dit trop généralement (1) qu'un homme ne peut élever une masse plus pesante que son corps. Le contraire est prouvé par l'exemple des portefaix qui transportent des charges énormes , mais en marchant à très-petits pas , et même en s'appuyant sur un bâton. Ainsi il faut modifier l'assertion de Boerhaave , en observant qu'un homme peut élever un corps plus pesant que lui ; pourvû que la ligne de direction du centre de gravité de ce corps et de. l'homme , tombe toujours sur la base de sustentation de cet homme (2).

On doit faire une semblable observation sur les masses plus pesantes que leur corps , que les autres animaux peuvent soulever. Si la fourmi tire et meut des fardeaux beaucoup plus pesants qu'elle (3) , ce n'est point parce qu'elle a proportionnellement de plus grandes forces qu'aucun autre animal (comme Pline l'a cru). C'est sans doute parce qu'elle n'est pas simplement appuyée sur la terre , lorsqu'elle fait un tel effort ; mais qu'elle s'y cramponne. au moyen des pinces ou onglets dont la dernière paire de ses six jambes est armée.

On s'accorde à reconnoître avec Borelli (4) , qu'aucun effort des muscles ne peut empêcher la chûte du corps humain , toutes les fois que la ligne de direction de son centre de gravité tombe hors des plantes des piés , ou du quadrilatère qu'elles embrassent.

---

(1) *Prælect. in propr. Instit. Rei Med. n.* 412. *voce* trochleis.

(2) J'observe à cette occasion que lorsqu'un homme fait effort avec les bras pour soulever un corps aussi pesant , ou plus pesant que lui-même ; il faut qu'il tienne la colomne vertebrale fortement redressée , et qu'il roidisse même les vertèbres du cou avec beaucoup d'effort ; afin de donner plus de fixité aux origines du deltoïde et des autres muscles qui doivent faire mouvoir le bras , et assujettir l'épaule.

Telle est la cause du renforcement du cou qui a lieu dans les efforts violents pour soulever de terre un grand fardeau. Ce renforcement étoit exprimé dans les tableaux , ou les grouppes qui représentoient le combat d'Hercule et d'Antée ; et sur lesquels on peut voir Spence [*Polymetis , pag.* 122]. C'est ce qu'indiquent Martial [*Epigr.* 48. *L. xiv.*] et Juvenal quand il dit *Cervicibus æquat Herculis Antæum procul à tellure tenentis* [*Satyr. III. v.* 88 - 9].

(3) Ainsi que l'ont remarqué plusieurs Auteurs cités par Bochart [*Hieroz. P. II. col.* 601] et recemment M. de Bomare.

(4) *De Motu Animal. P. I. Prop. CXL.*

Wallis a cru (1) que lors même que la ligne de direction du centre de gravité tombe un peu au delà de cet espace que les piés renferment ; le corps peut être soutenu et relevé par l'effort des muscles des vertèbres , s'ils sont extremement vigoureux. Mais il pàroît évident que Wallis a été dans l'erreur sur ce point.

Quelles que soient l'énergie et la manière d'agir des muscles qui se contractent sur les diverses articulations du corps, leur jeu ne peut empêcher la chute du corps, lorsque la ligne de propension de son centre de gravité ne porte plus sur la base de sustentation.

En effet le poids du corps qui tombe alors au-delà de cette base , ne peut plus fixer sur cette base les extremités inferieures. Ainsi les extenseurs des vertèbres, ou de toutes les autres parties superieures du corps, loin de retirer ces parties vers les parties inferieures du corps qui ne sont plus fixées ; ne peuvent qu'attirer celles-ci vers la masse qui tombe , et qui est moins mobile par ces extenseurs, comme ayant un plus grand poids.

Ce qui a sans doute induit Wallis en erreur ; c'est qu'on sent que les muscles des vertèbres redressent fortement le tronc dans un faux pas , lorsque la ligne du centre de gravité du corps est très-près de sortir , mais ne sort point en effet , hors de l'espace renfermé entre les piés.

X X V I.

Je crois devoir placer ici diverses remarques que j'ai faites sur les usages de la queue dans des quadrupèdes de différents genres , pour assurer leur station.

1.° On a observé qu'un instinct de frayeur dans des quadrupèdes feroces qui prennent la fuite , fait qu'ils abaissent la queue, et la replient entre les jambes. C'est ce qu'on a vû dans le lion même suivant Aristote (2) : et ce qui est très-connu par rapport au loup (3). On a dit que cette inflexion de la queue est utile à ces quadrupèdes pour les faire fuir plus rapidement. Mais cela ne parait être vrai , qu'autant qu'elle en prévient les agitations

---

(1) *Operum Mathematicor. Tom. I. pag.* 1061.

(2) *Hist. Animal. Lib. IX. cap.* 44.

(3) *Occiso pastore lupus , magnove juvenco Conscius audacis facti , caudamque remulcens , Subjecit pavitantem utero , sylvasque petivit* : Virgile , *Æneid. Lib. XI. V.* 811 - 3. Voyez Scaliger , *Poët. L. V. cap.* 3.

incertaines , que l'effroi pourroit causer , et qui retarderoient leur course. Car ces animaux ne retirent point ainsi la queue , lorsqu'ils courent encore plus vite sans avoir été effrayés.

Il faut donc reconnoître que ce mouvement automatique utile leur est imprimé par la terreur ; dont l'effet le plus général sur les animaux , est de faire qu'ils se ramassent autant qu'ils le peuvent , par un motif d'instinct qui tend à échapper au danger en donnant moins de prise : et cependant cet effet est souvent pernicieux dans les animaux foibles , en interceptant les mouvements qui pourroient les soustraire à la loi du plus fort (1).

Cependant le chien peut aussi serrer sa queue entre ses cuisses , pour se rendre plus fort , lorsqu'il se met en état de se défendre ou d'attaquer. C'est ce que Ravelly a observé dans le chien enragé , lorsqu'il veut mordre (2). La queue étant alors contractée fortement par les muscles qui la replient en dessous et la ramassent , la tension des extenseurs de la queue redresse les apophyses des vertèbres lombaires , qui donnent des attaches d'autant plus fixes aux muscles sacrolombaire et long dorsal.

2°. Le chien qui veut flatter l'homme qu'il craint , s'abaisse, se rapetisse, et agite sa queue. Il tient alors très-fortement pliées ses quatre pattes , sur lesquelles il se soutiendroit difficilement , si en même temps il ne donnoit à sa queue un mouvement de balancier.

3°. Dans les quadrupèdes dont le tronc est fort prolongé , comme sont les chats, les belettes, et autres ; la longueur du col , et celle de la queue sont utiles pour résister à ce que les extremités ne soient entraînées les unes vers les autres , en étant déprimées par le tronc qu'elles supportent.

J'ajoute qu'en général dans les quadrupèdes , dont le col est court par rapport à la longueur du tronc ; plus le train de derrière est chargé , plus

---

(1) On peut ajouter que le saisissement général que la terreur produit dans ces animaux , affecte singulièrement les parties voisines de l'origine de leur queue.

Les Grecs ont rapporté à cette affection particulière , la cause pour laquelle ces animaux frappés de crainte meuvent leur queue en dessous. Ils ont aussi observé que la crainte porte de même une impression spéciale sur les parties correspondantes dans l'homme : où elle fait que la verge se retire , que des vents sont chassés du fondement (ce qu'a noté Lucien), et qu'il survient une sueur locale au perinée. C'est de ce dernier accident qu'Eustathe a tiré l'étymologie du mot *ιππουδιν* (être effrayé, et fuir) ; dans ses *Comment. sur Homère* , p. 906. (d'après Herennius Philon) , et p. 1871.

(2) *Tr. de la Rage* , p. 81-2.

la queue est forte et puissante. C'est ce que l'on peut observer dans la gerboise, le sarigue, etc.

4°. La queue sert à assurer la station des quadrupèdes, lorsqu'ils se dressent sur leurs jambes de derrière (1) : en ce qu'elle forme alors un levier qui s'éloigne plus ou moins du corps en faisant saillie postérieurement.

C'est à l'aide de ce long levier que l'arrière du corps est mis en équilibre avec l'avant, par rapport aux centres de mouvement sur les extrémités inférieures. Cet effet est sur-tout remarquable dans les écureuils. Dans l'écureuil palmiste, ou qui vit sur les palmiers, la queue est relevée verticalement, la position du tronc de cet écureuil étant ordinairement redressée. Mais dans les autres espèces d'écureuils, leur grande queue est tantôt recourbée en arrière, et tantôt renversée sur le corps ; suivant que le centre de gravité du corps est jetté trop en avant, ou trop en arrière, dans les diverses positions de l'animal.

5°. Dans les quadrupèdes du genre des rats, dont la tête est fort rapprochée du tronc, ou le col court ; dont le corps est renflé, et soutenu sur des extrémités qui sont toujours très-fortement pliées ; ce corps seroit facilement jetté de côté dans la station, et sur-tout dans les mouvements progressifs ; si une longue queue, rampante, et plus ou moins appuyée dans sa longueur sur le sol suivant la direction de l'animal, n'opposoit constamment une grande résistance aux déviations latérales du corps.

6°. Il est un genre de lézard que Gesner et Jonston ont décrit sous le nom de *Caudiverbera* (le *fouette-queue*), auquel on peut rapporter diverses espèces de lézards Africains, le *Dab*, le *Booka - Shash*, et le *Warral*. Shaw dit que chaque fois que le Booka-Shash s'arrête, il bat de la queue ; et que le Warral fait de même en courant sur la terre. Il me paroît que ces lézards, en frappant ainsi fortement la terre de leur queue, arrêtent ou modèrent les impulsions latérales trop fortes qui accompagnent leur progression rapide ; et qui pourroient facilement renverser leur tronc fort allongé, et porté sur des jambes foibles.

Le Caméléon est exposé dans sa marche à des vacillations encore plus fortes, parce que ses os innominés n'ont point de connexion solide avec l'os sacrum : et il résiste à l'affaissement de son tronc sur le train de

---

(1) V. le Squelete du Renard dans *l'Anatom. Animal. de Blasius*, *Tab. XXXIII*, *fig. XI.*

F.

derrière , en tenant ordinairement sa queue dans une direction parallèle à la surface des lieux sur lesquels il s'avance.

7°. La queue est fort considérable dans les quadrupèdes dont les jambes postérieures leur impriment de grands mouvements de projection laterale ; comme lorsqu'elles sont beaucoup plus longues que les jambes de devant. Tels sont l'écureuil , les singes à queue ; le mococo , qui étant toujours en mouvement , a une grande queue qu'il ne cesse de remuer , etc. Ces mouvements de projection portent souvent le corps fort en avant sur un des côtés ; et la sustentation , qui devient alors très-difficile , doit être aidée par la queue , qui se prolonge en sens contraire.

8°. En général la queue d'un quadrupède étant dirigée et mûe vers l'un des côtés du corps , résiste à l'effort du tronc , lorsqu'il est poussé vers le côté opposé par les vacillations qui accompagnent la station , et sur-tout les mouvements progressifs de ce quadrupède (1). Ainsi le jeu alternatif de la queue ajoute beaucoup à la vîtesse de ces mouvements progressifs , en modérant la force de ces balancements du corps jetté successivement vers l'un et l'autre côté (2).

Dans chaque mouvement simple et rapide des quadrupèdes à longue queue , il est une direction générale de la queue qui est la plus convenable

---

(1) L'utilité de la queue pour modérer les mouvements latéraux du corps , est rendue encore plus sensible , si l'on considère que les mouvements progressifs sont très-obliques dans le crabe par le défaut de la queue , et non dans l'écrévisse qui a une longue queue. (Voyez Bradley , *A Philosophical Account of the Works of Nature* , p. 55.)

(2) Johnson a dit dans ses Notes sur Shakespeare (*Merry Wives of Windsor Act. II. Scen. I.* sur les mots *curtail-dog*) : que la queue est estimée nécessaire pour l'agilité d'un chien de chasse (*greyhound*); et qu'une manière de dégrader (*disqualifying*) un chien , suivant les loix forestières , est de lui couper la queue (*curtail*).

La queue du chien de chasse , si elle étoit trop longue , lui seroit sans doute à charge lorsqu'il court : et cependant , si elle est relativement plutôt longue que courte , elle lui donne beaucoup d'avantages pour la course ; suivant qu'il y élève plus ou moins les jambes de devant , qu'il y fait des détours plus grands ou plus soudains , etc.

Gratius prétend qu'un chien de chasse doit avoir la queue courte. Mais Oppien est mieux fondé (quoiqu'en dise son Commentateur Rittershusius) à soutenir (*De Venat. Lib. I. v.* 410.) qu'il doit avoir la queue longue , et en même temps *nerveuse et flexible* (je crois que cette signification est comprise dans le mot στριφνή , qu'on a mal rendu par *gracilis*). Lorsque la queue , quoique longue , peut être facilement et fortement repliée ; l'animal peut à volonté l'étendre ou la raccourcir , en même temps qu'il la dirige ainsi qu'il convient aux divers mouvements de sa course.

pour ce mouvement. Ainsi, par exemple, lorsqu'un de ces quadrupèdes court ou galope en se donnant à chaque pas une impulsion qui élève à la fois les deux jambes de devant ; sa queue est disposée avantageusement , si elle l'est horizontalement suivant la direction de sa course. Cependant comme à proportion de ce que cette élévation est plus considérable , l'effort de prolonger le levier que donne la queue est moins nécessaire ; l'animal peut graduer la longueur de sa queue par les flexions qu'il lui donne , sans changer sa direction principale.

Ces quadrupèdes exécutent fréquemment des mouvements alternatifs des jambes d'un même côté , dans des pas composés et rapides , où les impulsions latérales du corps sont encore souvent renforcées par des détours plus ou moins grands et soudains. Alors (comme on peut l'observer dans le jeu de la queue des chats) ces différentes parties de leur queue ont des courbures , non-seulement diverses , mais situées en divers plans : et d'après ce qui précède , il est aisé de voir combien ces inflexions si variées doivent être avantageuses.

X V I I.

Je finirai cette Première Section en faisant diverses observations sur la station des oiseaux ; considérée soit dans l'état de repos de ces bipèdes , soit dans leurs mouvements progressifs sur la terre.

Le corps des oiseaux ayant sa moitié supérieure beaucoup plus massive que l'inférieure , a une situation inclinée à l'horizon. Il est d'autant mieux soutenu en équilibre dans la station et le marcher ; que dans chaque extrémité inférieure , le femur qui est articulé avec l'os du croupion , se porte vers le milieu du corps , au dessous duquel il s'articule avec le tibia (1).

Cette position fait que les piés de l'oiseau sont naturellement portés plus en avant ; et par conséquent que la ligne de direction du centre de gravité de leur corps tombe plus facilement sur la base de sustentation que donnent les piés.

D'autres moyens qui facilitent et assurent la station des oiseaux, sont 1°. la position de leurs ailes qui sont toujours jettées derrière la colomne

---

(1) C'est ce qu'Aristote paroit avoir bien connu , quoiqu'il l'ait mal indiqué (*De Part. Animal. Lib. IV. cap.* 12. *et Lib. de Animal. incessu, cap.* 11.) ; et ce que n'ont pas vû ceux qui n'ont considéré que la position de l'articulation du femur plus ou moins en arrière du centre de gravité du corps.

vertèbrale ; (et il est à remarquer que lorsqu'elles sont fort grandes , à proportion de ce qu'elles se portent en avant , elles rendent le marcher difficile).

2°. La structure de leurs pattes , qui ont au bout de leurs os longs des doigts très-divergents ; et qui en ont un placé postérieurement , de manière à étendre le support de l'oiseau , et à former un calcaneum très-avantageux.

Dans quelques espèces d'oiseaux, la structure des piés est singulièrement avantageuse pour la station. Ainsi on a remarqué que les alouettes , ayant l'éperon ou l'ongle de derrière très-long , ont par cette raison beaucoup plus de facilité pour courir dans les terres labourées. Les piés de l'autruche ont l'écartement le plus favorable pour sa station , d'autant qu'ils sont divergents par leurs parties antérieures , et rapprochés par les postérieures (1).

3.° L'action de la queue des oiseaux plus ou moins prolongée , leur sert de balancier , et assure ainsi leur station.

L'oiseau dit *lavandière* (2) marche ou court à pas lents ou pressés , mais toujours faciles , pendant qu'il remue continuellement sa queue du haut en bas. La descente alternative de ce balancier , continuellement repetée , redresse à chaque instant le corps prêt à s'abattre en avant sur ses appuis : et l'habitude de son jeu donne à tous les mouvements du corps une précision singulière. Mais ce balancier même ne suffit pas pour fixer l'oiseau dit *traquet* (*rubetra*) , qui ne cesse d'agiter et ses ailes et sa queue , pendant les temps toujours courts où il demeure posé.

Il est aisé de voir que ces moyens ne suffisent pas pour rendre la station des oiseaux assés ferme , dès qu'ils veulent faire quelque effort dans cette position. Ainsi des coqs en amour , ou en guerre , abaissent fortement leurs ailes sur leurs cotés ; pour se cramponner (3) , dit-on , mais plutôt pour enrayer leurs vacillations laterales.

Les oiseaux de proie lorsqu'ils déchirent leur proie placée à terre , la battent fréquemment de leurs ailes (4) , ou la frappent souvent de leur bec

---

(1) Cette disposition des piés de l'autruche a été remarquee par les Arabes , qui l'ont désignée par les noms de *affajon* ou *arvao*. (Voyez le *Lexicon Arabicum* de Golius, *col.* 1061 , où cependant il y a faute quant au premier de ces noms).

(2) Hausse-queue , *motacilla* , *fritilla* , σκλιπιγια (V. Saumaise , *Exerc. ad Solin. p.m.* 50.).

(3) Cette observation a été faite par M. Vauvilliers dans son *Essai sur Pindare* , p. 214. On peut y rapporter ce que dit Sénèque du Sphinx, dans son *Œdipe* , v. 95 et 96.

(4) C'est ce qu'Homère a peint d'une manière admirable (*Il. L. XI. v.* 454.) , comme Pope l'a observé. Lucien a fait la même remarque sur les corbeaux qui déchirent un cadavre (*Dial. Mort. p.* 127. *Ed. Bourdelot.*).

et de leurs ongles (comme Aristote l'a observé sur les éperviers). Ils corrigent ainsi les vacillations fortes et repetées que leur impriment leurs efforts pour déchirer, durant leur station qui ne peut être alors qu'imparfaitement appuyée.

Le chant du coq, sur-tout lorsqu'il est très-fort, et prolongé pendant quelques secondes, est accompagné de battements de ses ailes sur ses côtés. Les Anciens avoient remarqué (1) que ces battements étoient liés avec ce chant : mais personne n'en a indiqué la raison. Elle consiste en ce que le chant du coq est d'une force qui ébranle tout son corps ; et que ces ébranlements profonds pourroient le renverser, s'il n'assuroit sa station en frappant fréquemment ses côtés avec ses ailes.

Il emploie encore un autre moyen pour résister à ces ébranlements, c'est l'effort qu'il fait pour s'élever sur ses piés lorsqu'il chante (2).

X X V I I I.

Un phenomène remarquable de la station des oiseaux, c'est qu'ils peuvent se soutenir fermement et même dormir appuyés sur des branches d'arbre qu'ils embrassent avec les doigts ; de sorte qu'ils ne peuvent en être renversés alors par des coups de vent, et qu'ils y restent même quelquefois accrochés après la mort. Borelli a voulu donner une explication méchanique de ce fait singulier (3). Cette explication a été répétée par Monro : mais elle a été bien refutée par M. Vicq d'Azyr (4). Cependant personne n'a donné d'autre explication de ce fait, qu'on a rapporté vaguement à l'irritabilité des muscles.

---

(1) Lucrèce y fait allusion quand il dit [*De Rer. Natura L. V.*] que le coq, *noctem explaudentibus alis Auroram clara consuetum voce vocare* [suivant la correction de Lambin, qu'il faut voir sur ce passage]. Pline dit que le coq annonce son chant *plausu laterum*. Hesychius a eu en vue le chant du coq, quand il a interpreté le mot γλαζει par ceux-ci πτερυσσεται, κεκραγε.

On peut aussi considérer que ces agitations des ailes du coq servent, en dilatant plus ou moins ses vaisseaux aëriens, à rendre son chant plus retentissant et plus varié [ce qui est analogue à ce qu'on a observé dans le chant de l'oiseau dit *Moqueur*]. Réciproquement, il me paroit chanter pour dilater sa poitrine, lorsqu'il s'éveille dans la nuit, et au point du jour [ce qui est analogue aux pandiculations qui ont lieu dans le reveil de l'homme et de divers animaux.]

(2) Cette élévation a été remarquée par Casaubon, *Animadvers. in Athenæum*, col. 646.

(3) *De Motu Animal.* P. I. Pr: 149. 150.

(4) *Dans les Mém. de l'Ac. des Sc.* 1774.

Je crois que la vraie raison de ce phenomène est ; que dans les oiseaux, les muscles fléchisseurs des pattes et des doigts ont, par nature, et par habitude, des forces toniques très-supérieures à celles des muscles extenseurs qui sont leurs antagonistes. Cette supériorité de forces toniques dans les fléchisseurs subsiste pendant le sommeil, et y est encore plus marquée : de même qu'on l'observe chez des hommes qui dorment d'un sommeil paisible, et qui tiennent les doigts pliés d'autant plus fortement que ce sommeil est plus profond. La cause de la mort qui surprend ces oiseaux dans cet état de distribution inégale des forces toniques, peut produire quelquefois dans les fléchisseurs des pattes, un état convulsif ; qui fait que ces oiseaux, même après la mort, tiennent encore à ces branches avec leurs pattes.

On sait d'ailleurs que les oiseaux, en dormant, tiennent leur tête placée sous une de leurs ailes : ce qui est visiblement utile pour que leur centre de gravité étant tenu en arrière, sa ligne de propension tombe sur l'intervalle des piés qui supportent le corps.

X X I X.

La station, même en repos, est particuliérement difficile dans certaines espèces d'oiseaux, comme sont les corbeaux et les pigeons ; chez qui le poids de la masse du corps est projetté fort en avant. Dans ces oiseaux, l'effort des muscles qui doivent tenir le tronc redressé sur les jambes dans la station, ne peut être continué que peu de temps sans s'affoiblir : et dès-lors le centre de gravité du tronc agit sur le centre de mouvement, ou d'équilibre, par un bras de levier qui est fort long. Ce levier est d'abord raccourci ; parce que la tête se rabat sur le tronc ; mais immédiatement après, la tête est relevée par l'action de ses muscles extenseurs.

Divers oiseaux, lorsqu'ils marchent, à chaque pas abaissent la tête et le col, et les étendent en avant. Ce prolongement de la tête et du col entraîne en avant le corps ; qui reste soutenu sur une jambe, pendant que l'autre jambe s'avance, se fixe, et se redresse pour le soutenir.

Mais après avoir mû leur tête et leur cou en avant pour préparer chaque pas, ces oiseaux les redressent aussitôt après, (et le coq relève aussi sa queue disposée en manière de faux) ; afin de garantir de chûte leur corps qui va se porter sur la jambe mise en avant. Ces secousses revenant alternativement, ramènent en haut et en arrière le centre de gravité du corps.

On observe de semblables secousses qui relèvent la tête, dans un homme qui court en portant un fardeau (1) : et elles empêchent que cette charge ne l'entraîne trop en avant, lors de ces affoiblissements momentanés que souffrent durant leur contraction les muscles extenseurs des vertèbres.

La projection du corps incliné en avant, qui précède chaque pas de certains oiseaux, est plus sensible lorsqu'ils rencontrent un endroit où il faut monter (2) ; d'autant que par ce moyen, la jambe qui se porte dans l'endroit plus élevé, lorsqu'elle vient à se redresser sur le sol, travaille moins pour supporter le corps, qu'elle ne feroit s'il étoit retenu et pesoit en arrière.

Il est des oiseaux dont le corps est si fort jetté en avant dans la station, qu'il s'abattroit s'il l'étoit encore davantage en portant sur une seule jambe ; comme il devroit faire dans le mouvement alternatif des jambes. Tels sont les moineaux, les merles, les pies, etc. Ces oiseaux doivent donc mouvoir les deux jambes à la fois ; ils sautent d'un saut bas et répété, et ne marchent pas.

Mais dans la progression du plus grand nombre des oiseaux, les jambes ont un mouvement alternatif. Elles se meuvent circulairement en avant, comme des échasses, dans ceux qui sont haut-montés (*grallæ*) ; tels que les grues, les cigognes, etc. (3).

Dans les oiseaux qui ont le corps gros et pesant, chaque pas est ac-

---

(1) C'est ce que les Arabes ont remarqué, et indiqué par le mot *Naala*.

(2) Monro l'avoit observée dans ce cas seulement. V. son *Essay on comparative Anatomy*. Athenée, Elien, et Phile avoient dû voir la même chose ; mais ils l'ont mal exposée [en parlant du coq].

(3) C'est à raison de ces mouvements que doivent exécuter leurs jambes faites comme des échasses, que les grues en marchant jettent leurs piés en avant ; et que leur course manque de grace, parce qu'elle se fait avec des espèces de tournoyemens. C'est ce que Pline a bien observé [*grues*, dit-il, *in incessu ante se pedes jaciunt : Hist. Nat. Lib. X. C.* 38 : et ailleurs, *Lib. X. C.* 23. *grues mansuefactæ gyros quosdam indecoro cursu peragunt*].

Ces oiseaux haut-montés courent souvent lorsqu'ils sont sur la terre, parce que la hauteur de leurs jambes leur rend la station trop pénible, lorsqu'ils demeurent en repos. C'est ainsi que les Pantomimes dits *Grallatores* ; qui pour imiter les Ægipans, étoient montés sur des échasses au pié fourchu ; étoient contraints de marcher en faisant de grands pas, parce qu'il leur étoit malaisé de rester en place [*propter difficultatem consistendi*. Voyés Festus].

C'est par une raison semblable que la cigale, qui a les piés de devant fort longs, les tient dans un mouvement continuel [Voyez le Scholiaste de Theocrite, *sur le v.* 18. *de la X.e Idylle*].

compagné d'une vacillation latérale du corps sur la jambe qui le soutient. On sait que cette vacillation est surtout manifeste dans le canard.

Lorsque l'oiseau fait des pas rapides, dans lesquels il n'arrête pas assez fortement son corps sur la jambe fixe ; ce corps souffre dans sa partie postérieure un ébranlement latéral très-sensible ; que cause l'impulsion faite contre les os du croupion, par le femur de la jambe qui s'élève avec vitesse. On peut observer cet ébranlement, par exemple, dans la poule ; lorsque son pas est vîte, sans même être précipité.

C'est à une semblable repulsion latérale de la partie postérieure du corps, qu'il paroît qu'on doit attribuer l'allure singulière du Casoar ; qui en marchant semble ruer du derrière, en même temps qu'il fait un demi-saut en avant ; sans que cette démarche bizarre l'empêche d'aller plus vîte que le meilleur coureur.

SECONDE

SECONDE SECTION.

DES MOUVEMENTS PROGRESSIFS DE L'HOMME.

Tous les mouvements progressifs de l'Homme, dans lesquels il ne perd pas terre, sont des espèces du marcher. Le saut est le seul mouvement progressif, où son corps se détache de la terre.

Ainsi les objets de cette Section sont la théorie du marcher de l'Homme, et celle du saut.

PREMIÈRE PARTIE.

Théorie du Marcher de l'Homme.

I.

L'Homme peut marcher de plusieurs manières différentes de celle qui lui est la plus naturelle.

Il peut mouvoir alternativement chacune des deux jambes, en élevant d'abord les parties de cette jambe, et en retirant la cuisse de bas en haut ; de manière que le genou se trouve porté en avant, et suspendu au dessus de l'endroit où il abaisse ensuite le pié. Il peut en même temps aider ce mouvement, en inclinant en avant le tronc du corps sur la jambe en repos.

Haller a crû (1) que le marcher ne consiste que dans ces mouvements. Mais quoiqu'ils puissent suffire pour opérer la progression , elle seroit alors beaucoup moins sûre et moins étendue que dans le marcher ordinaire (tel que je le décrirai plus bas).

L'homme peut aussi avancer en glissant, ou en labourant la terre avec les piés. Il peut encore marcher en élevant la jambe étendue , ou la transportant comme une échasse ; et rasant la terre par un mouvement latéral comme de compas.

---

(1) *Elem. Physiol. T. IV. p.* 567 - 8.

Cette dernière forme vicieuse du marcher a lieu dans l'espèce d'affection paralytique (que Galien a appellée *scelotyrbe*) où le malade ne peut marcher qu'en faisant des conversions violentes de tout le corps , de droite à gauche , et de gauche à droite ; conversions qui sont souvent accompagnées d'un état traînant et presque rampant des piés.

Tout marcher dans lequel le pié , ou n'est point élevé , ou l'est tout d'une pièce , est trop désavantageux pour être naturel. Car il doit rendre très-difficile le progrès du corps ; parce qu'à chaque pas , le corps ou se traîne sur la terre , ou bien est long-temps et péniblement vacillant sur un seul pié.

I I.

Dans le marcher ordinaire , si on suppose d'abord les piés également avancés ; la *jambe* (1) qui fait un pas , est détachée du sol , et portée en avant par les fléchisseurs de l'articulation de la hanche : cette articulation est ensuite étendue , et cette jambe est derechef fixée sur le sol. Cependant le centre de gravité du corps , qui au commencement du transport de cette jambe , étoit soutenu par l'autre jambe , est mû en avant ; de sorte que la ligne de direction de ce centre vient à tomber entre les piés.

Mais dans la position qui précède immédiatement le marcher , l'homme projette communément une jambe en avant de l'autre , et le plus souvent la jambe gauche.

Aristote (2) dit qu'en général tous les animaux qui ont des piés , dans la station projettent les jambes du côté gauche ; et il en conclut que leur mouvement de progression doit commencer par la droite.

Quoi qu'il en soit de cette assertion générale , un usage commun à presque tous les hommes (et qui par conséquent dépend d'une loi naturelle fort étendue) , fait qu'ils tiennent et meuvent principalement de la main droite leurs épées , lances , et autres armes offensives : ce qui les détermine à projetter en avant leur jambe gauche , autour de laquelle leur corps se mouvant fait agir ces armes avec d'autant plus de force.

Ainsi la jambe gauche est plus longtemps , et plus souvent exposée que la droite , dans les combats qui se font avec ces armes : et c'est la raison

---

(1) Je désignerai par ce nom toute l'extremité inférieure.

(2) *De Animal. inc. c.* 4.

(51)

pour laquelle les Anciens garantissoient ordinairement la jambe gauche par une armure défensive (*ocrea*) , que n'avoit point la jambe droite (1).

Si on suppose qu'immédiatement avant le marcher , les piés sont inégalement avancés ; la jambe qui doit être transportée , est postérieure , et inclinée d'arrière en avant par rapport au tronc du corps : son pié s'élève , et se meut en éloignant successivement ses parties du sol , depuis le talon jusqu'au bout des orteils , par une sorte de mouvement circulaire. Cette jambe qui arcboute ainsi par son pié contre la terre , est poussée en haut et en avant , et pousse de même le centre de gravité de tout le corps (2).

Le transport de ce centre est rendu d'autant plus facile , que le corps est en même temps un peu courbé en avant par la contraction des muscles abdominaux ; et par l'inclinaison volontaire de la tête et de l'épine du dos.

Le corps est ainsi poussé de manière qu'il tend à se porter au-delà de

---

(1) Les soldats Romains dits *Triarii* , qui formoient un corps de reserve , avoient toujours la jambe gauche étendue [Tite-Live *Hist. L. VIII. c.* 8.] pour être prêts à marcher en partant du pié droit.

Les Samnites avoient la jambe gauche seule couverte d'une *ocrea* [Tite-Live *Hist. L. IX. c.* 40.] ; comme eurent aussi les Gladiateurs , auxquels on donna les armes des Samnites [V. Juvenal *Sat. VI. V.* 155 – 6 : Bellori , Montfaucon , etc.]. On a aussi représenté Roland , l'un des Chevaliers de Charlemagne , avec une semblable *ocrea* sur la jambe gauche ; comme l'a remarqué Maffei.

Cependant la coutume de munir la jambe gauche plus que la droite dans les combats , n'étoit pas universelle chez les Anciens Peuples : et quelques-uns avoient même une pratique contraire [comme on peut voir dans les Commentaires de La Cerda sur Virgile , *in Æneïd. L. VII. v.* 689 – 90.]. Il est probable que ceux qui couvroient de préférence la jambe droite , portoient leurs armes , et surtout lançoient des javelots , de la main gauche. Peut-être cette différence tenoit-elle aussi à ce que l'armure défensive de la jambe [qui étoit métallique] ne servoit pas seulement à la couvrir , mais encore à la charger pour la rendre plus fixe. [Rapportez ici ce qu'a dit Vegèce , *De Re Militari* , *Lib. I. c.* 20.]

Dans les tems les plus reculés , au lieu de cette armure défensive , on employoit pour des fins semblables , la chaussure d'un pié , tandis que l'autre étoit nud : et il y avoit aussi de la diversité dans cet usage. Voyez ce qu'a dit Aristote , dans le Second Livre de sa Poëtique , en citant un passage du Meleagre d'Euripide , etc.

(2) Il semble que ce premier mouvement circulaire du pié ne se faisoit pas avec la même constance que dans l'état naturel , quoiqu'il se fît avec une force d'impulsion qui rendoit la progression assez rapide ; chez les hommes attaqués d'une maladie épidémique qu'a décrite Binninger , *Obs.* 70. *Cent. V.* [maladie qui fut causée par l'usage du pain préparé avec la farine des graines d'*ers* , *ervum Dioscoridis*]. Ces malades marchoient aussi vite qu'en santé ; mais ils ne pouvoient retenir suffisamment les piés étendus ; et après qu'ils s'étoient soutenus d'abord sur leurs orteils , ils retomboient ensuite sur les talons.

l'appui que lui donne la jambe fixée. Mais l'effet même de l'impulsion de l'autre jambe qui agit en s'étendant, finit par entraîner et détacher du sol celle-ci ; qui dès-lors se porte plus en avant que le corps, pour en empêcher la chûte (1).

Pour cette fin (pendant que l'épine du dos est redressée , et portée en arrière par ses extenseurs) la jambe qui a donné l'impulsion, aussitôt qu'elle est détachée du sol, se plie autant qu'il est nécessaire, sur son articulation avec la hanche : et dans le même tems l'articulation du genou y reste étendue, et celle du pié y est fléchie. Lorsque son pié touche la terre, il ne porte d'abord que du talon : mais il se fait ensuite autour du calcaneum, un mouvement circulaire de la partie antérieure de ce pié, dont la pointe s'appuye enfin sur le sol.

I I I.

Fabricius d'Aquapendente et Gassendi ont observé les deux mouvements circulaires en sens contraire, que le pié exécute sur sa pointe avant le transport de la jambe, et sur son talon après ce transport (2).

La voûte du cou-de-pié est sensiblement avantageuse pour rendre ces mouvements circulaires plus raccourcis ou plus prompts, que si le pié étoit applati dans toute sa longueur. D'ailleurs à raison de ce que le pié a un

---

(1) Cette chûte seroit d'ailleurs inévitable , si le pié de la jambe fixée étoit trop raccourci. Galien [*De Usu Partium L. XV. c.* 8.] parle de deux hommes qui avoient perdu les bouts de leurs piés [l'un par un effet de la peste , l'autre par la cruauté d'un brigand]. Galien dit que ces hommes pouvoient se tenir debout en s'appuyant sur leurs deux piés ; mais qu'ils ne pouvoient marcher sans l'appui d'un bâton, parce qu'ils eussent dû faire porter tout le poids de leur corps sur un seul pié mutilé.

(2) Deux défauts opposés peuvent nuire à la régularité de ces mouvemens circulaires ; et ces deux défauts ont été remarqués par les Anciens.

Les Romains appelloient *Attæ* ceux qui avoient l'un de ces défauts ; ceux qui en marchant restoient trop long tems portés sur les plantes des piés, et [puis tout-à-coup] sembloient pour avancer, ne faire que toucher la terre avec la pointe des piés. *Attæ appellantur*, dit Festus, *qui propter vitium crurum aut pedum , plantis insistunt, et attingunt magis terram , quam ambulant.* Tel me paroit être le sens de ce passage, où il n'est pas nécessaire d'insérer *non* avant *insistunt* ; comme le proposoit J. M. Gesner [*Not. in Horat. Epist. I. L. II. v.* 79.]

Un défaut opposé a lieu chez ceux qui dans le mouvement circulaire du pié, par lequel le pas finit, s'appuyent trop long tems ou trop fortement sur les talons ; et ceux-ci ont été dits par Hippocrate πτερνοβάται.

(53)

grand nombre d'articulations fléchies en sens divers, cette voûte donne à ces mouvements plus de facilité et de perfection (1).

Dans le marcher ordinaire ou le plus naturel, 1°. la jambe dont le pié s'élève, n'est pas seulement relevée vers le bassin ; mais elle lui donne une impulsion qui aide son transport en avant : desorte que ce transport n'est pas produit uniquement par l'action des fléchisseurs de la hanche et du talon de la jambe dont le pié est fixe. L'effort du mouvement progressif est ainsi partagé entre un plus grand nombre de muscles des deux jambes.

2°. La jambe dont le pié s'élève, pendant tout le temps qu'elle touche la terre et pousse le corps en avant, partage le soutien du corps avec l'autre jambe dont le pié est fixe ; desorte que cette dernière jambe a d'autant moins de temps à porter seule le poids de tout le corps.

Je dis que ce marcher est le plus naturel, parce qu'il est plus sûr que celui qui a été décrit par Haller et les autres Physiologistes, comme étant le marcher ordinaire (v. l'Art. I.) ; et qu'il est d'ailleurs beaucoup plus étendu, puisqu'il fait évidemment parcourir un plus grand espace dans un tems donné.

Je dis qu'il est plus sûr, parce qu'il est soutenu et gradué par une action plus puissante et plus continuée des muscles des jambes. En effet dans ce marcher, le tronc du corps est poussé en avant par l'action combinée et graduée des muscles moteurs des diverses articulations des jambes : au lieu que dans le marcher tel qu'il est décrit par Haller et par d'autres, le transport du corps se fait par le déplacement du bassin ; qui étant d'abord porté àplomb sur la jambe fixe, est ensuite plié sur cette jambe, et entraîné

----

(1) Les Grecs appelloient σπαπευς celui qui avoit les piés plats, et qui les trainoit en marchant.

On pourroit croire que ces deux choses ne sont liées qu'en apparence, d'autant qu'il doit sembler qu'on traine dans le marcher, des piés qui sont plats ; ces piés ne pouvant être élevés sur leurs pointes aussi promptement que les piés voutés en dessous.

Mais en effet l'homme qui a les piés plats, est porté à les trainer. Lorsque le pié qui est vouté par dessous s'élève en portant d'abord sur sa pointe, pendant toute la durée de son mouvement circulaire, les muscles releveurs du talon agissent par un long levier : au lieu que si le pié étant plat, doit pour s'élever sur sa pointe, se plier successivement dans les articulations du tarse et du metatarse ; le levier par lequel agissent les releveurs du talon, est beaucoup plus court pendant la plus grande partie de la durée de ce mouvement de rotation. Ainsi ce mouvement nécessaire dans le marcher naturel, est exécuté fort péniblement par ces muscles : et dès-lors l'homme aux piés plats peut être engagé à préférer un marcher désavantageux, mais moins difficile ; et à trainer ses piés sur la terre.

par la jambe soulevée lorsqu'elle s'arrête en avant. Ainsi le marcher le plus naturel s'exécute avec beaucoup plus d'énergie et de constance dans les forces musculaires des jambes qui donnent l'impulsion au tronc, et qui le soutiennent alternativement : et un moindre dégré de ces forces peut suffire pour exécuter l'autre, où il ne faut que soutenir le tronc.

Le marcher présente des différences remarquables dans l'enfance, et dans la vieillesse, comparées aux autres âges de l'homme.

Aristote (1) après avoir observé que les enfants n'ayant point de jeu dans les genoux, se traînent comme les hommes qui marchent sur leurs genoux, en fléchissant les articulations des hanches : dit que lorsqu'on redresse les enfants, ils ne peuvent avoir une marche continue et assurée ; et il en donne une raison prétendue geométrique, qui est vicieuse.

La vraie raison en est, que les jambes de l'enfant ayant peu de longueur par rapport à celle du tronc de son corps ; celui-ci dans le marcher foible et précipité de l'enfant, ne peut sans un danger continuel, être poussé en avant par la jambe qui commence à se mouvoir, sur l'autre jambe qui n'est pas entièrement fixée. Ce danger est que la ligne de propension du centre de gravité du tronc ne soit portée au-delà de la base de sustentation, par les impulsions soudaines des jambes, dont l'effort ne peut être soutenu ni gradué ; et d'autant plus que cette base est trop courte et trop changeante.

Les hommes âgés à raison de ce que leur tête et le tronc de leur corps se portent trop en avant, sont obligés en marchant de tenir les genoux plus fléchis qu'on ne fait dans la jeunesse. C'est ce qu'on n'explique point, en disant seulement (avec Camper) que par ce moyen ils soutiennent leur centre de gravité, qui nécessairement tombe plus en avant sur le dos du pié. Mais la raison en est, que les têtes des femurs sont portées plus en arrière dans cette flexion des genoux, qu'elles ne seroient dans leur extension ; ce qui rejette aussi plus en arrière le bassin, le tronc, et la ligne de propension du centre de gravité.

I V.

Ce méchanisme du marcher présente un objet de recherche essentiel : c'est d'expliquer comment la jambe postérieure, pendant qu'elle arcboute

----

(1) *De Animal. incessu, cap. 9.*

contre le terrein, est poussée en avant, et pousse de même le centre de gravité du corps.

La cause de ce mouvement en avant, qui est imprimé à la jambe et à tout le corps, n'est point dans la *réaction du terrein* contre lequel cette jambe arcboute. Cependant Borelli et avec lui tous les Auteurs qui l'ont suivi dans la description du marcher, l'ont expliqué par cette réaction ou répulsion imaginaire.

La pression du pié contre le sol n'a sans doute aucune analogie, même apparente, avec le choc d'un corps élastique contre un solide qui le repousse et le fait se réfléchir. Mais Borelli a dit (1) que lorsqu'en allongeant la jambe, on pousse le sol avec la pointe du pié ; le corps est mû en avant d'un mouvement réfléchi, et tel qu'est le mouvement d'une barque qui s'éloigne du rivage, lorsqu'elle est poussée par le moyen de *la perche du Batelier.*

L'opinion de Borelli a été généralement adoptée. Parent (2) a dit que le pié (de derrière) en se levant, par l'action de ses muscles extenseurs, donne un coup contre le sol ; et que *ce coup frappé élève* le centre de gravité de tout le corps, etc.

Hamberger (3) a dit que la *résistance* de la terre est la cause *prochaine et efficiente* du marcher, de la course, du saut, et de diverses autres actions que le corps humain exécute par le moyen de ses articulations. Il a pensé (4) que la *résistance* de la terre pousse par la jambe dont le pié s'étend, la partie du bassin à laquelle cette jambe est articulée, du côté de l'autre jambe dont le pié reste fixe.

V.

Il paroît que les Physiologistes qui ont cru pouvoir expliquer le marcher par la *percussion* du sol et sa *réaction*, ont été induits en erreur par l'explication semblable et vicieuse que tous les Auteurs de Méchanique ont donné du fait que Borelli a allegué comme analogue ; du mouvement qui

---

(1) *De Motu Animalium Part. Primæ Prop.* 156. 158. Uue image semblable s'étoit présentée à Euripide, lorsqu'il disoit d'un homme, marchant avec force, ἐρέσσων ποδα, *pedem movens instar remi.*

(2) *Ess. de Math. T.* 3. *p.* 369 – 70.

(3) *Physiologiæ Medicæ n.* 1312.

(4) *Ib. n.* 1327.

éloigne une barque du rivage, contre lequel le Batelier arcboute avec une perche.

M. Euler dit (1) que lorsqu'un navire est poussé en sens contraire par un homme, qui y étant renfermé, arcboute avec une perche contre un corps solide placé hors du navire ; la véritable force qui meut le navire, lui étant appliquée immédiatement, est dans l'action (méchanique) des piés de cet homme.

Or il ne considère cette poussée des piés, que comme la suite ou l'effet nécessaire de la *répulsion* que la perche exerce alors sur le corps du Batelier ; répulsion qu'il dit être dirigée en sens contraire de la *trusion* de la perche, et lui être égale, comme la réaction l'est à l'action. En décomposant cette force de répulsion, il détermine celle qui agit par les piés du Batelier pour pousser le navire horizontalement (2).

Mais il n'existe point ici de force de *répulsion* qui soit produite ou transmise par la perche (3). Sans doute la perche et le solide extérieur contre lequel elle est poussée, étant supposés ne point agir par une force d'élasticité ; leur dureté fait une résistance qui est égale à la force de *trusion* de la perche. Mais dans cet équilibre nécessaire d'action et de résistance, on ne peut trouver une force agissante qui meuve le navire.

La force qui meut le navire dans ce cas, et que je crois que ni M. Euler ni personne n'a reconnue ; est l'effort que le Batelier fait pour étendre son corps, qui est courbé entre deux points d'appui ; dont l'un, qui est fixe, est le solide extérieur contre lequel la perche est poussée ; et l'autre, qui est mobile, est le navire. Le Batelier étend alors fortement sa colomne vertebrale ; et l'effort de cette extension fait arcbouter les piés contre le navire.

Indépendamment de ce que les piés ont pour pousser le navire, cette action dépendante de l'extension de l'épine ; les jambes du Batelier font souvent un effort particulier contre le navire qui fuit, à raison de ce que les articulations des talons, et même celles des genoux s'étendent. Ce dernier effort, qui oppose aussi quelque résistance à l'extension de l'épine,

---

(1) *Scientia Navalis, Tom. II. n.* 574.

(2) *Lib. cit. n.* 559.

(3) D'après ce que dit M. Euler, on a tout lieu de croire qu'en attribuant le mouvement du navire à la *réaction* de la perche ; il a transformé en explication physique, une expression de mechanique qu'il employoit comme étant commode et exacte pour le calcul.

La même erreur est encore exprimée plus fortement dans les autres Auteurs de Mechanique.

la

la détermine à être plus forte et plus prolongée : et il donne d'ailleurs à l'impulsion totale contre le navire , une direction moins oblique et plus avantageuse.

V I.

Je vais exposer la véritable cause qui fait que dans le marcher en avant, les piés étant inégalement avancés , la jambe postérieure (qui doit être la première transportée) pendant que son pié arcboute contre le sol, reçoit et transmet une impulsion qui porte le corps en haut et en avant.

Cette cause est que les muscles extenseurs du talon, qui si le pié étoit tenu libre et en l'air, ouvriroient l'articulation du talon, en faisant mouvoir la pointe du pié en arrière autour de cette articulation ; deviennent de simples releveurs du talon, lorsque la pointe du pié arcboute contre le sol, et que la jambe est inclinée d'arrière en avant. Ils ne peuvent agir alors qu'en faisant tourner le talon autour du point d'appui que donne la pointe du pié ; de manière qu'ils élèvent le talon. En même temps la jambe postérieure, prise depuis le talon, étant inclinée d'arrière en avant, le talon qui s'élève pousse le tibia en avant : ce qui détermine l'impulsion du tronc du corps en haut et en avant (1).

Ce mouvement qui fait tourner le corps autour de l'appui de la jambe fixe, pourroit finir par le jetter à terre ; mais il ne peut jamais l'en détacher (comme le corps s'en détache dans le saut).

Dans le marcher en arrière, la jambe antérieure (qui doit être la première transportée) est tenue inclinée d'avant en arrière : et pendant que son pié arcboute contre le sol, les extenseurs du talon ne peuvent en ouvrir l'articulation, qu'en le faisant tourner et l'élevant autour de la pointe du pié. En même tems la jambe antérieure, prise depuis le talon, étant inclinée d'avant en arrière, le talon qui s'élève pousse le tibia en arrière : ce qui entraîne l'impulsion du tronc du corps en haut et en arrière.

---

(1) Ce mouvement qui relève le talon est plus fortement exprimé dans un marcher vigoureux : ce qui a été parfaitement bien rendu dans des vers des Argonautiques attribués à Orphée (*V.* 254 – 5.) : vers que je traduis plus littéralement que n'a fait Gesner — *Imprimite vestigia terræ , Tarsos pedis extremum ultra modum extendentes.*

Dans ces vers le mot *tarsoi* désigne les parties de la plante du pié , qui sont en avant des talons. Ce mot a le même sens dans Anacreon , qui dit (Od. 8) qu'on étend une course rapide par le déployement des extrémités des piés, ακροισι ταρσοις ποσιν ικανοι εκταινων,

H

La longueur du calcaneum donne dans tous les cas un levier très-avantageux aux muscles extenseurs du talon ; qui doivent soulever, et pousser en avant ou en arrière la jambe et le corps. Cet avantage relatif subsiste toujours, soit lorsque la puissance de ces muscles est plus éloignée du point d'appui que la résistance, comme dans le marcher en avant ; soit lorsqu'elle en est plus proche, comme dans le marcher en arrière.

Lorsque la marche est rapide, et que les piés sont longs ; la révolution que fait sur le talon le pié qui pose à terre, est suivie presque immédiatement d'une révolution en sens contraire que ce pié fait sur sa pointe (1). Ce pié, et la jambe qu'il porte, ne se fixent point alors sur la terre avec un effort assez constant : et cet effort ne peut diminuer que foiblement le mouvement d'impulsion en avant qui est imprimé à cette jambe, en même temps qu'au reste du corps, par l'effet de l'extension de l'autre pié. Ainsi une partie de cette impulsion communiquée se joignant à celle que lui donnent les releveurs de son talon ; cette jambe doit être chassée en avant avec beaucoup de force, et presque sans interruption sensible.

Cette manière de voir me paroît expliquer l'utilité singulière qu'ont ces souliers longs et recourbés dont on se sert pour marcher très-vîte sur la neige ; et que M. Forster dit être maintenant en usage chez presque toutes les Nations du Nord de l'Europe (2).

Dans le marcher ordinaire, afin que l'impulsion que donne à la jambe le pié qui s'élève, soit plus parfaitement transmise au tronc du corps ; le genou passe par divers degrés de flexion, qui sont modérés et soutenus par l'action de ses extenseurs. Si le pas est prolongé avec force, l'action de ces

---

(1) Voyez l'Art. II. de cette Section.

(2) Warnefridus [*de Gestis Langobardorum*, *I.* 5.] a parlé de cet usage chez des Peuples du Nord, qu'il dit en avoir pris le nom de *Scritobini* [ou plutôt suivant la correction de M. Brotier, *Scritofinni* : qui sont les *Schreit-Finlanders* de M. Forster]. Ces peuples étoient voisins de la Suède, et de la Norwège, suivant Adam de Brème.

Les Canadiens se servent de chaussures semblables, auxquelles on a donné le nom de *raquettes* ; et qui ont été décrites avec quelque différence, par le P. de Charlevoix, et par le Baron de la Hontan. Les Lappons s'en servent aussi pour suivre et atteindre les rennes.

D'ailleurs ces raquettes enfoncent peu dans la neige, à raison de ce qu'elles sont extrêmement larges : comme l'étoient les chaussures armées de pointes avec lesquelles on grimpoit dans l'Été sur les neiges et les glaces du Caucase ; suivant ce que rapporte Strabon [*Geograph. L. XI. p. m.* 506.]

muscles , en étendant l'articulation du genou , ajoute plus ou moins à l'impulsion du tronc du corps en haut, et en avant ou en arrière.

Les genoux peuvent être contraints à un état de forte flexion , dans le marcher d'un homme dont l'épine est souffrante. On en trouve l'exemple suivant dans le Journal de Médecine (1).

Un homme qui avoit fait de grands excès de plaisirs amoureux, fut pris de douleurs très-fortes le long de l'épine , depuis le milieu du dos jusqu'au coccyx. Ces douleurs devenoient insoutenables lorsqu'il marchoit , s'il ne fléchissoit fortement les genoux , et s'il ne soutenoit ses gras de jambes avec les mains.

Lorsque cet homme marchoit en tenant les genoux fléchis , les vertèbres dorsales et lombaires recevoient plus obliquement , et leurs muscles en doloris ressentoient moins vivement l'action des extremités inférieures pour soulever le tronc dans le marcher ; que si ces extremités eussent été redressées. En soutenant alors ses gras de jambes avec les mains , cet homme interceptoit en partie, et affoiblissoit dans chaque extremité inférieure , la contraction des muscles extenseurs du talon ; contraction qui , si elle eût été complète , auroit trop diminué la flexion du genou , en relevant et portant en arrière le tibia.

Les extenseurs du genou agissent aussi avec beaucoup de force dans la jambe dont le pié est fixe , pour y tenir cette articulation redressée , et pour faire que cette jambe porte convenablement le poids du corps. D'où l'on voit combien la force dans les genoux est particuliérement nécessaire pour l'action du marcher (2).

---

(1) Pour le mois de Février 1755.

(2) C'est par cette raison que les anciens Poëtes ont souvent désigné la force pour marcher ; par la vigueur des genoux. V. Callimaque [*Hymn. Cereris, v.* 133.] , et les Recueils d'Erasme [dans ses *Adages*] sur l'expression proverbiale , *dum virent genua.*

Les efforts des genoux doivent être singulièrement repetés et pénibles , pour prévenir la chute , chez les personnes foibles qui vont précipitamment , et qui ne peuvent se mouvoir qu'à petits pas C'est ce qu'Homère a peint admirablement , lorsqu'il a dit de la vieille Euryclée qui tachoit d'aller vîte ; *genua nitebantur ut se corroborarent , et pedes assultim & frequenter movebantur* : elle raffermissoit ses genoux , et donnoit à ses piés des mouvemens courts et frequents. Je traduis ainsi le *v.* 3, *du XXIII. L. de l'Odyssée* , γυνατα δ'εππωταςτε , αιδες δ'υπερ εκταιωντος.

V I I.

Après avoir décrit et expliqué les mouvements que chaque pié exécute dans le marcher naturel ; il faut considérer quel est , dans la continuation de ce marcher , l'ordre de succession qu'ont entre eux les mouvements de l'un et de l'autre pié.

Dans le marcher le plus naturel , un pié ne quitte la terre, et ne commence à être transporté ; que quand l'autre pié est appliqué au sol, en entier ou par une grande étendue : le pié transporté se fixe sur le sol , tandis que l'autre pié appuie encore sur sa pointe : enfin la ligne de propension du centre de gravité , qui tombe sur un pié quand le transport de l'autre commence ; se trouve poussée en avant , lorsque ce transport finit, de manière à tomber entre les supports des deux piés.

Gassendi qui a écrit fort au long sur le marcher de l'homme , a pensé (1) : 1°. que dans le même moment où le pié de la jambe postérieure (supposée B) ayant quitté la terre *commence* à s'élever ; le pié de la jambe antérieure (supposée A) qui vient d'être transporté immédiatement auparavant , s'appuye sur la terre par son talon.

2°. Qu'ensuite tandis que la jambe transportée (B) est *encore* en l'air, l'autre jambe (A) qui appuyoit d'abord obliquement sur le terrein , se redresse pour supporter le corps : et que pendant son redressement il se fait sur son talon une révolution de tout le corps , déterminée par l'impulsion qu'il vient de recevoir du pié de la jambe postérieure (B).

Cette description de Gassendi indique pour les temps que dure le transport de chaque jambe , un ordre de mouvements , qui ne sauroit convenir au marcher le plus naturel et le plus sûr.

En effet suivant cette description , le corps qui seroit mû avec toute l'impulsion qu'auroit produite l'élévation du talon du pié de la jambe postérieure (B), et vers lequel cette jambe postérieure seroit en même temps relevée dans son transport ; devroit être soutenu trop long-temps fort hazardeusement sur l'extremité du calcaneum du pié de la jambe antérieure (A) ; et avec d'autant plus de , péril que cette jambe feroit en arrière un angle plus aigu avec le sol. Le danger de cette position du corps pendant

---

(1) Comme on peut voir en rapprochant tout ce qu'il en a dit , *Operum Tom. II. p.* 531. *et suiv.*

son mouvement en avant, seroit aussi grand que fréquemment répété : et comme pour diminuer ce danger, il seroit nécessaire que le corps portât le plutôt, et le plus possible, sur une base étendue ; il faudroit que la révolution circulaire du pié de la jambe antérieure sur son talon fût toujours exécutée avec une extrème rapidité.

V I I I.

La manière de marcher que Gassendi a cru être générale, ne peut être qu'une des manières vicieuses qui font que certains hommes en marchant frappent la terre avec beaucoup de bruit.

Wallis dit que ceux qui en marchant frappent la terre avec le plus de bruit et de force, sont ceux qui ayant encore en l'air le pié qu'ils avancent, déplacent leur centre de gravité, dont la direction cesse d'être perpendiculaire sur l'autre pié ; de telle sorte que ce centre commence à tomber, jusqu'à ce qu'il soit arrêté dans sa chûte par le pié avancé, lorsque ce pié vient à toucher le sol.

J'observe que le retentissement des piés, que font entendre les hommes qui marchent lourdement et précipitamment ; a lieu, et dans ce cas qui est le seul dont Wallis a parlé, et dans le cas où le marcher s'exécute de la manière que Gassendi a cru être la plus naturelle.

En effet, ce bruit doit avoir lieu toutes les fois que le poids du corps étant porté en avant, et n'étant soutenu que par le pié de la jambe antérieurement fixée, n'y est point appuyé assez promptement d'une manière solide. Alors l'application de ce pié sur le sol doit être bruyante ; sa révolution sur son talon étant fort accélérée, afin que ce pié donne le plutôt possible une base assez étendue pour recevoir la ligne de propension du centre de gravité du corps.

Ces formes vicieuses de mouvement progressif peuvent avoir lieu souvent dans la course.

I X.

La course de l'homme est un mouvement progressif, dont les pas sont le plus souvent d'une grandeur peu différente de celle des pas de son marcher ordinaire, mais se font avec une vitesse beaucoup plus grande.

D'après la considération des mouvements de la course ordinaire, on peut voir pourquoi les Coureurs sont sujets à ce que leurs chevilles deviennent plus saillantes que dans l'état naturel. Je le rapporte à un degré foible de subluxation imparfaite de l'articulation de l'astragal avec les os de la jambe.

En effet l'astragal étant engagé entre les extremités du tibia et du peroné, ne peut être que repoussé fortement contre ces os, tant lorsque le poids accéléré de la charge du corps porte sur le talon ; que dans les mouvements violents de retraction et de fixation des autres parties du pié, qui se meuvent rapidement autour du talon. L'astragal doit donc faire effort pour écarter ces extremités des os de la jambe : et ces efforts étant continuellement répétés dans les longues courses, produisent enfin un grand affoiblissement et un allongement forcé des ligaments qui attachent ces os entre eux.

Nous voyons dans Hesychius (1), que chez les Anciens les Coureurs prévenoient ces déplacements des malléoles ; en se liant les piés, à l'endroit des malléoles et des astragales, avec des talonnières ou bandes de différentes formes.

J'ai vû un exemple d'une semblable luxation imparfaite, qui avoit causé une proéminence vicieuse de la malléole externe, et qui s'étoit établie par degrés à la suite d'une continuité de grands efforts dans cette partie du pié.

L'homme peut se donner un mouvement semblable à la course, en faisant de très-grands pas avec beaucoup moins de vîtesse que dans la course ordinaire (2).

L'homme peut aussi faire des pas beaucoup plus courts que les pas de son marcher ordinaire, mais les faire avec une extrème rapidité, en s'appuyant seulement sur les pointes des piés. C'est sans doute ainsi que couroit, mais avec une perfection singulière, la fille sauvage qui fut trouvée près de Châlons-sur-Marne en 1731. M. Racine le fils (3) dit que cette fille donna des exemples de sa façon de courir : qu'il ne paroissoit presque point de mouvement dans ses piés, et aucun dans son corps ; que ce n'étoit point courir, mais glisser.

Dans cette course ; qui est la plus rapide possible, le corps reçoit la plus forte impulsion en avant par une action singulièrement énergique des extenseurs du genou de chaque jambe mise en mouvement ; dont ce genou est avant chaque pas très-peu fléchi, et dont le talon reste redressé fixement.

---

(1) V. πελλασται , et πιλλυται.

(2) Les Arabes ont distingué cette sorte de mouvement par le nom particulier de *baston.*

(3) Dans un Eclaircissement à la suite de l'Epitre Seconde sur l'Homme.

.Ainsi le corps est alors chassé vers en haut le moins possible ; et il décrit autour de l'appui de la jambe fixe , un arc qui a très-peu de courbure. Il semble dans cette progression raser la terre , la toucher presque , et ne ·pas la fouler (1).

X.

L'excès de vitesse de la course sur le marcher ordinaire , fait qu'elle est beaucoup plus exposée aux chûtes par des obstacles ou des ébranlements foibles ; à moins qu'on ne coure avec art , et par des mouvements très-précis. Ces mouvements doivent empêcher que le centre de gravité du corps ne soit trop-tòt déplacé de dessus la jambe postérieure , pendant qu'elle reste fixée ; ou bien trop poussé en avant sur le seul pié antérieur pendant qu'il se fixe encore.

La course est plus sujette aux chûtes ; parce que dans un temps donné de cette marche rapide , il est moins de temps où les piés soient étendus sur le sol , de manière à former d'assez grandes bases de sustentation. Cependant ces bases devroient être encore plus permanentes dans la course, à raison des agitations du corps, qui sont bien plus fortes et plus fréquentes dans la course que dans le marcher (2).

A chaque pas de la course , il se fait un transport violent de la ligne de propension du centre de gravité du corps ; desorte que pour soutenir ce centre , le pié élevé doit se mouvoir fort vîte , et se porter fort en avant du pié fixe (qui doit ensuite être transporté de même par une succession très-rapide). Delà résulte un très-grand écartement des jambes , qui ne peut être continué quelque temps sans de violents efforts de leurs muscles extenseurs et adducteurs.

La difficulté de produire des efforts de ces muscles , qui doivent être alors beaucoup plus grands et plus prolongés , est une des causes qui font qu'on a

---

(1) Telle étoit la course de Parthenopée , suivant cette belle description de Stace[*Thebaïd. L. VI. v. 637 -40.*] — *Vix campus euntem Sentit , et exilis plantis intervenit aër , Raraque non fracto vestigia pulvere pendent.*

(2) Ces agitations qui accompagnent la course , font qu'en général elle présente l'image d'une *trepidation* semblable à celle que cause la crainte. Sur quoi il est à remarquer que le mot latin *trepidare* signifie *courir avec précipitation* , aussi bien qu'*être agité par la frayeur* [comme on peut le prouver par des passages d'Horace , et d'autres Auteurs] : de même que le mot חרד *charad* a l'une et l'autre signification en Hebreu.

la plus grande peine à s'arrêter tout-à-coup dans une course précipitée ; et que lorsqu'on veut la finir, on est obligé de la rallentir peu à peu.

A toutes ces causes qui font qu'on est plus sujet à tomber en courant qu'en marchant, il faut ajouter celle-ci ; dont Pierre d'Apono (1) a eu la première idée, qui est fort ingénieuse.

Il observe que dans la course, la faculté motrice des muscles doit *comme dans un même temps* opérer des mouvements contraires, très-prompts et très-fréquemment répétés, de relâchement et d'extension ; en relâchant (les muscles extenseurs dans) une jambe qui est élevée et portée en avant, et en contractant (les mêmes muscles dans) l'autre jambe qui est arrêtée fixement. Mais, dit Pierre d'Apono, ces doubles efforts, qui doivent se faire à la fois et très-vite en des sens opposés, étant très-difficiles et très-pénibles pour la Nature ; ils causent une diminution considérable de ses forces, qui entraîne facilement des chûtes.

X I.

La force et la répétition des mouvements qui ont lieu dans la course, exigent des efforts extraordinaires des muscles qui meuvent alternativement vers des côtés opposés, le bassin, les extremités inférieures, et même les supérieures (2). Il est donc nécessaire que les vertèbres, les côtes, et le bassin, dont ces muscles prennent leurs origines, ayent pendant la course la plus grande fixité possible : ce qui n'alieu qu'autant que les ébranlements de cette charpente osseuse causés surtout par les secousses de l'expiration, sont rendus moins considérables et plus rares que dans l'état ordinaire.

C'est pour cette fin, que l'homme qui court fait de grandes inspirations, qu'il les prolonge beaucoup ; et qu'il tient le diaphragme dans un état presque constant de contraction plus ou moins forte, qu'appuye l'air retenu dans le poumon en une quantité plus grande qu'à l'ordinaire (3).

Le concours soutenu de la contraction du diaphragme, et de l'action de

---

(1) *In Aristot. Probl.* 18. *Sect. V.*

(2) V. l'Art. suivant XII.

(3) Cet état du diaphragme presse et fatigue tous les viscères du bas-ventre, mais surtout la ratte ; parce que ces viscères resistent alors à la depletion du sang qui remplit les cellules de la ratte, et qui réagit en tout sens. L'excision de la ratte a été très utile pour faire d'excellents Coureurs, si l'on doit s'en rapporter à des Histoires assez nombreuses, mais dont on doute encore.

l'air

l'air retenu dans le poumon , fait que la répétition des mouvements de la respiration est moins fréquente ; et en même temps il assure un degré considérable de dilatation et de fixité de la poitrine. C'est à ce concours soutenu , que je rapporte ce qu'on appelle communément *force d'haleine.*

Quand cette force d'haleine manque à l'homme qui court , il tâche toujours de fixer sa poitrine et sa colomne vertebrale. Sa foiblesse l'empêche de faire de fortes inspirations , mais il les repète très-souvent ; pour rendre aussi constante qu'il lui est possible , la dépression du diaphragme ; et pour entretenir une certaine plenitude d'air qui distende les vaisseaux aëriens du poumon. Il halète , et enfin il ne respire plus , pour ainsi dire , que dans les parties supérieures de ces vaisseaux (1).

Le défaut de forces dans les organes de la respiration , qui a contraint une fois le Coureur d'haleter , fait que cette manière de respirer se continue durant le reste de sa course malgré tous ses efforts. De même qu'un Coureur foible ne peut s'arrêter soudainement , lorsqu'il s'est abandonné à une course violente ; un Coureur qui halète , ne peut ni reprendre haleine tout-à-coup, ni même changer notablement , en continuant sa course , le mode auquel sa respiration se trouve déterminée (2).

X I I.

A chaque pas que fait l'homme , l'impulsion de la jambe qui arcboute contre la terre , pousse le tronc du corps en haut , en avant , et de côté ; de sorte qu'il est mû suivant une direction moyenne composée de ces trois directions. De là vient que dans le marcher , le corps décrit un mouvement d'ondulation haut et bas (qui a été remarqué par Aristote); et qu'il est jetté alternativement vers l'un et l'autre côté. Ces balancements du corps

---

(1) C'est ce qui a été parfaitement rendu par Ovide , dans ce vers [*Metam. L. X, v.* 663.] *Aridus è lasso veniebat anhelitus ore ;* et par Horace quand il dit , *Sublimi fugies mollis anhelitu.*

Henri Etienne [*Thes. L. Gr. T. I. col.* 221.] a mal expliqué ce *sublimis anhelitus* d'Horace par *anhelitus , qui ex alto imoque pectore ducitur.* Au contraire c'est le μετέωρον πνεῦμα d'Hippocrate , dont je crois que le vrai sens entre ceux qu'en a donné Galien, est ; *Spiritus qui ad fauces modò penetrare , atque in iis subsistere , non autem ad imum thoracem penetrare videatur·*

(2) Cela est parfaitement rendu dans ces vers de Plaute [*Merc. I.* 2. 14] — *Genua hunc cursorem deserunt — Perii , animam nequeo vertere , nimis nihili tibicen siem.* [J. M, Gesner explique fort bien ce *vertere* par *mutare , prout opus est , flando spiritum*].

I.

de côté et d'autre dans le marcher , sont surtout sensibles chez les hommes qui ont le corps gros et les jambes courtes.

On sait que si l'on marche en ayant les bras pendants , et en les laissant aller à leur jeu naturel ; les mouvements latéraux alternatifs des bras sont toujours en sens contraire de ceux que les jambes tendent à imprimer en même temps. Le bras droit est toujours mû vers la gauche , quand la jambe gauche s'étend pour donner au corps l'impulsion à droite ; et réciproquement.

Le véritable usage de ces mouvements des bras (que Gassendi a expliqué d'une manière vague et embarrassée) , me paroît être d'empêcher que les impulsions obliques des jambes n'impriment au tronc des vacillations laterales trop fortes. Chaque bras entraîne alternativement le tronc dans une direction qui croise celle de l'impulsion que le tronc reçoit de la jambe opposée.

De plus la projection d'un bras en avant , comme elle coïncide avec l'impulsion en avant que la jambe mise en mouvement donne au tronc du corps , aide le transport de ce tronc : et la retraction de ce bras en arrière , comme elle se fait pendant que cette jambe soulevée se porte en avant le genou étendu , pour aller se poser et soutenir le centre de gravité du corps ; concourt à rétablir l'équilibre en rappellant ce centre en arrière. Il est aisé de voir que les bras doivent être étendus ou pendants , lorsqu'ils sont mûs ainsi , pour produire cet effet avec le plus grand avantage (1).

X I I I.

La vacillation latérale qui se fait à chaque pas , entraîne nécessairement une perte considérable de temps et de forces ; pour que le corps soit ramené sur ses appuis , après cette aberration inutile à son progrès. C'est par cette raison que l'on court plus vîte (2) en agitant les bras , dont

---

(1) Un homme qui en marchant néglige de corriger les vacillations laterales de son corps , et s'y prête même avec un abandon qui annonce un manque d'égards pour ceux qu'il rencontre ; a cette espèce de démarche qu'Afranius appelloit *fluctuatim ire* [ce que Nonius a dit se faire *jactanter et solute*] , et que les Grecs appelloient σοβεῖν. Demosthène designe par ce mot la démarche de Midias : et son Commentateur Ulpien dit qu'elle a le caractère d'un mouvement du corps qui n'a rien d'arrêté , συνεχοῦς κινήσεως τεκμήριον. Ulpien ajoute que c'est à raison de cette continuité d'agitation qu'on a nommé σοβάς les Satyres [*Singes*] qui sont les plus mobiles de tous les animaux , etc.

(2) Comme Aristote l'a remarqué [*de Animalium incessu , cap.* 3 .]. Mais il faut observer que les bras doivent toujours être pendants pour faciliter la course. Ainsi Plaute a

les mouvements alternatifs les font servir de balanciers, de la manière que je viens d'exposer (1).

C'est par la même raison, que des Coureurs peuvent aller plus vîte au moyen de poids dont ils se chargent l'une et l'autre main : ce que Bacon a mal expliqué (2) en disant qu'un poids proportionné fortifie les nerfs qu'il contracte ou rapproche (*quos contrahit*). Ces poids font aussi que les bras ne sont point mûs trop prestement, ou comme par convulsion ; mais avec des gradations correspondantes à celles des mouvements des jambes.

·Mais ce qu'il est surtout essentiel de considérer làdessus, je l'exposerai dans la suite, en parlant de l'utilité principale des Haltères dans le saut.

X I V.

La multiplication des os cylindriques dont la jambe est composée dans l'homme et les animaux, est très-avantageuse pour qu'elle puisse soutenir le poids du corps sans plier (3). Mais deplus cette multiplication est fort utile pour le marcher, ainsi que l'a vû Du Verney, quoiqu'il ne l'ait pas bien développé.

En effet si la jambe étoit formée d'un seul os cylindrique ; l'homme marchant comme avec une échasse, pour faire un pas égal ou même plus court, seroit obligé de donner un mouvement plus ou moins grand de rotation en dehors à cette jambe, lorsqu'elle auroit élevé et poussé le tronc du corps. Par conséquent sa démarche seroit moins sûre, et moins prompte ; et d'ailleurs elle seroit arrêtée plus souvent dans des passages étroits.

Je dis que ce mouvement de rotation en dehors de la jambe formée d'une seule pièce, devroit suivre celui d'impulsion en haut et en avant que cette jambe auroit donné au tronc du corps. Car alors un même pas seroit produit beaucoup plus péniblement par la seule impulsion que donneroient (suivant un arc vertical) les muscles extenseurs de cette jambe ; que lorsque, pour former ce pas, cette impulsion seroit aidée et suivie

---

remarqué qu'on tient les mains abaissées pour fuir plus vîte [*Imo si audias meas pugnas*, *fugias manibus demissis domum. Epidic.*]

(1) Athenée [*Deipnosoph. p.* 267.] dit que les bras donnent alors des espèces d'ailes à l'homme, qui devient ὑπόπτερος.

(2) *Sylvæ Sylvarum* , *Centur.* 7. *cap.* 699. Platon dit que les jeunes personnes qui apprennent à danser, ne doivent point avoir les mains vuides [*Leg. Lib.* 7. *p. m.* 571.].

(3) Voyez *la Première Section* , *Art. XVI.*

du transport de cette jambe par. le concours des muscles fléchisseurs avec les abducteurs et adducteurs de la cuisse , qui se succéderoient pour opérer sa rotation en dehors. C'est pourquoi cette rotation latérale des jambes a toujours lieu dans lemarcher des hommes qui sont montés sur des échasses.

Un semblable mouvement de rotation des jambes en dehors a lieu très-sensiblement dans le marcher des femmes. La cause en est dans l'ampleur relative de leur bassin, qui écarte trop les têtes des femurs , pour que l'impulsion des jambes soit transmise au tronc du corps avec l'avantage nécessaire pour produire d'assez grands pas : ce qui est suppléé par le transport de chaque jambe qu'entraîne sa rotation latérale. (1)

X V.

D'après ce qui précède , il est évident que la proportion des os de la jambe qui se rapproche le plus possible de l'égalité , est la plus favorable pour rendre les pas faciles et étendus ; (chaque partie de cette jambe étant alors le plus loin possible de ressembler à une échasse). Ainsi je crois que c'est parce que la longueur des os de chaque jambe est presque égale dans les chèvres ; que ces animaux ont le pas plus grand à proportion que les autres quadrupèdes (2).

L'ours , sur-tout s'il est engraissé , a de la difficulté pour courir aussi vîte que l'homme : ce qui paroît tenir 1.º à ce que son femur est beaucoup plus long , par rapport aux autres os de la jambe postérieure , que dans les autres quadrupèdes : à ce que l'ours pose à terre de toute la

---

(1) C'est parrapport à ce mouvement sensible de tournoyement des jambes dans leur progression , que les femmes ont été dites par les Grecs ειλιποδες. Saumaise [*dans ses Notes sur l'Histoire Auguste , Tom. I. p. 975. ed. Huck.*] remarque que suivant Pausanias [cité par Eustathe] , les femmes ont été surnommées ainsi δια την ειλησιν των μηρων. Saumaise dit avec raison qu'on a mal interpreté ces mots , des ligatures que font les bandelettes dont les femmes entourent leurs jambes. Mais il ne me paroit pas plus fondé dans une autre explication qu'il en donne d'après Hesychius. Je crois que Pausanias a voulu dire que les femmes sont obligées de donner à leurs jambes ce tournoyement lorsqu'elles marchent, parce qu'elles ont les cuisses assujetties [et comme *liées*] en dehors dans l'articulation de leur partie supérieure avec la hanche.

(2) *Grandior est gressio caprigeno pecori* , a dit Pacuvius , cité par Macrobe, *Saturnalium VI.* 5. C'est par une raison analogue , qu'il est avantageux que les chiens ayent les os des jambes longs ; qu'ils soient *internodiis articulorum longis ,* comme dit Varron , ou μακρωκωλοι , comme disent les Auteurs des Geoponiques.

longueur des os qui répondent au tarse ; ces os n'étant point relevés au-dessus du sol dans la station , comme ils le sont chez les autres quadrupèdes.

Cette conformation lui est commune avec le singe. Elle fait que ces animaux ont du désavantage pour la course , relativement à ceux qui , comme les chiens et les chevaux, s'appuyent sur les extremités des piés beaucoup plus raccourcies et plus promptement mobiles.

Elle fait aussi que l'ours et le singe ont, exclusivement aux autres quadrupèdes , le genou vrai (ou formé par l'articulation du femur et du tibia) situé de même que dans l'homme (c'est-à-dire , à l'opposite de l'articulation de l'humerus et du cubitus). (1)

J'ai vû et examiné avec une attention particulière , un jeune homme ; chez qui du côté droit, le femur étoit plus court , et le tibia plus long que dans l'état naturel ; et réciproquement du côté gauche (2).

Ce jeune homme en marchant , avoit de la peine à avancer la jambe gauche , autant qu'il avançoit la jambe droite : il ne parvenoit à égaliser les pas de ses deux jambes , qu'en ajoutant à chaque mouvement qui relevoit le pié gauche , un effort de projection , telle que si ce pié eût été porté au bout d'une échasse.

Il paroît évident que ce marcher plus pénible et plus retardé de la jambe gauche , venoit de ce que les deux parties de cette jambe étoient plus inégales en longueur que celles de la jambe droite (l'excès de longueur qu'a toujours le femur sur le tibia , étant moindre qu'à l'ordinaire dans la jambe droite , et plus grand dans la jambe gauche de ce jeune homme).

X V I.

Pour la perfection du marcher , il est nécessaire que les articulations des os du bassin et de ceux des extremités inférieures se fléchissent avec une succession uniforme de gradations soutenues.

---

(1) C'est ce qu'a observé Pline [*Natur. Hist. L. XI. cap. XLV.*] *Homini genua et cubita contraria : item Ursis , et Simiarum generi , ob id minimè pernicibus.*

Le P. Hardouin a suivi une mauvaise interprétation de ce passage , qu'avoient donné les Auteurs de la *Description Anatomique de l'Ours* [dans les *Anciens Memoires de l'Acad. des Sc.*]. Tyson n'a pas mieux entendu cet endroit de Pline , qu'il a cru contenir une erreur [*The Anat. of a Pygmie, pag.* 80.].

(2) Cette conformation étoit plus singulière que celle d'Artaxerxe , qui avoit le bras droit plus long que le gauche [au rapport de Plutarque].

Durant le marcher , on doit soutenir fortement les os du bassin et les vertèbres des lombes à des degrés convenables d'inclinaison sur les extrémités inférieures. Si on abandonne les reins , le corps qui s'affaisse et vacille , gêne les mouvements des jambes , et les entraîne souvent.

Dans le marcher , lorsque le tronc poussé par la jambe postérieure est mû en avant sur la jambe antérieure fixe qui le supporte ; ce mouvement s'exécute sur l'articulation de la tête du femur de cette jambe antérieure , avec la cavité cotyloïde de l'os innominé qui lui répond. Lorsque ce mouvement n'est point gradué convenablement , il produit une apparence de chûte du tronc , et une sorte de boiter.

Ce mouvement précipité est sensible , quoique foible , dans une femme qui a le bassin naturellement lourd , et surchargé dans sa partie postérieure ; parce que quand ce dos porté en avant cesse d'être soutenu à-plomb par la jambe fixe , il presse une accélération brusque de la descente du corps , de sorte que cette femme paroît choir à chaque pas qu'elle fait (1).

Mais en général dans le marcher , cette descente de l'os innominé sur le femur *fixe* , avant que d'être absolument arrêtée par le ligament orbiculaire de l'articulation de la hanche , et par le bourrelet ligamenteux de la cavité cotyloïde ; est graduée par la résistance du ligament *rond* renfermé dans cette articulation , ligament dont la tension va en croissant dans le progrès de cette descente (2). Telle me paroît être l'utilité principale de ce ligament rond , que je ne trouve point qu'on ait indiquée jusqu'à présent.

On voit que dans les personnes chez qui ce ligament rond manque , il doit se faire à chaque pas une descente précipitée du bassin sur la tête du femur de la jambe fixe ; ce qui cause une espèce de boiter. J'explique ainsi les observations que M. Palletta a recueillies de plusieurs habiles Anatomistes ; qui disent que le boiter peut être produit par le seul défaut du ligament rond , sans aucune luxation ni fracture du femur.

Les gradations mesurées de la flexion des articulations de l'extremité inférieure , sont nécessaires , non seulement pour la grace et la facilité

---

(1) Les Arabes appellent *bohairon* une femme qui a le dos fort pesant , et chez qui on observe ce vice du marcher.

(2) Par l'effet de cette descente , le ligament rond cesse d'être plus long que la distance des points fixes auxquels il est attaché. Hamberger a cru que cette différence de longueur a lieu constamment : il a pensé qu'elle devoit faire ignorer l'usage qu'a ce ligament rond , et qu'il a déclaré ne pas connoitre lui-même [*Physiolog. Med. n.* 1290.].

des mouvements progressifs ; mais encore pour qu'à la fin de chaque pas (de même que de chaque saut), cette extremité s'appuye et se fixe à terre, sans qu'il en résulte de réaction nuisible contre les os du bassin qui portent le tronc du corps. Cette réaction est fort affoiblie, parceque l'extremité inférieure qui porte sur le sol, forme des plis disposés en sens alternatifs qui rompent la direction du choc, et qui s'étendent successivement (1).

J'ajoute que la réaction du pié qui frappe le sol, est encore diminuée dans l'homme par l'effet des directions différentes de la tête et du corps du femur : l'axe de la tête et du cou du femur (qui est projetté à l'extérieur) faisant un angle presque de quarante-cinq degrés avec l'axe du corps de cet os.

Dans chaque mouvement progressif, les articulations des orteils jouent les dernières ; et leurs muscles font pour soutenir le corps élevé, des efforts très-considérables. Il me paroît probable que c'est à raison de la plus grande fatigue que le gros orteil souffre habituellement dans le marcher des personnes disposées à la goutte des articulations ; qu'il est le premier siège qu'affectent les accès de la goutte régulière, suivant que Sydenham l'a observé.

X V I I.

La graduation des mouvements de flexion du genou est rendue plus facile par le moyen de la rotule.

Les Anatomistes de l'Académie des Sciences ont très-bien vû que la rotule n'est point faite, comme on le croit, pour empêcher que l'extension du genou n'aille trop loin : puisque dans les quadrupèdes, où la rotule se trouve comme dans l'homme ; il n'a pas été nécessaire d'empêcher l'extension forcée du genou, qui n'a jamais lieu, vû que le femur reste toujours fléchi sur le tibia.

Mais l'utilité principale de la rotule me paroît être, qu'étant soutenue par la contraction des muscles extenseurs de la jambe, ou bien lorsqu'elle les fortifie dans leur résistance tonique ; elle empêche les mouvements

---

(1) La réaction des jambes postérieures des quadrupèdes contre le tronc, est d'autant plus forte, que leurs articulations se fléchissent plus difficilement. C'est pourquoi l'Eléphant, qui a les genoux durs et sans souplesse, est une monture fort rude : et il faut du temps pour s'accoutumer aux mouvements brusques et aux balancements continuels de son pas. [Encyclop. Method. Dictionn. des Quadrupèdes, p. 111.]

soudains ou précipités de flexion de l'articulation du genou, et elle arrête la poussée angulaire des os de la cuisse et de la jambe (1).

D'après ce qui a été dit ci-dessus (2), il est facile de voir combien cette résistance de la rotule, en assurant l'extension ou les flexions graduées du genou, est nécessaire pour l'exécution du marcher naturel. D'où l'on voit que si les rotules étoient détachées et enlevées, sans que rien suppléat à leur défaut; l'homme seroit réduit à une sorte de marcher vicieuse, où il traîneroit les jambes (3).

Je prouve l'usage principal que j'assigne à la rotule, par le fait suivant qu'a rapporté Du Verney; et qui est analogue à d'autres faits qu'ont publié Diemerbroeck et Morgagni (4).

Dans un jeune homme à qui une flexion forcée du genou avoit causé la rupture d'une partie de l'aponevrose qui embrasse la rotule; cet os fut élevé par les muscles, et ensuite fixé un travers de doigt au-dessus des condyles du femur. Au bout d'un an, ce jeune homme essaya de marcher: il ne pouvoit se mettre à genoux, ni monter un escalier que très-difficilement; mais il le descendoit sans beaucoup de peine. Lorsqu'on lui eut mis un petit bourlèt attaché par des cordons autour du genou, il fut moins gêné; il pouvoit se soutenir sur cette jambe, et la plioit avec facilité.

X V I I I.

Schreiber (5) a cru qu'un semblable déplacement de la rotule par l'effet d'une retraction violente, rend le marcher sur-tout difficile dans les lieux

---

(1) Camper a observé que dans les animaux, qui marchent les genoux fléchis, la rotule est plus grande et plus épaisse que dans l'homme.

(2) Particulièrement à la fin de l'Art. VI. de cette Section.

(3) Isaac Vossius a dit [dans une lettre que rapporte Grævius, *Lectibnes Hesiodeæ*, p. 62.] que parmi les esclaves Ethiopiens, il en étoit plusieurs qu'on appelloit *Sarapodes*, comme trainant les jambes de manière à balayer la terre : et qu'on les reduisoit dans cet état, pour les empêcher de fuir; en leur coupant la rotule, ou le talon. Il cite un passage d'Origène, qui prouve qu'en effet il étoit des Ethiopiens, auxquels on enlevoit les *conques* des genoux ou les rotules. Mais quant à la section du talon, Is. Vossius avoue que ce n'est qu'une conjecture [qu'il tâche pourtant d'étayer sur un passage de Petrone, qu'il a mal expliqué] : et on ne voit pas qu'il ait pu se faire aucune idée vraisemblable d'une telle opération.

(4) *De Sedibus et Causis Morborum , Epist. Anat. Med. LVI. n.* 27.

(5) Dans son *Almageste.*

déclives.

déclives. Il a mal fondé son opinion sur cette observation de Galien (1): qu'un jeune homme, à qui dans la lutte une rupture des ligaments de la rotule l'avoit faite remonter sur la cuisse ; ne pouvoit sans danger de chûte, ni *fléchir le genou*, ni marcher dans les lieux déclives où il avoit besoin de s'appuyer sur un bâton.

Quand il n'y a point d'autre lezion principale que le déplacement, où la fracture de la rotule ; il doit être sur-tout difficile de monter un escalier, ou d'autres lieux en pente. Camper l'a observé constamment chez ceux qui ont eu la rotule fracturée (qu'il a remarqué ne pouvoir jamais se réunir parfaitement).

Mais lorsque la rupture de l'aponevrose des muscles extenseurs du genou, qui a lieu avec le déplacement où la fracture de la rotule, occasionne un affoiblissement permanent de ces muscles (ce qui étoit probablement le cas de l'observation de Galien); non seulement la flexion du genou est difficile, mais la descente dans les lieux déclives l'est aussi spécialement (2). Alors le redressement du genou de la jambe affectée, qui a été portée en avant, peut être moins pénible dans la montée, parceque le corps est soulevé par l'impulsion de l'autre jambe ; qu'il ne l'est dans la descente, où le corps s'abaisse sur ce genou affoibli, qui doit seul en porter le poids.

Cette discussion mène naturellement à considérer une question qu'Aristote s'est proposée, et qui se rapporte au sujet que j'ai traité dans cette Section.

Aristote a recherché pourquoi les montées causent une affection douloureuse aux genoux et aux jambes (3); et les descentes aux cuisses et aux lombes (4). Théophraste s'est demandé aussi (5) pourquoi ce sont

---

(1) *De Usu Part. L. III. c.* 15.

(2) On voit un semblable effet de l'affoiblissement constant de ces muscles lorsqu'il est causé par la goutte, ou par la vieillesse.

Musgrave [*De Arthritide Symptomatica, Cap. XI. Hist.* 1. *in fine*] dit qu'un genou [droit] ayant été extremement affoibli par la goutte ; le malade montoit beaucoup plus vîte et plus facilement les escaliers, qu'il ne les descendoit ; et qu'il avoit besoin en descendant, de faire les plus grands efforts pour que le corps ne tombât point en avant : ce qui, dit Musgrave, est commun à presque tous les vieillards décrépits [l'on peut ajouter ; et ce qui leur cause souvent des chûtes funestes].

(3) *Sect. V. Probl.* 19 *et Probl.* 24.

(4) *Ibid. Probl.* 50.

(5) *Lib. de Lassitudine*, *Oper. p.* 465.

K

les cuisses qui sont les plus fatiguées quand on descend, et ies jambes quand on monte.

Aristote a fait à cette question, une réponse qui est évidemment insuffisante ; et l'explication que Théophraste a donnée de ce fait est entièrement vague. Voici quelle me paroît être la solution de ce problème.

Pendant la montée, les muscles qui fatiguent le plus, sont les releveurs du talon dans la jambe qui élève le corps ; et les extenseurs du genou dans l'autre jambe sur laquelle le corps est élevé.

Pendant la descente, les muscles qui fatiguent le plus, sont les extenseurs du genou dans la jambe qui descendant la première doit porter à-plomb le poids du corps ; et les extenseurs de l'articulation de la hanche dans l'autre jambe, sur laquelle articulation le corps s'abaisse, et agit par un long bras de levier.

Donc les parties des extremités qui doivent souffrir le plus dans ces divers mouvements, sont, les jambes dans les montées, où les talons et les genoux travaillent surtout ; et les cuisses dans les descentes, où les genoux et les hanches fatiguent davantage.

SECONDE PARTIE
DE LA SECONDE SECTION.

Théorie du Saut.

X I X.

Je commence par l'exposition des théories qu'on a données jusqu'à présent du mouvement du saut.

Willis a dit (1) qu'on ne peut concevoir comment un animal se meut et s'élève tout entier au-dessus du sol ; si les parties motrices de son corps sont seulement tirées l'une vers l'autre, et si les organes n'agissent point par quelque vertu élastique. Mais il n'aurait pû prouver l'existence de cette force élastique, ni même en donner aucune idée vraisemblable.

On a cru aussi pouvoir expliquer comment on perd terre dans le saut, par l'exemple du batelier qu'entraîne la barque, qu'il fait avancer en poussant avec une perche contre le rivage. Mais ce n'est qu'une comparaison qui n'explique rien.

Car d'après ce qui a été dit ci-dessus (Art. V.) 1.º le batelier n'est pas détaché du point fixe par son mouvement propre, comme l'est un homme qui saute, mais par le mouvement de la barque qui l'entraîne.

2.º L'effort que fait alors le batelier, donne à la barque un mouvement qui doit l'éloigner du point fixe : au lieu qu'on ne voit pas comment les extenseurs des articulations de la jambe, dont l'action opère le saut, en mouvant les parties supérieures du corps autour des centres de ces articulations ; les détachent de l'appui fixe que le sol donne à la charge du corps.

3.º Le corps résiste par sa pesanteur au mouvement du saut ; au lieu que lorsque la barque est poussée loin du rivage par l'effort du batelier, il agit par le poids même de son corps, et en faisant effort pour faire descendre son centre de gravité.

---

(1) *In Respons. ad Highmorum.*

K 2

X X.

Borelli ayant observé qu'on fléchit les articulations des extremités inférieures immédiatement avant le saut, a dit (1) : que le centre de gravité du corps, qui a été abaissé par cette flexion, doit être poussé en haut par la contraction forte et rapide des extenseurs de toutes ces articulations qui agissent en même temps : qu'à cause de la *resistance* du sol, cette élévation du centre de gravité doit être portée à un certain point : et qu'ensuite ce centre de gravité, par la *persévérance du mouvement qui lui a été imprimé* pour l'élever à ce point, doit monter plus haut, et entraîner avec lui tout le corps en le détachant du sol.

Mais l'action des muscles extenseurs des articulations des jambes, étant toujours réciproque (2), fait deux efforts égaux en sens opposés ; dont l'un élève le centre de gravité du corps, et l'autre pousse et fixe de plus en plus les extremités inférieures contre le sol. L'un et l'autre de ces mouvements imprimés est proportionné à la force de contraction de ces muscles : l'un et l'autre se conserve et s'accroit pendant toute la durée de cette contraction. Il reste donc toujours dans la théorie de Borelli, à expliquer comment lorsque le saut vient à avoir lieu, ces deux mouvements imprimés en sens contraires par une action réciproque ne se font point équilibre ; et comment le premier doit prévaloir.

Borelli a dit aussi (3) d'une manière encore plus vague : que l'*explosion* de ces muscles extenseurs produit une force de *projection*, qui fait l'effet d'un soutien par lequel la masse du corps est suspendue en l'air.

Borelli voyant imparfaitement et en général le fait même ; que dans le saut le corps est détaché de la terre par une *projection* que lui impriment des muscles extenseurs de l'extremité inférieure ; a cru expliquer ce fait par l'exemple suivant.

---

(1) *De Motu Animalium, Part. Prim. Prop.* 173.

(2) Cette action *réciproque* des muscles fait qu'un muscle qui s'étend sur l'articulation de deux os mobiles, lorsqu'il se contracte, faisant en sens contraires des efforts qui sont toujours égaux, meut l'un et l'autre os tout-à-la-fois ; de manière que leurs vitesses relatives sont en proportion de leurs mobilités. Voyez Albinus, *Historia Musculorum Hominis, pag.* 48.

(3) *Lib. cit. P. I. Prop.* 175.

Il considère un arc composé de deux règles articulées entre elles, situé
dans un plan perpendiculaire au sol, contre lequel il est appuyé par un de
ses bouts ; et ayant l'articulation de ces règles fléchie, et entourée extérieu-
rement d'une corde. Il dit (1) que cet arc doit sauter, si la contraction
de cette corde vient à écarter les deux règles avec une très-grande vîtesse.

Mais cette proposition n'a aucun fondement, si on suppose que cet arc
formé des deux règles n'est point élastique, ou animé par quelque autre
force étrangère à celle qui produit la contraction de la corde supposée.

Borelli a dit qu'un mouvement réfléchi de cet arc formé des deux règles,
est produit par la contraction de la corde supposée, à cause de la résistance du sol : de même, dit-il, qu'un mouvement réfléchi est déterminé
dans une verge que l'on courbe et pousse contre le terrein ; verge dont l'arc
a sa *force propre* de dilatation, et que nous voyons ressauter quand elle
cesse d'être comprimée.

D'où il est clair, que quoique Borelli ait vû qu'il ne pouvoit rapporter le
saut du corps à une force élastique agissante dans les os, ni dans les muscles
des extremités inférieures ; son explication du saut se réduit à dire, que
la projection du corps de l'homme dans ce mouvement, a une cause pareille à celle du ressaut d'un corps élastique qui a été comprimé contre le
sol, et qui cesse de l'être.

La corde que Borelli suppose entourer l'arc formé de deux règles articulées, et dont il dit que la contraction très-rapide peut faire sauter cet
arc ; passe sur une espèce de poulie que forme la convexité de l'articulation
de ces règles.

La contraction de cette corde tend directement à ouvrir l'angle de l'articulation des deux règles, en les écartant l'une de l'autre. En agissant sur
la règle supérieure, elle l'élève autour de la poulie de l'articulation. En
agissant sur la règle inférieure, elle ne peut que la fixer de plus en plus
dans son appui sur le sol.

Ainsi l'action de cette corde contractée élève l'arc supposé, autant qu'il
peut être redressé sans quitter la terre. Mais au-delà de ce point, la
contraction de la corde (quelque rapide et puissante qu'on veuille la supposer) ne peut produire le saut. Car il faudroit pour ce saut, que la tendance qui éloigne l'arc du sol, vint à prédominer sur la tendance qui

____

(1) *Ibid.* Prop. 172.

l'appuye au sol. Or ces deux tendances doivent être toujours égales ; parce qu'elles dépendent d'efforts opposés et égaux, que font les deux extremités de la corde dans sa contraction (1).

X X I.

Mayow a considéré de la manière suivante l'élévation du corps, qui est produite dans le saut par le jeu des extenseurs des articulations des extremités inférieures. Il a dit (2) que dans le saut, l'os de la cuisse étant mû circulairement autour de la tête du tibia, s'élève et élève le corps de manière à lui faire perdre terre ; parce qu'il reçoit des extenseurs du genou, dont la force lui est continuellement appliquée, un mouvement accéléré, et tel que celui qui est imprimé aux *projectiles.*

Mais un projectile doit cesser d'être retiré vers le centre de son mouvement, pour pouvoir suivre la tangente d'une courbe qu'il décrit autour de ce centre. Ainsi Mayow suppose toujours ce qu'il n'explique point ; que le femur qui est mû par les extenseurs du genou dans le saut, cesse de tourner autour de la tête du tibia, comme autour d'un centre fixe.

Mayow croit que pour élever le femur hors de la ligne circulaire qu'il a commencé à décrire, il suffit que les muscles extenseurs du genou lui impriment un mouvement assez fort (3). D'autres ont dit aussi que ces muscles se contractent tout-à-coup dans le saut, de manière que leur puissance l'emporte de beaucoup sur la résistance du corps (4).

Mais quelque fort et soudain que soit le mouvement imprimé au femur par les muscles extenseurs du genou, ce mouvement doit toujours rester circulaire autour de la tête du tibia, si le genou ne cesse auparavant d'être tenu dans une position fixe pendant la contraction de ces muscles.

---

(1) On doit rapporter ici ce que D'Alembert a dit [dans l'*Encyclopedie*, au mot *Corde*] ; que toute corde qui tend à se contracter, peut être regardée comme un ressort qui a été dilaté, dont les extremités agissent pour s'attirer également et réciproquement.

(2) *Oper. Part. I*. *pag* 102. 103. 104.

(3) *Impetum satis validum*, *Lib. cit. p.* 102. 106.

(4) Ce qui a pu faire illusion sur ce point, c'est que si après avoir fléchi les articulations de l'extremité inférieure, on se redresse tout à coup ; on a besoin de faire un effort dans les pointes des piés, pour se retenir sur le sol, ou pour s'empêcher de sauter. Mais alors on a établi les conditions, et produit les mouvements, dont je dirai que le saut doit résulter.

Donc il reste toujours à expliquer comment le genou cesse d'être fixe parrapport au tibia, afin que le saut puisse être produit. Le mouvement imprimé au femur par les seuls extenseurs du genou peut être violent au point de jetter le corps vers la terre, mais il ne peut jamais l'en dé-tacher.

La Théorie de Mayow sur le saut se réduit à développer un peu plus l'idée vague de la force de *projection* qu'on a vû que Borelli avóit aussi proposée pour l'explication du saut.

Mais cette Théorie a un autre vice radical, outre celui que je viens d'exposer.

Il suit de la théorie de Mayow, que le saut peut être produit par la contraction des extenseurs d'une seule des articulations de l'extremité infé-rieure (ce qui est contraire aux faits, comme il sera dit plus bas). Cependant il dit aussi (1) que dans le saut, les extenseurs des autres articulations de cette extremité agissent d'une manière semblable.

Mais il n'a indiqué en aucune manière, qu'il connut qu'il est nécessaire pour la production du saut (ainsi que je le prouverai), qu'il y ait concours d'ac-tion des extenseurs de deux de ces articulations consécutives qui soient pliées en sens opposés (comme du genou et du talon ; ou bien de la hanche et du genou, lorsque le talon et la plante du pié sont posés à plat sur le sol).

X X I I.

Hamberger a dit (2) que dans l'homme qui saute, les muscles extenseurs des articulations fléchies de l'extremité inférieure, par leur contraction soudaine, tirent le corps *presque* autant en bas qu'en haut : et que le poids du corps est surmonté par ce mouvement qui lui est imprimé vers en haut, joint à celui que lui donne la *réaction parfaite* de la terre.

M. Haller a dit aussi (3) que dans le saut, tout le corps est *repoussé en haut* par la terre dure et *résistante* qu'on a pressée avec les piés (4).

---

(1) *Loc. cit. p.* 101.

(2) *Physiol. Med. n.* 1339.

(3) *Elem. Physiol. T. IV. p.* 569. Cela est répété dans l'*Introduction au Dictionnaire des Animaux*, dans l'*Encyclopédie Méthodique, pag.* xxxix.

(4) Descartes me paroit être le premier Auteur de cette opinion. Il dit [dans une Lettre au P. Mersenne, *Tom. II. de ses Lettres, p.* 195.] : ce qui fait qu'on s'élève en haut

Mais il est certain que cette force de *réaction* ou de *répulsion* du sol est absolument imaginaire.

Un homme qui presse la terre avec les piés, soit dans l'effort qui prépare, soit dans celui qui précède immédiatement le saut ; n'est séparé de la terre, niàvant cette pression, ni pendant qu'elle dure. On ne peut concevoir qu'il doive ressauter lorsque cette pression s'affoiblit, si on le considère comme un corps dur qui s'appuye sur le sol. Il faut donc, pour admettre une réaction qui produise le saut, supposer toujours (plus ou moins implicitement) qu'il existe un vrai *ressort*, dans le sol ou dans les extremités inférieures ; ce qui est inadmissible (1).

X X I I I.

Je passe à l'exposition des faits principaux qu'on doit observer dans le saut, pour déterminer la vraie théorie de ce mouvement.

Avant l'effort qu'on fait pour sauter, les articulations des extremités inférieures sont fortement fléchies.

Le détachement de la terre dans le saut est immédiatement précédé d'un redressement de ces articulations fléchies, qui élèvent le corps, en s'ouvrant et s'élevant par le jeu de leurs muscles extenseurs.

Dans le redressement par lequel commence le mouvement du saut ; pendant que le femur est porté en avant et en haut, le tibia est porté en arrière et en haut, et se meut autour de l'appui que lui donne le talon ou toute autre partie fixe du pié.

Le redressement des genoux, ainsi que celui des autres articulations des extremités inférieures, est accompagné d'un effort sensible que font les piés contre le terrein ; et cet effort ne cesse qu'à l'instant du saut.

---

quand on saute, n'est qu'une *réflexion de la force* dont on pousse la terre des piés avant que de sauter.

(1) Personne ne peut adopter ce qu'on a dit dans l'ancienne Encyclopédie [*Tom. XIV*. p. 726.] ; que les muscles extenseurs de l'extremité inférieure, par leur *percussion* contre la terre [effet de leur pression latérale dans leur contraction], font un *ressort* qui produit le saut.

Un Auteur recent a dit aussi que les *ressorts* du tendon d'Achille, et du cou-de-pié, sont les plus essentiels pour l'action de sauter ; qui en dépend, en ce qu'ils opèrent une *percussion*, etc.

Boerhaave

(81)

Boerhaave a très-bien observé (1), qu'on ne peut sauter quand on tient les genoux étendus. Cela prouve que les releveurs des talons ne peuvent détacher le corps du sol, quelque effort qu'on leur donne, si les extenseurs des genoux sont fixés dans une contraction parfaite.

On peut sauter, si l'on se tient appuyé sur le sol par les talons seuls, qui sont alors fléchis (2); et pendant que le tronc du corps est toujours également incliné à l'horizon, ou même pendant qu'on l'incline encore davantage (ce qui est plus facile et sans danger de chûte, dans le saut vertical, et dans le saut en arrière).

Alors le jeu des extenseurs des genoux paraît suffire pour produire le saut; mais en effet il est aidé par le jeu des releveurs des talons, jeu que l'on sent dans cette espèce de saut.

Lorsque le corps s'élève dans le saut, les muscles fléchisseurs des bras se contractent et les élèvent; comme pour les faire servir d'ailes et de contre-poids à la machine.

Cette comparaison des bras avec des ailes est parfaitement juste. La résistance de l'air à l'agitation des bras fait que l'action réciproque des muscles grands pectoraux, et autres qui projettent alors les bras en avant et en haut, élève la poitrine, et favorise le soulevement du tronc. Or cet effet est analogue à celui qui produit la translation du corps des oiseaux par l'action des ailes ; ainsi qu'il résulte de ma théorie du Vol · des oiseaux (3).

Il est d'ailleurs manifeste que les bras de l'homme qui va sauter, étant mûs ainsi, agissent comme des balanciers ; qui sont d'autant plus utiles, lorsque les mains ne sont point vuides, mais chargées de poids médiocres. Ces poids ont pour augmenter la force du saut, une utilité principale, qui sera indiquée plus bas.

---

(1) *Prælect. in Instit. Rei Medic. n.* 639, *ubi de Saltu.* Il est à remarquer que lorsqu'on retombe à la fin du saut, ayant les genoux étendus ; on peut heurter des piés contre le sol, aussi fortement que lorsque les genoux sont fléchis : et cependant toute la réaction qu'on peut supposer dans le sol, ne reproduit point le saut.

(2) Les talons sont alors pliés avec force, afin que l'action de leurs fléchisseurs fortifie l'appui qu'ils donnent; appui qui est d'autant plus foible, qu'ayant une forme arrondie, ils ne portent que sur une surface peu étendue.

(3) Voyez la Sixième Section de cet Ouvrage, sur cette théorie ; que j'ai donnée le premier, il y a dix ans, dans le Journal des Savants.

L

Ces poids servent encore à empêcher que les bras ne soient élevés avec une telle prestesse, qu'ils doivent ensuite retomber, et agir pour faire descendre le corps, avant qu'il n'ait atteint la hauteur où l'effort du saut l'auroit porté (1).

Au moment où le saut finit, et où le sauteur va toucher la terre, il contracte les extenseurs de ses articulations, surtout de celles des extremités inférieures ; de sorte que ces muscles par leur jeu réciproque, soutiennent et relèvent les parties du corps supérienres à ces articulations, ou leur impriment un mouvement contraire à celui que leur donne la pesanteur (2).

Une condition évidemment nécessaire pour le saut, et dont on n'a point parlé ; est que dans le moment où il est produit, l'effort des extenseurs des orteils pour fixer le pié sur le sol, doit cesser tout-à-fait, ou être plus foible que l'effort simultané des extenseurs des autres articulations de la jambe.

Au contraire un effort prédominant des extenseurs des orteils a lieu quand il se fait un simple redressement des articulations de la jambe, qui n'est point suivi de saut.

S'il n'y a qu'une articulation de la jambe qui soit fléchie, l'effort quelconque des extenseurs de cette articulation ne pourra jamais détacher la jambe du sol, ou la faire *sauter* (3).

Telle est la raison des faits suivants. Boerhaave a remarqué que l'on ne

---

(1) Aristote [*De incessu Animalium*, c. 3.] explique l'utilité de l'agitation des mains dans la course [comme celle des *haltères* dans le saut] par l'effort réciproque (ἀντέρεισις) que font les membres articulés entre eux, dans l'extension de leur articulation ; effort qui fait réagir le membre pressé contre celui qui le presse [car tel est le sens du texte que je corrige, τὸ πιεζόμενον πρὸς τὸ πιέζον].

Aristote paroit avoir voulu dire, que le contre-effort que les parties inférieures font vers les parties supérieures, suivant que celles-ci sont chargées, ajoute aux mouvements des parties inférieures qui opèrent la course ou le saut. Mais ici, comme dans beaucoup d'autres passages d'Aristote ; on croit le deviner, lorsqu'on a d'ailleurs des idées exactes sur la chose dont il parle.

(2) Ricci a très-bien remarqué que les danseurs de corde employent un art particulier pour soutenir le poids de leur corps [*arte quadam sustentandæ gravitati corporis assueverunt*]; puisqu'on les voit après s'être élancés en l'air à de très-grandes hauteurs, retomber à terre avec une telle légereté, qu'à peine y impriment-ils de trace, ou y font-ils entendre quelque bruit de leurs piés ; et qu'ils ressautent desuite aussi prestement que feroit une paume en bondissant [*Dissertat. Homericæ*, *Tom. II. p.* 26.].

(3) V. ci-dessus Art. XVIII.

(83)

peut sauter lorsqu'on tient les genoux étendus. J'ai observé qu'on ne peut
produire le saut, avec quelque force qu'on fasse agir les extenseurs des
genoux qu'on a fléchis; si en même temps les releveurs des talons tiennent
les piés dans la plus forte extension possible.

X X I V.

C'est sur les bases que donnent ces faits, que je fonde ma nouvelle
Théorie du méchanisme du saut, et de ses différentes espèces.

Il faut distinguer dans le saut de l'homme, les mouvements qui le préparent, de ceux qui leur succèdent pour le produire.

Avant l'élévation du corps qui précède le saut, les articulations de la
jambe qui doit sauter, étant naturellement pliées en sens alternatifs; sont
fléchies, et ensuite fixées dans leur flexion, par une forte contraction
de leurs muscles fléchisseurs. Cependant cette jambe est fixement appuyée
sur le sol par sa pesanteur, par la charge du corps qu'elle supporte, et
par une contraction vive des muscles extenseurs des orteils.

Immédiatement avant le redressement du corps qui précède le saut, le
corps arcboute contre le sol à l'endroit des articulations des orteils avec les
os du métatarse; et ces articulations sont alors fléchies fixement par les
extenseurs des orteils. L'effort très-marqué que font ces muscles, n'a point
l'effet qu'on lui attribue; de produire le saut par une percussion suivie de
réaction. Mais le point fixe qu'ils établissent, est utile pour que le talon
prenne une position d'autant plus fixe. Cette fixation du talon est nécessaire
pour assurer celle du genou qui doit être d'abord fortement fléchi, et les
modifications graduées des mouvements subséquents de projection du tibia et
du femur (1).

La flexion des articulations de la jambe, qui est produite avant leur
extension pour le saut, a trois avantages principaux, à proportion de ce
qu'elle est plus forte et plus profonde.

Le premier est que dans des sauts fort étendus, le déployement de ces

______

(1) C'est pour une fin analogue, que dans les animaux qui sautent fort haut, lorsque
les extrémités des pattes sont singulièrement raccourcies, elles ont des articulations très-
fortes, et dont les mouvements séparés sont très-distincts. Ces articulations sont autant de
points d'appui, dont la fixation successive dans la préparation au saut, multiplie et renforce les mouvements de projection qui sont imprimés au corps.

articulations est prolongé de manière que des mouvemens de projection suffisants peuvent être imprimés au tibia et au femur.

Le second est que les fléchisseurs, par leur action combinée dans le temps qui précède immédiatement les mouvements du saut, empêchent les vacillations laterales de la jambe ; déterminées par celles du corps qui peut n'être pas assez constamment assujetti par ses muscles propres : et que la jambe ainsi retenue dans un plan vertical, doit sauter plus parfaitement.

Le troisième avantage est que plus le femur et le tibia sont inclinés, ou rapprochés d'une position horizontale, dans la flexion des articulations qui précède le saut ; plus la force centrifuge acquise dans le redressément de ces articulations se trouve être dirigée de bas en haut, au moment où elle peut s'exercer parceque le corps se détache du sol : plus elle concourt alors avec l'impulsion qu'ont donné les muscles extenseurs, à lancer le corps, et à porter son ascension le plus haut possible.

Lorsque le saut doit être produit après cette flexion préparatoire des articulations de la jambe ; leurs muscles fléchisseurs diminuant par degrés leur effort, les extenseurs de ces articulations se contractent tout-à-coup et fortement (1). Ils impriment au femur et au tibia, des mouvements de projection vers en haut ; qui d'abord sont presque circulaires autour des centres sensiblement fixes de ces mêmes articulations.

A mesure que les extenseurs du genou, et les releveurs du talon, continuent d'imprimer des mouvements de projection au femur et au tibia ; par leur action réciproque, ils ne peuvent qu'élever le tibia en élevant le femur, et le calcaneum en élevant le tibia. On voit que ces mouvements réciproques s'opèrent suivant des directions d'autant plus avantageuses pour le saut, à mesure que les os supérieurs s'élèvent.

C'est ainsi que se fait le redressement du corps, qui a lieu immédiatement après la préparation au saut, et qui précède (2) le saut proprement dit, par lequel le corps est détaché du sol.

---

(1) La force de contraction d'une partie des extenseurs du genou et du talon est augmentée relativement dans l'homme, par l'élévation de leurs origines ou attaches supérieures. Ainsi le muscle droit, extenseur du tibia, naît de l'épine antérieure de l'os des iles ; et les gastrocnemiens ont leurs origines aux condyles du femur.

(2) Ces deux tems qu'on peut distinguer dans le redressement du corps, et le saut qui lui succède, sont bien séparés par une suspension intermédiaire, dans le saut de la chevre sauvage [*dorcas*] ; suivant que Galien l'a observé. C'est delà qu'a pris son nom le pouls dit *caprizans* δορκαδίζων, dont chaque pulsation se fait en deux reprises.

Lorsque dans ce redressement le tibia et le femur ont élevé le corps avec rapidité, si on ne fait aussitôt après un grand effort pour fixer dans leurs extenseurs une contraction extraordinaire ; cette élévation est suivie immédiatement d'une descente du corps, qui retombe tout-à-coup, et fait plier les genoux.

X X V.

A mesure que les os de l'extremité inférieure s'élèvent dans le redresse-ment qui précède le saut ; les releveurs du talon continuent leur effort de projection du tibia autour, et en arrière du centre du talon ; et les extenseurs du genou continuent pareillement leur effort de projection du tibia autour et en avant du centre de l'articulation du genou.

Le tibia (qui est toujours incliné à l'horizon avant le saut) reçoit donc en même temps des impulsions fortes qui tendent à le faire mouvoir en sens opposés autour des deux centres du genou et du talon. L'effet du concours de ces impulsions doit être de faire mouvoir les deux extremités du tibia en sens contraires, autour d'un centre variable de rotation, pris sur la longueur de cet os.

Ce centre de rotation est variable à chaque instant, suivant les rapports successifs qu'ont les forces de projection imprimées par les extenseurs des articulations du genou et du talon ; dans les différentes directions de ces muscles, et dans les divers dégrés de déplacement des centres de ces articulations.

Cette rotation du tibia autour de ce centre variable, lui permet d'obéir à l'impulsion résultante des mouvements de projection qui lui ont été imprimés ; et des autres mouvements qui peuvent lui être communiqués par le jeu des articulations des parties supérieures du corps. Dès-lors, si cette impulsion est assez forte, il peut se détacher du sol, en entraînant tout le reste du corps (1).

De même le femur auquel sont imprimés des mouvements de projection en sens opposés, par les extenseurs du genou, et par ceux de l'articulation

____

(1) La contraction simultanée des extenseurs des talons et des genoux peut produire aussi un mouvement, par lequel on fait glisser les deux piés en avant ou en arrière, sans leur faire quitter le sol. Ce mouvement est analogue au saut, et ne pourroit être produit par le jeu d'une seule de ces articulations. Il a lieu lorsque l'action de ces extenseurs concourt avec celle des extenseurs des orteils, et est graduée de manière à ne prédominer que foiblement sur celle-ci.

ds la hanche autour des centres de ces articulations ; se mouvant pareillement autour d'un centre variable de rotation ; il peut sauter avec sa charge, en suivant l'impulsion dominante qui résulte de celles qu'il a reçues de ces muscles extenseurs, et des autres mouvements qui lui ont été communiqués.

Les mouvemens de projection imprimés au tronc du corps, dans le saut, par le tibia et le femur ; sont les plus considérables sans comparaison. Cependant on ne doit pas oublier que les mouvements des os du tarse, des os du bassin et même des vertèbres lombaires, peuvent concourir à étendre le saut ; et ajouter à la perfection de ses différentes espèces.

Mais on voit que les extenseurs des articulations de ces os ne peuvent imprimer au tronc, des mouvements considérables de projection. La cause en est dans l'extrème disproportion qu'ont relativement aux centres de ces articulations, la distance de leurs attaches, et la longueur relative du bras de levier que forme le tronc du corps.

D'après ce qui a été dit, on voit que la vraie théorie du méchanisme du saut, qui a été inconnue jusqu'à présent, porte sur deux points essentiels :

1.º Le saut ne peut être produit qu'autant qu'il y a concours d'action des extenseurs de deux articulations de la jambe, qui se suivent étant disposées en sens alternatifs, et qui ont été auparavant fléchies :

2.º Les extenseurs de ces deux articulations consécutives de la jambe, impriment à l'os intermédiaire de ces articulations, des mouvements de projection autour des centres de ces articulations ; qui déterminent cet os à tourner par ses extremités autour d'un centre de rotation variable ; desorte que cet os ne se mouvant plus autour d'un point fixe, peut suivre le mouvement qui résulte de ceux qui lui ont été imprimés, et se détacher ainsi du sol ou sauter (1).

____

(1) Il faut reconnoitre un semblable jeu des extenseurs d'articulations consécutives qui ont dû se plier en sens alternatifs, dans certains cas où l'on a vu se produire convulsive-ment le saut de tout le corps, ou d'une partie qui en avoit été séparée.

Ainsi il est des maladies convulsives très-violentes, qui produisent des sauts extraordi-naires de tout le corps ; par l'extension simultanée d'articulations consécutives, pliées forcé-ment en sens alternatifs ; soit dans l'épine seule, soit dans l'épine et les hanches, etc. Ridley a vu un hydrophobe, pliant ses membres en sens contraires, lancer son corps à sept piés de distance. J'ai trouvé des observations analogues dans Chesneau, Gohl, Baader, etc.

Un effet semblable a dû être produit dans les articulations des vertèbres cervicales, qui avoient resté attachées à la tête [le cou ayant été coupé fort bas]; lorsqu'on a vu des têtes

X X V I.

Il est à présent facile de voir les différences des mouvements qui opèrent les différentes espèces de saut.

Dans le saut vertical, les mouvements de projection en avant que les muscles extenseurs du genou impriment au femur, et ceux de projection en arrière que les releveurs du talon impriment au tibia; sont modifiés par les rapports de force donnés à ces muscles, et de flexion donnée à ces articulations; de manière que les mouvements horizontaux dont ces mouvements de projection sont composés, et qui sont en sens contraire, sont égaux entre eux. Ainsi le tronc du corps ne reçoit de ces mouvements de projection qu'un mouvement moyen d'ascension verticale.

Le mouvement horizontal de projection donné au femur par les extenseurs du genou, est plus fort dans le saut en avant, et plus foible dans le saut en arrière, que n'est le mouvement horizontal de projection donnée au tibia par les releveurs du talon.

La volonté qui détermine le saut en avant, y rend plus dominante l'action des extenseurs du genou, en diminuant relativement l'effort des releveurs du talon, et celui des extenseurs de l'articulation de la hanche. Au contraire lorsqu'elle détermine le saut en arrière, elle y aide l'action des releveurs du talon, en contractant fortement les extenseurs de la hanche, et en affoiblissant relativement l'effort des extenseurs du genou.

Le saut en avant est beaucoup plus étendu quand il est aidé par l'élan que donne une course qui le précède immédiatement. La raison en est qu'après plusieurs pas de course, ou de marche très rapide, les extenseurs des articulations des jambes ont imprimé au corps des forces de mouvement horizontal, qu'il conserve en partie, tant que la course n'est point arrêtée; et qui font que dans le saut produit alors en avant, l'ascension oblique du corps est d'autant plus prolongée.

Mayow a cru pouvoir expliquer la différence des mouvements du saut en avant, et du saut en arrière, en disant simplement (1) : que dans le saut on porte les extremités inférieures en avant, et le tronc en arrière, suivant que

---

décollées rebondir après leur chûte, [*V. Th. Bartholin Cent. II. Hist. Anat.* 98 ; l'Auteur du *Philofophische Arzt. P. I. p.* 168, etc.] ou ramper [comme Pline et Plutarque s'accordent à le raconter des têtes des victimes que Pyrrhus sacrifia le jour où il fut tué].

(1) *Oper. Part. II. pag.* 103.

prévaut l'effort de ces diverses parties du corps qui sont nûes dans l'un ou l'autre sens.

Mais cette assertion de Mayow est trop générale ; et son observation n'es vraie que dans le saut en avant (dont elle ne donne d'ailleurs que l'explication la plus vague). Car dans le saut en arrière , les extremités inférieures se portent en arrière , tandis que le tronc est porté en avant.

Ces distributions opposées de côté et d'autre du centre de gravité du corps , que le tronc et les extremités inférieures affectent dans les sauts en arrière et en avant , ont cet avantage ; que le corps au moment qu'il porte à terre à la fin du saut , est balancé avec un moindre danger de chûte , et se redresse plus facilement.

On voit par ce qui précède , combien les mouvements des extenseurs des articulations de l'extremité inférieure se modifient entre eux dans les diffé- rentes espèces de saut. Ces extenseurs , par les combinaisons des différences de leurs forces relatives et de leurs directions dans le progrès de leur contraction , peuvent faire décrire au centre de gravité du tronc du corps et de l'autre jambe , une infinité de courbes diverses. Ces courbes sont absolument indéterminables , loin d'être des cercles , ou des courbes géomé- triques de rotation autour d'un point fixe ; comme Mayow et d'autres l'ont pensé.

Dans le saut , le corps est lancé par le jeu de l'extremité inférieure ; dont l'effet est analogue à celui par lequel une pierre est lancée d'un tour du bras , ou seul , ou armé d'une fronde (1).

---

(1) Lorsqu'on lance une pierre ou un trait d'un seul tour de bras , on fait mouvoir circulairement le bras étendu dans toute sa longueur : on retire auparavant le corps , & on le fait tourner sur lui-même , ce qui ajoute au mouvement donné à ce projectile ; qui s'échape d'ailleurs avec plus de force centrifuge , par la tangente d'un cercle dont le rayon est prolongé par l'extension du bras.

Chez les Anciens , on jettait de même le disque. On l'élevait fort haut de la main droite , on lui faisait faire un grand circuit avec beaucoup de force ; & au moment de le jetter , on l'accompagnait dans la direction qu'on lui avait imprimée. (Voyez la des- cription qu'en fait Stace , *Thébaïd. l. VI. v.* 707 — 10.). Les Anciens jettoient aussi d'une manière analogue une autre espèce de disque , à l'aide d'une courroye qui y étoit attachée (V. la *Description des Pierres gravées de Stofch , p.* 458 — 9.) Ils se servoient de même d'une courroye (dite *amentum*) dont ils entouroient des javelots , pour les darder avec plus de force.

Quand on lance une pierre avec la fronde , on lui fait faire le plus souvent plusieurs

Il est remarquable que c'est par une succession d'efforts, analogue à celle qui produit le coup dit *sec* (1), avec lequel on peut lancer une pierre d'un tour de bras; qu'un sauteur habile borne l'étendue qu'il veut donner à chacun de ses sauts, dont il peut déterminer le degré avec une précision singulière.

X X V I I.

Les forces de projection que les muscles extenseurs impriment aux os des jambes, avant que le saut ne soit produit, se proportionnent généralement, dans les diverses espèces d'animaux, aux résistances que font ces os ; qui sont plus ou moins supérieures aux résistances que ces muscles dans chaque animal ont à surmonter habituellement (2).

Telle me paroît être la véritable cause de ce fait, que Borelli a observé, et qu'il a mal expliqué (3) : que les animaux font des sauts plus étendus,

---

tours ou mouvemens circulaires ; qui lui impriment une vîtesse croissante à chaque tour, jusqu'à un certain point; où cette pierre a acquis le *maximum* de vîtesse que peut lui donner l'application continuée d'un certain effort des muscles.

Dans ces mouvemens circulaires, on fait décrire à la fronde (ce que Sturmius a bien vû, mais que Massuet & d'autres ont ignoré) la surface d'un cone; dont la circonférence de la base est décrite par la pierre ; et dont la main est le sommet, duquel la pierre tend ainsi à s'éloigner. J'ajoute que l'art du frondeur consiste à faire mouvoir la pierre dans un cercle, dont le plan passe par l'objet qu'il veut frapper ; et à ne laisser échaper la pierre de ce cercle, que dans le point dont la tangente se dirige à cet objet.

(1) Un coup dit *sec* est celui, où après avoir contracté fortement les muscles qui donnent l'impulsion ; on arrête cette contraction à un certain degré, et on lui fait succéder immédiatement un effort de *contraction fixe* (tel que je l'ai défini ailleurs). C'est ainsi que l'impulsion donnée au projectile, reste dirigée de la manière la plus favorable à la projection qu'on se propose ; tandis que cette direction seroit altérée par les nouvelles directions que recevroit ce projectile, si son mouvement circulaire étoit poussé trop loin par l'action continuée des muscles moteurs.

(2) Voyez ce qui sera dit à l'Article XXIX. de cette Section.

(3) *De Motu Animalium Part. I. Prop.* 176. Il y dit que les extremités de ces os plus longs décrivant de plus grands arcs de cercle, ont d'autant plus de vîtesse pour se mouvoir, et pour projetter en haut le corps de l'animal, qui doit dèslors être transporté dans un plus grand espace. Mais la vîtesse du mouvement des extremités des os, qui mesure en effet celle de la projection du corps; est indépendante de la grandeur quelconque des arcs qu'elles décrivent. Cette vîtesse est seulement en général proportionnée à la durée de l'application de la force de contraction des muscles extenseurs, quelque grande que soit cette force, et quelque soudains qu'en paroissent les effets.

M

à proportion de ce que les leviers des derniers os de leurs jambes sont plus. allongés. En effet ces leviers résistent d'autant plus à leur projection.

Cette structure est particulièrement remarquable dans les jambes postérieures de la grenouille , dont les sauts très-étendus sont encore aidés par d'autres avantages méchaniques, que je vais indiquer à cette occasion.

D'après la description que Roesel a donnée du squelète de la grenouille (1) ; on voit que dans cet animal l'os pubis auquel s'attachent les jambes de derrière, est semblable à celui des autres quadrupèdes : qu'il n'y a point de vertèbres lombaires : que l'os sacrum est remplacé par un os long , qu'on a appellé l'os du coccyx, et qui est articulé avec la dernière vertèbre dorsale : et qu'à la place des autres os du bassin, sont deux os larges et fort longs qui occupent la region lombaire , et qui s'articulent avec les apophyses latérales de la dernière vertèbre.

En considérant la structure du squelète de la grenouille, on verra

1.° Que le tronc de la grenouille (qui d'ailleurs n'a point de col, ou de vertèbres cervicales) est singulièrement raccourci , et par conséquent d'autant plus susceptible des mouvements de projection par les efforts des extenseurs des articulations des os du bassin avec la dernière vertèbre dorsale , et avec les femurs :

2.° Que les mouvements imprimés aux os *des lombes* par les muscles extenseurs des articulations des extremités postérieures, sont transmis au tronc d'autant moins avantageusement ; que ces os ont une position fort inclinée à l'horizon , et font avec la colomne vertèbrale un angle plus obtus que dans les autres quadrupèdes (2) :

3.° Que l'os du coccyx peut être étendu , lorsque le tronc du corps va être lancé dans le saut ; de manière qu'il forme , par un bras de levier assez long , un contre-poids qui modère l'abaissement de la charge du tronc ; et que le tronc en reçoit d'autant mieux suivant sa longueur, l'impulsion des jambes postérieures.

Borelli paroît avoir eu en vûe , ce qui est bien différent ; que plus sont grands les cercles que les os de l'extremité inférieure décrivent dans le saut , plus est grande à proportion la force centrifuge par laquelle le corps est lancé.

(1) *Historia Naturalis Ranarum Nostratium* , *pag.* 36.

(2) Ce qui est cause que la grenouille dans l'état de repos reste accroupie , & qu'elle ne peut se tenir dressée sur les jambes de derrière.

XXVIII.

Après avoir établi ma theorie du saut, un objet de recherche intéressant me paroît être de déterminer qu'elle étoit l'utilité principale de ces poids que les Anciens appelloient *haltères* ; et dont ils avoient reconnu qu'il étoit avantageux de se charger les mains, pour sauter avec plus de force (1).

Ce n'est qu'une utilité subordonnée de semblables poids, que celle qu'ils peuvent avoir pour donner aux bras de grandes oscillations dans la préparation au saut. On voit des gens (2), qui d'après ce que l'expérience leur a appris, pour se donner une plus grande force de saut, se chargent également les deux mains de boules de fer ou de pierres ; et après les avoir balancées quelque temps, les jettent dans l'instant même du saut.

Ce balancement est utile sans doute (de même que l'élan d'une course qui précéde le saut), en ce que les oscillations répétées de ces masses impriment au corps qu'elles tendent à entraîner, des forces de mouvement horizontal, qu'il conserve en partie, et qui contribuent à l'étendue du saut.

L'utilité principale de semblables poids, est qu'en ajoutant à la charge du corps, ils rendent nécessaire un plus grand effort pour le redressement des extremités inférieures qui doit précéder le saut ; et qu'ils excitent et déterminent ainsi une application plus longue ou plus avantageuse des forces des muscles extenseurs des articulations de ces extremités.

Cet usage principal que j'attribue aux *haltères* des Anciens, peut être confirmé par ce que Mercurialis nous apprend (3) d'après les Monuments Antiques : que dans l'exercice du saut, on portoit aussi quelquefois sur la tête ou sur les épaules, de ces *haltères* ou poids qui étoient de différentes formes. Il est manifeste que dans ce cas, leur utilité ne pouvoit être que d'augmenter la charge du corps (4).

---

(1) Ces poids fa'soient que les Athlètes sautoient beaucoup mieux ; suivant le rapport d'Aristote, de Théophraste, de Lucien , etc. On faisoit ces *haltères* de diverses formes ; et de matières plus ou moins pesantes , comme on peut voir dans le Traité de Mercurialis sur la Gymnastique des Anciens.

Je ne parle point ici de l'exercice que les Anciens faisoient avec ces masses , lorsqu'on les élevoit & transportoit alternativement avec les mains droite et gauche , afin de fortifier les bras ; exercice dont ont parlé Galien , Martial , etc.

(2) Moyse du Soul (*in Lucianum de Gymnasiis n.* 27.) l'avoit remarqué en Ecosse.

(3) *De Arte Gymnastica, Lib.* 3. *cap.* 12.

(4) Je conjecture que les poids ou masses , semblables à des haltères , dont quelques

M 2

XXIX.

Ce que je dis de l'utilité principale qu'avoient les haltères dans 'le saut, tient à un Principe général ; qu'il est à propos de développer, et d'appuyer sur les faits.

Ce Principe est que lorsque les résistances que les muscles doivent surmonter, sont fort grandes relativement à l'état le plus habituel, et cependant ne sont pas excessives ; elles déterminent un emploi plus considérable, ou plus avantageux des forces propres à ces muscles.

Lorsque la résistance à vaincre est plus grande que celles que les muscles surmontent habituellement, sans néanmoins être immodérée ; le sentiment de cette résistance excite la Nature, et la détermine à augmenter l'action des muscles moteurs, plus que dans l'état ordinaire (A) ; ou bien à rendre plus avantageux que de coutume, l'emploi d'un même degré de cette action. (B)

(A). La Nature peut agir de deux manières, pour donner à cette résistance extraordinaire la même vîtesse qu'elle donne à une résistance ordinaire.

1°. Elle peut rendre plus grande que dans l'état habituel, la vîtesse de la contraction des muscles moteurs.

- 2°. Elle peut, sans augmenter la vîtesse habituelle de la contraction de ces muscles ; en proportion de ce que cette vîtesse est plus retardée par la résistance extraordinaire, soutenir l'effort de cette contraction pendant un temps d'autant plus long ; desorte que cette application prolongée de la force musculaire imprime à cette résistance la même vîtesse, qu'une résistance ordinaire eût reçu d'une application plus courte de cette force.

Gladiateurs chargeoient leurs épaules, les aidoient pareillement à pousser avec un effort plus soutenu leurs armes offensives. J'explique ainsi ce qu'on voit dans une Mosaïque, dont Winkelmann a donné le deffein dans ses *Monumenti Antichi Inediti*, N.° 197. Un Gladiateur Mirmillon y est représenté poussant avec les deux bras son trident, dont il soutient surtout l'extremité vers les pointes, de sa main gauche ; et ayant sur l'épaule gauche une espèce d'armure quarrée.

Winkelmann croit que cette armure servoit à le garantir des coups de son ennemi. Mais il n'est pas vraisemblable qu'on n'eut pas préféré de garantir tant d'autres parties du corps, dont les blessures auroient été plus dangereuses. Il me paroît que chez ces Gladiateurs, l'effort du bras gauche pour soutenir l'extremité du trident, étoit comme appuyé par une telle masse quarrée de plomb, ou d'autre métal, qui étoit placée assez fixement sur l'articulation de l'épaule ; et dont la charge déterminoit une contraction plus forte ou plus prolongée du deltoïde, et des autres muscles qui concourent à tenir l'humerus relevé.

(B). L'emploi d'un même degré d'action des muscles moteurs peut être rendu plus avantageux que de coutume, et quand la vitesse de leur contraction est variable pendant son progrès, et quand elle est uniforme (1).

1°. Si la contraction des muscles moteurs s'exerce pendant sa durée avec une vitesse variable, quoique la somme de ses vîtesses durant son cours entier soit la même que dans l'état habituel; la Nature peut faire produire un plus grand effet à cette contraction; en rendant aux divers instants de sa durée, la vîtesse plus ou moins considérable, suivant que les directions qui sont imprimées successivement par ces muscles, se rapprochent plus ou moins de la direction de mouvement que la Nature veut donner à la résistance.

2°. Si la contraction des muscles moteurs se fait avec une vîtesse uniforme, et la même que dans l'état habituel; la Nature peut rendre cette contraction plus efficace, en fixant davantage les attaches de ces muscles par le concours des muscles auxiliaires (2).

C'est au Principe qui vient d'être exposé, qu'il faut rapporter divers faits dont on n'a donné jusqu'ici que des explications insignifiantes.

Aristote (3) et d'après lui Theophraste (4) ont crû expliquer comment des poids médiocres portés dans les mains, sont utiles pour aider la course et le saut; en disant que ces poids donnent aux bras une sorte d'appui ou

---

(1) L'imagination semble se refuser à distinguer dans les différentes contractions d'un muscle, qui se font toujours avec la plus grande rapidité, des vîtesses relatives plus ou moins grandes; et dans le cours d'une seule contraction, une vîtesse uniforme, ou des vîtesses variables. Mais outre que ces inégalités et variabilités de vîtesse dans les contractions musculaires, sont nécessairement possibles; on peut reconcilier l'imagination avec ces notions abstraites, en rappellant ce que Haller, Pagani, et Bonioli ont observé; que la contraction d'un muscle se fait et s'achève par une suite d'ondulations ou d'oscillations réciproques des parties des fibres de ce muscle. (Voyez Haller, *Physiol. T. IV. p.* 471.)

(2) Ces diverses augmentations et dispensations des forces musculaires, que la Nature peut employer dans ces cas, sont des résultats que produisent en elle l'instinct primitif et l'expérience; dont le calcul qui se manifeste par ses effets, est audessus de nos conceptions.

Plus les déterminations de la Nature sont rapides, et tiennent moins sensiblement à cette sorte de calcul obscur; comme par exemple dans la projection trop facile d'un corps léger; moins elles semblent être dépendantes de la volonté. C'est sous ce rapport qu'on pourroit dire ce qu'Aristote et Théophraste ont dit vaguement[et que leurs Interprètes ont mal rendu]; qu'un tel mouvement précipité a quelque chose de convulsif (σπασματιδιστιρον).

(3) *Probl. 8, Sect. iv.*

(4) *Lib. de Lassitudine, Oper. p. m.* 466.

de rénitence. Bacon a pensé vainement, que les poids dont les Coureurs chargent leurs mains, fortifient leurs nerfs en les contractant et les unissant. Un homme célèbre a dit recemment, que la raison pour laquelle un enfant encore foible, et qui chancèle en marchant, marche plus ferme lorsqu'on lui donne un poids à traîner ; est qu'on augmente ainsi la *tension du système* (1).

Je vais indiquer rapidement beaucoup d'autres faits, qu'on a mal expliqués, et qui se rapportent au même Principe général.

Athenée a dit qu'Hipponax, entre autres preuves qu'il donnoit d'une grande force dans les bras, pouvoit lancer très-loin une bouteille, même vuide. Sur quoi Casaubon a remarqué (2) qu'en effet il est possible qu'une bouteille étant pleine, soit chassée plus facilement qu'étant vuide, par l'impulsion que lui donne un effort égal (3).

On a de nombreux exemples de l'utilité qu'ont pour renforcer l'action de divers muscles, des pressions gênantes, ou des charges qu'on leur applique. J'ai parlé ci-dessus de cette utilité qu'ont les ceintures (4). Les ceintures me paroissent encore être utiles, en faisant l'effet de ligatures, qui divisant les longs muscles du dos, leur donnent de nouveaux points fixes ; parrapport auxquels les portions de ces muscles se contractent plus parfaitement, et suivant des directions plus assurées (5).

C'est une observation commune, que pour donner plus de force aux bêtes de somme, on a soin qu'elles soient bien sanglées. Le bât qui leur serre une bonne partie du corps, bien loin d'augmenter la pesanteur de

---

(1) Cette idée vague se retrouve dans Ovide ; qui dit [*Metam. L. XV. v.* 223-4] de l'enfant qui commence à se soutenir sur ses jambes : *Paulatimque tremens, & nondum poplite firmo Constitit, adjutisque aliquo conamine nervis.* Ce *conamen* désigne probablement cette espèce de genouillères [dites *Serperastra*] qu'on adaptoit aux enfans : mais il peut aussi indiquer toute autre machine propre à donner de l'appui, et plus de force à leurs mouvements.

(2) *Animadv. in Athenæum*, col. 858.

(3) On peut observer que lorsque les muscles extenseurs de l'avant-bras agissent pour chasser un poids léger, leur effort entraîne communément l'humerus, et est ainsi affoibli : aulieu que lorsqu'on doit lancer un poids lourd, on fixe l'humerus, et l'on conserve ainsi plus entière l'action de ces muscles qui doit produire cet effet.

(4) Art. VI. de la Première Section.

(5) Telle me paroit être aussi l'utilité principale des énervations des muscles droits abdominaux, contre lesquels les viscères du bas-ventre font les plus grands efforts.

leur charge , en diminue respectivement le poids en augmentant leurs forces (1).

Pline et Suetone racontent que Neron , pour fortifier sa voix , portoit sur sa poitrine une plaque de plomb ; lorsqu'il étoit couché à la renverse , et même lorsqu'il chantoit. Pline a mal rapporté cette pratique , à une utilité particulière du plomb. Mais la charge de cette plaque excitoit dans les muscles de la respiration , de plus grandes forces pour soutenir et prolonger l'inspiration , ou pour modifier l'expiration , suivant qu'il convenoit à la tenue d'un chant élevé.

Des armes défensives convenables , étant distribuées sur les différentes parties du corps , loin de le surcharger par leur masse , augmentent sa force et son agilité , en prolongeant et en développant les efforts de ses muscles. Homère a connu et indiqué ce fait , lorsqu'il a dit des armes d'Achille ; qu'elles élevoient son corps , et lui servoient comme d'ailes (2).

Enfin lorsqu'un développement des forces des muscles plus grand que dans l'état commun , a été fréquemment excité par le besoin de surmonter des résistances extraordinaires ; l'habitude rend ce développement naturel ; et les muscles en prennent une augmentation constante d'énergie. C'est ainsi que les soldats Romains se rendoient plus facile le maniement de leurs armes ordinaires, en prenant dans leurs exercices, des armes d'une pesanteur double (comme nous l'apprend Vegèce). Les faits de ce genre sont en grand nombre , et très-connus.

X X X.

Je terminerai la Seconde Partie de cette Section , par quelques remarques sur le saut des Serpents , et sur celui des Insectes.

La faculté de sauter est refusée à certaines espèces de serpents , comme aux couleuvres et aux vipères ; qu'on sait n'avoir pas dans la colomne vertébrale , la même flexibilité que les serpents sauteurs.

Ceux-ci ont deux manières de sauter. La plus simple est celle qu'emploient l'*acontias* , et le serpent à sonnettes , lorsqu'ils s'élancent de dessus un arbre. Ils se donnent alors la figure d'un arc , en joignant la tête avec la queue ;

---

(1) *Journal de Trevoux pour l'an.* 1723. *pag.* 1273.

(2) *Iliad. L. XIX. V.* 386 , sur quoi Eustathe dit que quelques uns avoient crû qu'Homère faisoit entendre par là , que ces armes d'Achille étoient animées.

ils s'appuient fortement sur ces extremités , et partent comme une flèche.

Lorsque leur corps a été ainsi replié circulairement, et fermement appuyé contre la base par un effort de flexion dans les articulations extrèmes du cou et de la queue ; les muscles extenseurs de l'épine agissent violemment pour l'étendre. La partie de l'ovale que forme le corps, qui est la plus éloignée de l'appui, étant alors mûe avec beaucoup de force par ses extenseurs, se plie vers l'intérieur, plus ou moins profondément ; et il s'y établit un centre d'inflexion, qui devient comme un point fixe relativement aux vertèbres voisines.

C'est autour de ce centre, que les extenseurs de l'épine, par leur action réciproque, impriment des mouvements de projection aux parties supérieures de l'une et de l'autre moitié recourbée du corps. Mais en même temps, dans les parties inférieures de ces deux moitiés, les extenseurs de l'épine impriment des mouvements de projection autour des appuis des vertèbres extrèmes, qui sont fléchies contre la base ; et par conséquent en sens contraires des mouvements imprimés aux parties supérieures.

Ainsi chaque moitié de la colomne vertèbrale a ses deux extremités qui se meuvent en sens opposés. D'où il suit (d'après les principes établis ci-dessus) que desque l'effort des muscles qui fixoient sur la base la tête et la queue, vient à se relâcher ; les mouvements divers imprimés aux extremités de chaque moitié du corps, peuvent y produire un saut, qui résulte de la composition de leurs forces et de leurs directions.

Les serpents sauteurs ont une autre manière de sauter plus compliquée, lorsqu'étant à terre ils poursuivent leur proye. Avant chaque saut, ils font plusieurs tours de tout leur corps, qu'ils entortillent autour de leurs têtes.

Par ce moyen, il s'établit dans la plus grande partie de leurs corps, un grand nombre d'arcs ; dont chacun est formé par une suite d'articulations des vertèbres, et arcboute par ses deux extremités , contre le terrein sur lequel il est dirigé obliquement. Le saut de chacun de ces arcs est ensuite produit par les extenseurs des vertèbres ; de la même manière qu'il est produit (comme je viens de l'expliquer) dans les serpents dont le corps entier ne forme qu'un arc semblable.

Ces divers arcs ainsi formés se détachent du sol vers le même tems, et lorsque le bout de la queue cesse d'être fixe. Mais dès qu'ils sont rendus libres, leurs mouvements multipliés en divers sens se modifient, se balancent, et se combinent au gré de l'animal, de la manière la plus avantageuse.

C'est

C'est ainsi qu'ils donnent au corps, qui est lancé suivant sa longueur, la direction moyenne la plus convenable pour atteindre l'animal que le serpent veut frapper.

X X X I.

Quoique Borelli, d'après des calculs fondés sur plusieurs paralogismes, ait extremement exagéré la force qui produit le saut dans l'homme (1) : il est aisé de voir que cette force surpasse un grand nombre de fois la résistance du poids de l'homme (2).

Mais dans le saut des insectes, la force des extenseurs de leurs pattes semble être au-dessus de la portée de notre imagination. Il n'y a peut-être rien au monde de plus merveilleux que le saut de la puce; dont l'étendue est si grande parrapport à la longueur du corps de cet insecte, et dont la vitesse est telle qu'elle le fait perdre de vûe (3).

Swammerdam a observé que les sauterelles s'élèvent par leur saut à une hauteur deux cents fois plus grande que la longueur de leur corps. Je remarque que dans les pattes postérieures des sauterelles qui produisent le saut ; les cuisses sont articulées vers le milieu du corps (4), dont elles soutiennent le centre de gravité : et les jambes sont comme des pieux fort élevés, entre lesquels le corps de l'insecte suspendu est d'abord balancé, pour être jetté avec plus de force par l'action des muscles extenseurs.

------

(1) *De Motu Animal. Part. I. Prop.* 175.

(2) Il n'est pas même besoin de considérer les sauts extraordinaires ; tels que celui par lequel un certain Phayllus franchit un espace de cinquante-six piés, s'il faut en croire Eustathe et Tzetzes.

(3) La puce saute dans tous les sens, en avant, en arrière, et de côté [comme fait aussi la sauterelle]. Les Arabes ont appellé cet insecte *le père du saut*. La puce ne saute que par l'action de ses jambes postérieures ; d'autant que ses quatre jambes antérieures n'ont point leurs articulations supérieures pliées en sens opposés [*non habent suffraginem*, dit Franzius].

J'ai trouvé que Roberval avoit fait une Dissertation *De saltu pulicis* : mais je ne crois pas qu'elle ait été publiée.

(4) Le *Naucore* ou Mouche-Scorpion saute avec agilité, mais avec moins d'avantage que la sauterelle ; parceque ses deux dernières pattes, dont le jeu produit le saut, étant d'ailleurs très-longues, sont attachées à la partie inférieure du corps, et non vers son milieu.

N

XXXII.

Il faut expliquer de la même manière que le saut des serpents, celui que fait le ver du fromage (1).

Swammerdam a décrit le saut de ce ver, mais il ne l'a pas expliqué. Il a dit seulement que le méchanisme de ce saut est très-merveilleux, et rend méprisable tout ce que l'Art a pû inventer d'analogue (2).

Quand ce ver veut faire un saut, il élève son corps sur son extremité postérieure, qu'il fixe par le moyen de tubercules saillans sur son dernier anneau. Dans l'instant qui suit, il courbe circulairement tout son corps (par l'action de ses fibres musculaires *gastriques* ou placées du côté du ventre (3)), et ramene vers sa queue la tête ; dont il fait sortir deux crochets recourbés, qu'il enchâsse dans deux petites fossettes creusées dans le dernier anneau de sa queue.

Il fait jouer ensuite les fibres musculaires *dorsales*, qui agissent pour étendre son corps, et applatissent l'anneau ovale qu'il forme, contre le plan qui lui sert d'appui. Il s'établit ainsi un centre d'inflexion, qui partage le corps en deux moitiés recourbées.

Les fibres dorsales impriment alors aux deux parties extrèmes de chaque moitié, des mouvements de projection en sens contraires. Au moment où ces fibres dorsales achèvent d'imprimer ces mouvements, les fibres musculaires qui fléchissoient la tête et la queue sur le sol cessent d'agir : et on entend craquer les crochets qui se dégagent tout-à-coup des fossettes ; leur engrénement n'étant plus nécessaire pour assurer et prolonger la fixation

(1) Je crois aussi que c'est par un méchanisme semblable à celui du saut simple des serpents, qu'est produit le saut du ver de la mouche ichneumone, qui fait sauter la coque dans laquelle il est renfermé. Je me fonde sur ce qu'a observé M. de Réaumur[*Mém. sur les Insectes*, *Tom. II.* où d'ailleurs il a mal expliqué ce saut] sur la position de ce ver dans sa coque. Il dit que ce ver y étant replié, forme une espèce d'arc ; de manière que sa tête et l'extremité opposée portent sur le partie inférieure de la coque, tandis que son dos ainsi vouté en touche la partie supérieure.

(2) *Biblia Naturæ*, p. 699.

(3) Les anneaux de ce ver, ainsi que ceux de la chenille, sont garnis intérieurement de fibres musculeuses ; qu'on peut, d'après Lyonet, distinguer en muscles dorsaux et gastriques. Voyez ce qui sera dit dans la Quatrième Section.

du ver. Alors cet insecte obéit au mouvement qui résulte de ceux qui lui ont été imprimés ; et il fait un saut, dont la hauteur peut excéder plus de vingt-quatre fois la longueur de son corps.

X X X I I I.

Il est un insecte de l'ordre des Scarabées (qu'on a appellé *Notopède* ou *Elater*), qui étant couché sur le dos, saute de manière à retomber sur ses pattes. M. Weiss croit que c'est la *percussion* de cet insecte contre la terre, qui le fait rebondir en l'air (1).

Pour connoître la véritable méchanique de ce saut, il faut savoir (ce que M. Weiss a indiqué d'ailleurs) que le corcelet de cet insecte a un prolongement écailleux, qui avance et s'emboîte dans une coulisse placée sur le haut du ventre ; ce qui forme une espèce d'articulation.

Cet insecte ayant le dos couché sur un plan, immédiatement avant de faire effort pour sauter, fléchit son corps en un angle ; dont le sommet qui s'éloigne du plan, porte l'articulation susdite.

Dans l'instant suivant où il fait effort pour sauter, il fléchit fortement la même articulation en sens inverse ; en contractant ses fibres antagonistes de celles qui ont agi dans l'instant précédent. L'action de ces fibres se continue au point de forcer l'articulation ; et de dégager précipitamment le prolongement du corcelet ; qui fait une petite chûte hors et au-dessous du rebord saillant de la coulisse du ventre.

Par l'effet de cette chûte soudaine, le corcelet de cet insecte, que le ventre ne soutient plus, heurte avec force du côté du sol par son rebord inférieur. Ce rebord en est réfléchi, et son mouvement ne se fait plus autour du même point fixe, par rapport auquel la partie supérieure du corcelet a reçu un mouvement de projection en avant, imprimé par les mêmes fibres qui ont forcé l'articulation. Dèslors le centre des mouvements des deux extremités du corcelet n'étant plus fixe, mais variable ; le corcelet peut obéir à l'impression résultante de ces deux mouvements ; il peut sauter, et rejetter le corps de l'insecte en avant sur ses pattes.

L'observation de ces faits de l'histoire des Insectes sembleroit justifier ce que Pline a dit : que la Nature ne se montre jamais plus entière que dans

---

(1) *Acta Helvetica Phys. Med. T. II. p. 251. et suiv.*

N 2

les moindres objets (1). Cependant la Nature n'est pas moins admirable dans les forces des muscles qui font sauter la Baleine hors de la mer, jusqu'à quinze ou vingt piés de haut; après qu'elle a frappé l'eau d'un mouvement de sa queue si soudain et si rapide, que l'eau en est comme fixée et forcée de donner un appui au bond de cet animal énorme (2).

---

(1) *Natura nusquam magis quam in minimis tota est.* Hist. Natur. *L. XI. cap.* 8.

(2) Cet élancement de la baleine hors de l'eau, comme celui de la *Raie diable*, doit se faire après que ces poissons monstrueux se sont pliés suivant leur longueur en sens alternatifs : de même que le saumon [ainsi que l'a remarqué Du Hamel] doit plier fortement son corps, et donner des coups très-vifs de sa queue qui est très-flexible ; pour vaincre la résistance d'un courant rapide, et pour s'élever fort haut.

TROISIEME SECTION.

DES MOUVEMENTS PROGRESSIFS DES QUADRUPÈDES.

DANS cette Section, je traiterai d'abord des mouvements progressifs du Cheval ; et je donnerai ensuite diverses observations sur les variétés que présentent ces mouvements dans d'autres genres de quadrupèdes.

PREMIÈRE PARTIE.

Des Mouvements progressifs du Cheval.

JE me bornerai à considérer le pas, le trot, et le galop du cheval ; qui sont ses allures les plus naturelles.

I.

Le pas du cheval se fait en quatre temps (ce qu'on a observé être visible, et sensible à l'oreille). Dans ce mouvement, 1°. à l'élévation d'un des piés de devant, succède 2°. celle du pié de derrière opposé dans la diagonale du quarré que forment les quatre jambes ; 3°. et 4°. il se fait une semblable succession des deux autres piés, dont celui de devant se meut le premier. Ces successions se répètent alternativement ; et chaque pié arrivant à terre, y est toujours porté en avant de l'autre pié du même train.

Ces quatre temps se lient, de manière qu'il arrive qu'une jambe de devant et une jambe de derrière se trouvent être transportées à la fois en avant. Mais ce concours dure peu dans le pas, au lieu qu'il subsiste plus longtemps dans le trot.

Lorsque la Peinture et la Sculpture imitent des chevaux en mouvement, elles les représentent toujours dans cette situation où ils élèvent à la fois deux jambes opposées suivant la diagonale du quarré que terminent les piés.

Borelli a prétendu au contraire (1) 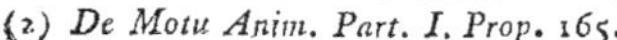 transport simultané des

______

(2) *De Motu Anim. Part. I. Prop.* 165.

. jambes opposées en diagonale ne pourroit que faire vaciller ou tomber le quadrupède. Mais il est facile de résoudre cette objection de Borelli (qu'avoit adoptée Desaguliers).

On voit que dans le pas, comme dans le trot (où les jambes s'élèvent davantage) ; le cheval est menacé de vaciller au moment où les jambes opposées en diagonale sont transportées à la fois : mais que la fixation de ces jambes dans le moment qui suit , prévient la chûte du centre de gravité du corps. Cette succession se fait d'autant plus parfaitement , si la croupe ne balance point , et si le cheval ne se berce pas par foiblesse.

I I.

Dans le pas , la jambe qui est dans le même train (ou de devant, ou de derrière) que celle qui est levée, est forcée de soutenir toute la partie de la masse du corps qui pèse sur ce train. Cela ne peut se faire , comme l'a observé M. la Fosse (1) ; sans que la jambe qui est chargée de ce fardeau , ne change la ligne de direction qu'elle avoit , pour en prendre une plus favorable.

J'ajoute qu'il paroît qu'avant que cette ligne de direction ne soit changée, il se fait une chûte plus ou moins sensible de l'avant-train , du côté de la jambe qui est élevée.

Dans la préparation au pas, ainsi qu'à tout autre mouvement progressif du cheval, la masse du corps est mûe en avant sur les colomnes qui la soutiennent. Le poitrail (2) est ainsi mû sur les jambes antérieures , et les os du bassin sont mûs aussi en avant sur les femurs. Cette projection est

---

(1) Dans son *Cours d'Hippiatrique* , *aux pag.* 189-90 : auxquelles se rapportent les citations suivantes de cet Auteur.

(2) Cet avancement du poitrail du cheval , qui le fait ressortir pour ainsi dire, entre les jambes de devant ; a une utilité secondaire , analogue à l'avantage qu'a une grande largeur de cette partie du corps Xenophon a bien vu [*De Re Equ. p. m.* 933.] que l'ampleur du poitrail fait que le cheval peut continuer longtemps les mouvements progressifs de ses jambes antérieures , *sans que leurs directions se croisent* [je rends ainsi μη εναλλαξ que Leunclavius et les autres Traducteurs ont cru signifier *non variato motu*] : croisement qui peut avoir lieu surtout dans l'état de fatigue.

Le mouvement du poitrail en avant , qui précède la progression , est plus sensible dans certains animaux. Les Arabes donnent le nom de *nahhazon* à un âne en qui ce mouvement est considérable lors qu'il se dispose à marcher.

un effet de l'action des muscles qui fléchissent le tronc sur les jambes dont les piés sont fixes, et qui tendent à le déprimer.

La tête et l'encolure se prolongent en avant dans les chevaux dont les allures ont la plus grande étendue (quoiqu'elles en ayent d'autant moins de grace et de légéreté) : et ces parties aident ainsi la projection du tronc en avant, qui prépare les mouvements progressifs. Ce mouvement de la tête et de l'encolure est beaucoup plus sensible dans les chevaux de trait ; et il augmente l'effort qu'ils font par le poids de leur corps.

Quand un cheval est fatigué dans sa marche, il prolonge son cou plus que de coutume. Cette extension du cou porte plus avant le centre de gravité du corps, et ajoute à son transport par une égale force d'impulsion.

Ce prolongement du cou est encore utile pour que le tronc du corps soit plus facilement soulevé, par l'impulsion des jambes de derrière, autour des appuis que lui donnent les jambes de devant. La raison en est qu'une partie du poids de ce tronc et de sa charge est mise en équilibre, et suspendue sur ces appuis, par l'effort de la tête portée au bout du levier du long cou de ce quadrupède (1).

Le corps du cheval étant projetté en avant, immédiatement avant la progression ; les quatre jambes, de perpendiculaires qu'elles étoient, deviennent obliquement situées. On a dit (2) que c'est pour les remettre dans leur à-plomb, que le cheval est obligé, ou de reporter la masse du corps en arrière ; ou de porter une jambe en avant, et successivement les autres.

Mais cette obliquité des jambes par rapport au tronc, ne fait que préparer les mouvements progressifs, et inviter l'animal à les produire. Ces mouvements progressifs ne s'opèrent point par la seule élévation des jambes vers le tronc du corps porté en avant : et cette élévation ne vient qu'à la suite de l'impulsion que les extenseurs des articulations des jambes doivent donner au tronc, impulsion essentielle pour ces mouvements progressifs.

I I I.

Dans le pas, le tronc reçoit l'impulsion principale qui doit le faire avancer,

---

(1) On doit expliquer par-là ce que remarque un Auteur Arabe [qu'a cité Bochart, *Hieroz. P. 1. Col.* 80.] ; que le cou très-long des chameaux leur est utile pour se relever avec les fardeaux dont ils ont été chargés [étant accroupis, et ayant les quatre jambes pliées sous le ventre].

(2) M. La Fosse *liv. cité, pag.* 191.

de l'action des muscles extenseurs des articulations des jambes. Pour rendre cette action plus puissante, le cheval fléchit plus ou moins les articulations de ses jambes (1) : après quoi ces muscles en redressant ces articulations, qui arcboutent contre le sol ; poussent en haut et en avant le tronc du corps, auquel les jambes sont *obliquement* dirigées.

Lorsque l'impulsion du tronc en avant a été portée aussi loin qu'elle doit l'être ; chaque jambe qui a donné cette impulsion, est successivement fléchie vers le tronc, détachée du sol, portée en avant, et derechef appuyée sur le sol (2).

Borelli dit (3) que dans la marche du cheval, une jambe postérieure *poussant* le sol *en arrière* avec un grand effort, *imprime* au centre de gravité du corps, un mouvement *en avant* qui se continue dans le moment suivant, où est élevée et transportée la jambe antérieure du même côté.

On voit que Borelli ne paroît avoir conçu la progression du cheval, que comme l'effet d'une *réaction* du terrein, semblable à celle qu'il a donnée pour cause du marcher de l'homme. Mais cette réaction est pareillement une cause imaginaire de l'une et de l'autre fonction (4).

---

(1) Dans le trot et le galop [dit M. La Fosse, *l. c. p.* 191.] le cheval commence par *fléchir* les articulations des jambes de devant : il *foule* ensuite la terre ; et dans le temps de la réaction, le devant est enlevé, etc. Cette même flexion, suivie d'extension, a lieu aussi dans les jambes de derrière. Ces successions de flexion et d'extension des quatre jambes s'observent facilement dans le pas ordinaire, pour peu qu'il se fasse avec effort.

(2) La percussion que font alors les jambes contre le sol en s'y appuyant, est ressentie d'autant plus fortement par le corps du cheval, que les os des jambes sont plus droits ; au-lieu que leur courbure affoiblit ce choc, en modifiant la direction de la réaction.

C'est pourquoi Xenophon [*De Re Equestri*, *p. m.* 934.] remarque que les os les plus inférieurs des jambes du cheval ne doivent pas être trop droits, comme sont ceux des jambes de la chèvre ; parceque transmettant trop fortement le contre-coup de leur impulsion sur le sol, ils heurteroient durement le cavalier. J'ajoute que dans la chèvre, la multiplicité des os des jambes, et la diversité de leurs articulations, diminuent beaucoup l'effet de cette réaction de ces extremités contre le tronc.

Il faut rapporter au même principe, ce que les Arabes ont observé : que les jambes de derrière du cheval ne doivent point avoir une disposition trop droite ; et que c'est aussi un défaut dans le chameau, s'il a le tarse trop redressé parrapport à la corne du pié. [V. *Golii Lexicon Arab. col.* 1904 *et* 1945.].

(3) *Lib. cit. Prop.* 166.

(4) V. la *Seconde Section*, *Art. IV.*

L'opinion

L'opinion de Borelli sur ce point a été généralement suivie. Ainsi M. Bourgelat a dit (1) que pour les mouvements progressifs du cheval, il faut que toute la masse du corps soit chassée et élevée par l'effet de la *percussion* que les jambes de derrière exercent contre le sol dans leur extension. Mais on ne sauroit admettre de véritable *percussion* ou choc des jambes de derrière contre le sol, sur lequel elles font seulement un effort de pression en s'appuyant, comme il est nécessaire pour le méchanisme de chaque mouvement progressif.

I V.

L'impulsion la plus forte du tronc en avant est produite par les jambes de derrière (2). Cette impulsion que chaque jambe de derrière donne au corps du cheval dans le pas, dépend essentiellement de l'action des muscles releveurs de l'os du jarret, et des extenseurs du genou (qui sont le *crural* et les *vastes externe et interne*). Les extenseurs du femur et les extenseurs du pié contribuent peu à cette impulsion.

L'os du jarret dans le cheval répond au calcaneum de l'homme : et en général, on peut regarder le jarret des quadrupèdes comme un talon qui est naturellement fort relevé au-dessus du sol (3).

Les muscles releveurs de l'os du jarret (qui sont les *jumeaux* et le *grêle* extenseur du jarret) forment par leur réunion, un tendon qui s'attache à la partie supérieure de l'os du jarret. Ils élèvent et poussent en avant la jambe postérieure : et ils meuvent de même le tronc du corps, par le moyen de cette jambe ; qui se trouve lui être dirigée obliquement, par une suite de la projection du corps en avant qui a précédé.

L'impulsion du corps en avant que produit la jambe postérieure dans les mouvements progressifs du quadrupède ; sembleroit devoir être affoiblie par l'obliquité ou la courbure que peut prendre la colonne vertèbrale entre

---

(1) *Liv. cit. pag.* 548 *et* 553.

(2) Xenophon [*De Re Equestri*, p. m. 934.] a bien vu que le cheval a ses mouvements d'autant plus prompts et plus assurés, que ses cuisses sont plus séparées par en haut ; ensorte que ses jambes de derrière sont placées à une d'autant plus grande distance entre elles. Il éclaircit l'avantage de cette disposition, en observant que l'homme tient les jambes plutôt écartées que rapprochées, lorsqu'il fait effort pour élever de terre quelque poids considérable.

(3) Exceptés le Singe et l'Ours ; sur lesquels voyez la *Seconde Section, Art.* VIII.

O

cette impulsion, et la résistance que lui oppose au moins l'une des jambes antérieures. Mais les extenseurs de la colomne vertébrale résistent alors à ce qu'elle soit élevée ou arcquée considérablement : et ils agissent avec un avantage relatif aux diverses inclinaisons des apophyses épineuses, dans les vertèbres lombaires, et dans celles qui sont assujetties par la charpente des côtes (1).

L'impulsion en avant que l'une et l'autre jambe de derrière donnent alternativement au tronc, produit dans la marche du cheval (et d'autres quadrupèdes, comme est le chameau), des oscillations latérales de tout le corps. Ces balancements sont surtout marqués, 1°. lorsque ces animaux étant pleins de vivacité, se meuvent obliquement en se portant de côté et d'autre : 2°. lorsqu'étant foibles, ou n'ayant pas le corps assez long, ils font des pas raccourcis ; dans lesquels les muscles qui devroient modifier et affoiblir ces mouvements de côté, ne peuvent exercer une contraction assez forte ou assez continuée.

Les jambes antérieures du cheval aident un peu à la poussée du corps en avant, par l'effort qu'elles font en s'élevant sur les bords de leurs soles (2) avant de se détacher du sol.

Borelli est tombé dans l'erreur, lorsqu'il a dit (3) que le cheval en marchant n'arcboute point de ses jambes de devant contre le sol; parce qu'il a supposé que les jambes de devant sont alors situées de manière à devoir, dans leur extension, pousser le corps en arrière. Il n'a pas remarqué que le marcher est précédé d'une projection de la masse du corps en avant, qui l'incline sur les jambes ; et qui fait que chaque jambe qui arcboute contre le sol est dirigée obliquement au tronc d'arrière en avant.

Mais ces jambes antérieures ne contribuent que foiblement à la progression par l'effort qu'elles peuvent faire pour soulever et pousser en avant la masse du corps. Car cet effort a un désavantage extrême ; en ce que l'omoplate, sur laquelle le tronc est porté alors, n'est point articulée avec le tronc, mais y est seulement liée par les attaches de ses muscles aux vertèbres cervicales et dorsales.

---

(1) Voyez la *Première Section*, *Art. IX.*

(2) C'est pour donner un levier plus avantageux aux muscles extenseurs de l'articulation principale des jambes antérieures, que dans plusieurs espèces de quadrupèdes, l'extremité supérieure du cubitus forme un prolongement analogue à celui du calcaneum.

(3) *De Motu Anim. P. I. Prop.* 166.

V.

Les jambes antérieures contribuent médiocrement à la progression, entant qu'elles sont transportées en avant. Car (suivant l'observation de
M. La Fosse) le cheval embrasse toujours peu d'espace relativement à
l'étendue des mouvements de la jambe antérieure (1).

Ce mouvement de transport de la jambe antérieure, qui concourt,
quoique foiblement, à prolonger l'extension du corps en avant ; dépend,
comme l'a dit M. Bourgelat (2), du mouvement de l'omoplate et de
l'humerus, qui dirige celui du membre entier auquel il s'étend. (Cela est
d'autant plus sensible, qu'entre les articulations de la jambe, celle de l'humerus
est la seule qui soit en genou).

Les muscles qui meuvent l'omoplate et l'humerus dans les quadrupèdes,
sont très-forts : ils produisent et graduent les mouvements de ces os avec
d'autant plus d'avantage, que leurs attaches sont plus relevées.

En général pour fixer et mouvoir l'omoplate, ainsi qu'il est nécessaire pour
la perfection des mouvements des jambes antérieures ; le quadrupède doit
tenir dans un état ferme d'extension, les vertèbres du cou auxquelles s'attachent les muscles de l'omoplate. Telle est la raison pour laquelle les chevaux
et d'autres quadrupèdes redressent et renversent la tête en marchant, surtout
lorsqu'ils font plus d'effort pour avancer les jambes de devant.

Dans la plupart des quadrupèdes, la longueur extraordinaire qu'ont les
apophyses épineuses des premières vertèbres dorsales, auxquelles s'attachent
le rhomboïde et d'autres muscles moteurs de l'omoplate, donne à ces muscles
une très-grande étendue de contraction.

Dans le cheval, le muscle *commun* releveur de l'humerus (qui est l'un
des principaux agents de l'extremité antérieure ; comme Laur. Nannoni l'a

---

[1] Le cheval qui dans sa marche élève peu les piés de devant, semble rouler sur lui-
même [ce que les Arabes appellent *tadahha*].

Le mouvement des jambes antérieures est plus relevé dans la marche lente et fière des
chevaux. C'est ce que Virgile a désigné, lorsqu'il a dit [*Georg. Lib. III. v.* 76.] d'un jeune
poulain de noble race : *Altius ingreditur, et mollia crura reponit.* La Cerda et les autres
Commentateurs me paroissent avoir mal expliqué ce vers ; en disant que ce marcher
relevé indique la grandeur qu'ont les jambes du poulain, et la hauteur qu'aura sa taille.

[2] *Mém. prés. à l'Acad. T. III. p.* 554.

remarqué entre autres) a ses origines aux apophyses transverses des vertèbres cervicales , en remontant jusqu'à la seconde.

Le grand dentelé est (comme l'a dit Winslow) le principal muscle qui
meut en haut et en avant la sommité de l'omoplate , et qui l'affermit contre
l'abaissement. Dans le chien (1) , ce muscle a des attaches charnues , non
seulement aux vraies côtes , comme dans l'homme ; mais encore aux apophyses transverses des cinq dernières vertèbres du col. Il s'attache aussi
dans le cheval , aux apophyses transverses des quatre dernières vertèbres
cervicales.

En général , les grands dentelés sont très-forts dans les quadrupèdes.
M. Hunauld a observé (2) que lorsque ces animaux sont sur leurs jambes,
ces muscles sont dans une action perpétuelle , pour soutenir la partie la
plus considérable du poids de leurs corps , et des fardeaux dont on les
charge. J'ajoute que leur action est alors d'autant plus soutenue , que le
quadrupède affermit leurs origines aux vertèbres cervicales , en tenant son
encolure relevée (3).

V I.

Dans le trot , les deux jambes du cheval qui sont opposées en diagonale , s'élèvent, et posent à terre dans les mêmes temps ; et toujours alternativement avec les deux autres.

Mais quoique dans le trot , ces deux paires que forment les jambes opposées en diagonale, se détachent de terre , et y retombent dans un ordre
alternatif ; il ne faut pas croire que l'une de ces paires doive retomber à
terre précisément au même temps où l'autre s'en élève. Il peut être dans
le mouvement du trot un temps très-court , où les quatre jambes se trouvent
toutes élevées en l'air. C'est une observation, que M. Bourgelat me paroît
être le seul qu'il ait faite (4) ; mais qu'il a sans doute trop généralisée ,
en l'appliquant à tous les cas du trot.

---

(1) V. le *Myographiæ comparatæ Specimen* de Douglas.

(2) *Dans les Mémoires de l'Académie des Sc. pour l'an.* 1735.

(3) C'est l'effort continu et violent des muscles grands dentelés , et autres moteurs des
épaules , qui occasionne un frémissement sensible entre les épaules , et au devant du poitrail ; dans des chevaux guerriers ou autres pleins d'alacrité , et impatients du repos où on les
retient. Ce frémissement a été particulièrement observé par les Arabes [comme le remarque
Schultens *sur Job* , *Chap.* 39. ʋ. 22.]

(4) *Mém. cit. pag.* 564. Il y dit que chaque jambe des bipèdes antérieur et postérieur ,

D'après cette observation, il est du moins une espèce de trot bien relevé et soutenu; dans laquelle il y a non seulement (comme dans le pas)
un transport des jambes de devant, et une impulsion en avant donnée au
corps par les jambes de derrière : mais encore il y a ensuite (comme dans
le galop) un élancement ou saut du corps, que produit l'effort d'une jambe
postérieure, un moment avant que l'autre jambe postérieure ne retombe
à terre. La méchanique de ce saut est la même que j'expliquerai ci-dessous
en parlant du galop, où le corps est détaché de terre par l'action des
jambes de derrière.

M. La Fosse a remarqué que dans le trot, où s'élèvent en même temps
les deux jambes ou colomnes qui sont opposées entre elles en diagonale;
ces colomnes en l'air et leurs charges se rejettent sur les deux autres;
mais qu'elles ne font point changer les lignes de direction de celles-ci, de
manière que l'à-plomb du cheval n'est point dérangé.

Il me paroît que c'est à raison de ce que les jambes, pendant qu'elles
sont fixes, doivent faire effort pour changer leurs directions dans le pas (1)
et non dans le trot; que le pas grand ou allongé est plus fatiguant pour
les chevaux, que n'est le trot.

Lorsqu'on presse les poulains, ou les chevaux qui ne sont pas assez
forts pour trotter ou pour galoper, ils prennent l'allure de l'amble : dans
laquelle chaque mouvement progressif se fait par les deux jambes du même
côté; qui rasent la terre de plus près, et se prolongent davantage que
dans le pas.

Ces chevaux foibles évitent ainsi l'effort d'élancement de tout le corps,
qui doit avoir lieu dans un des temps du galop, et (du moins souvent)
dans un des temps du trot. De plus l'impulsion du corps dans l'amble
étant dirigée très-obliquement, et presque parallèlement à l'épine du dos;
ils ont beaucoup moins à souffrir que dans le pas croisé du trot, où l'impulsion de la jambe postérieure est dirigée moins obliquement parrapport
au tronc, qui est suspendu sur les jambes fixes.

---

dans lesquels il divise le cheval, n'attend pas que sa paire [dans le même train] soit tom-
bée, pour se détacher de terre : qu'il est entre ces deux actions un instant très-rapide,
pendant lequel la masse s'élançant en avant n'est étayée sur le sol par aucune partie du
corps.

(1) V. ci-dessus, *Art. II.*

V I I.

C'est par un galop plus ou moins rapide que le cheval court ordinairement, et non en forçant la vîtesse de son pas (1). La raison en est que dans le pas de cette dernière sorte de course (de même que dans le pas ordinaire), chaque paire des jambes du cheval qui sont opposées en diagonale , s'élevant l'une après l'autre ; les autres jambes doivent changer leurs lignes de direction , pour soutenir la masse du corps portée sur l'un et l'autre train : et que ce changement alternatif dans les directions des quatre jambes étant repeté très-vîte et long-temps , avec la précision et la force nécessaires, doit lui être extremement pénible.

Le galop *forcé*, qui est celui des coureurs et des chevaux usés, se fait en deux temps ; dont le premier est marqué par l'élévation des jambes antérieures, et le second par l'élévation des jambes postérieures.

Dans le galop qui n'est point forcé, et qui est le galop le plus ordinaire (2) ; on distingue , ou trois, ou quatre temps. Ces temps peuvent

---

(1) Cependant le cheval peut aussi se donner cette espèce de course , comme les Arabes l'ont remarqué. Voyez le *Lexic. Arab. de Golius , col.* 427..

(2) C'est le galop ordinaire , et non le galop forcé , qui me paroît avoir été désigné dans l'usage le plus commun du mot grec κάλπη dont est venu le mot *galop* [ainsi que l'ont vu Budé et les Etymologistes qui l'ont suivi].

Ainsi Leon [cité par Saumaise] dit que le κάλπη est un mouvement régulier et modéré , différent d'une course violente. Eustathe [cité par Du Cange , *Glossar. med. Græcit.*] dit que dans le κάλπαζειν le cheval court librement et sans contrainte , en se mouvant par sauts [courts] et comme s'il dansoit en bondissant.

J'explique par cette observation , tous les passages des Auteurs Grecs d'Hippiatrique , et autres ; sur lesquels Saumaise s'est appuyé [dans ses *Notes sur l'Hist. Auguste , T. II. p.* 11. *et s. ed. Hack.*] pour soutenir sans fondement , que le trot étoit compris sous ce nom de *Calpe.* Il a dit aussi gratuitement [*ibid.*] que *Calpe* désignoit encore l'amble.

Il me semble que l'on appelloit particulièrement *trepidiarii [quasi tripediarii , à tripedando]* les chevaux dont le galop se faisoit à trois temps. Ce galop étoit sans doute l'espèce de course du cheval qui a été dite τριπηδᾶν par les Auteurs d'Hippiatrique [mot qu'on ne trouve pas dans les Dictionnaires , et qui a dû être pris du Latin].

Ce mouvement des *equi tripediarii* [ou ce galop à trois temps] pouvoit être rendu aussi doux que celui des chevaux qui vont l'amble , suivant ce que dit Vegèce. Les pas du galop étoient sans doute alors singulièrement raccourcis , mais extrèmement repetés : et les chevaux qui exécutoient ce galop adouci , étoient dits *Guttonarii , Colatorii,* etc. [comme Saumaise l'a d'ailleurs bien expliqué].

(111)

être distingués relativement à l'ordre suivant lequel les quatre jambes s'élèvent par leurs *foulées*; aussi-bien que relativement à l'ordre suivant lequel elles se posent à terre dans leurs *battues*.

Cette dernière distinction des temps dans ces deux espèces de galop, est celle qu'ont marquée généralement les Auteurs d'Hippiatrique. Mais je pense qu'il importe surtout de considérer la première distinction des temps, pour se faire des idées justes de ces mouvements de galop.

Dans le galop à trois temps marqués par les *battues*; lorsque le cheval galope à droite (ou lorsque ses jambes droites outre-passent ses jambes gauches); le pié gauche de derrière se pose à terre dans le premier temps : le pié droit de derrière se pose à terre dans le second temps, avec le pié gauche de devant : enfin le pié droit de devant pose à terre le dernier, et marque le troisième temps.

Dans ce même galop à droite en trois temps, lorsqu'ils sont marqués par les *foulées*; la jambe droite de devant, en partant, fait le premier temps : le pié droit de derrière, et le gauche de devant, s'élèvent ensemble dans le second temps : le troisième est celui où le pié gauche de derrière s'élève, et détache de terre tout le corps.

Dans le galop à droite à quatre temps qui sont marqués par les *battues*; le pié gauche de derrière se pose à terre le premier : le pié droit de derrière fait la seconde position : le pié gauche de devant marque le troisième temps : et enfin le pié droit de devant fait la quatrième et dernière position.

Dans ce galop à droite à quatre temps qui sont marqués par les *foulées*; la jambe droite de devant part la première, le pié gauche de devant s'élève ensuite avant le pié droit de derrière : et celui-ci avant le pié gauche de derrière.

Il est aisé de voir, par analogie comment se font les successions des élévations et des positions des piés, lorsque le cheval galope à main gauche (ou lorsque ses jambes gauches outre-passent les jambes droites).

M. Bourgelat a bien observé, que si les piés de derrière ne sont pas placés lors des foulées, extremement près de la direction du centre de gravité; la flexion des jambes de derrière est moindre, leur détente se fait dans une direction plus oblique de l'arrière à l'avant; que l'animal s'allonge donc davantage, mais que son allure est moins haute.

Les Arabes ont aussi observé dans le chameau, cette marche dont les pas ne sont pas grands, mais qui est rapide à raison de la vîtesse avec laquelle chaque pas est exécuté. [Ils ont appellé ce marcher *dahmaja*].

M. Bourgelat a encore bien vû, que si au contraire la flexion des vertèbres lombaires étant telle que le derrière soit considérablement abaissé , et que les angles que font les articulations des extremités postérieures soient rendus très-aigus ; les foulées de ces extremités sont très-rapprochées de la direction du centre de gravité , la masse entière est plus élevée à proportion que chassée en avant.

Cette dernière disposition est d'ailleurs propre aux chevaux qui ont beaucoup de force et d'agilité (s'ils ne sont dressés pour la course), comme la première est propre aux chevaux foibles. C'est par cette considération que j'explique ce qu'a remarqué M. Bourgelat : que le galop est à quatre temps, quand les piés de derrière se posent très-près de la ligne de direction du centre de gravité ; et qu'il est à trois temps, quand ils ne se posent qu'assez loin de cette ligne.

Le galop à trois temps, qui est moins parfait , et moins regulièrement divisé (son second mouvement paraissant être composé de deux mouvements qui se confondent) ; est moins pénible pour un cheval qui manque de la force et de la souplesse , que le galop à quatre temps exige dans les reins et dans les jarrets.

Au contraire le galop à quatre temps est moins pénible pour un cheval vigoureux et bien dressé, qui meut les hanches et les jarrets avec facilité et vîtesse. L'avantage qu'il donne à ce cheval, parrapport au galop à trois temps, me paroit consister ; en ce que dans le premier, le corps avant que d'être lancé par une des jambes de derrière (celle opposée à la main sur laquelle le cheval galope), porte moins de temps sur cette jambe seule ; ou qu'il est appuyé plus longtemps sur les deux jambes de derrière.

V I I I.

Je vais expliquer en détail les divers mouvements des extremités et du tronc , qui ont lieu dans le galop du cheval ; en prenant pour exemple le galop *forcé* ou à deux temps. D'après cette explication , celle des autres espèces de galop à trois temps, et à quatre temps, ne pourra avoir aucune difficulté.

1.º Le corps ayant été porté en avant par un mouvement qui précède immédiatement toute progression du cheval ; les jambes antérieures lorsqu'elles s'élèvent sur le bord de leurs soles , font un effort qui soulève plus ou moins le train de devant (1). Pour s'élever ainsi, elles étendent les dernières

---

(1) Voy. ci-dessus , Art. V.

(113)

articulations des piés ; et dans ce redressement, elles foulent la terre ; ensuite elles se détachent de terre, en fléchissant seulement vers le tronc leurs articulations supérieures.

Il faut observer avec M. La Fosse, que dans le galop, le cheval ne plie presque point les articulations inférieures des jambes de devant : au lieu que dans le trot, il forme presque le demi-cercle depuis le coude jusqu'à la pince. L'utilité sensible de cette différence dans le galop, est que les jambes de devant embrassent un espace d'autant plus grand, qu'elles ont été plus étendues.

2°. En même temps que les jambes antérieures se détachent de terre (ou même un peu avant, dans les Coureurs), le corps est jetté en arrière par le jeu successif et le concours des extenseurs des hanches, du dos, de l'encolure, et de la tête. Ce renversement qui est d'ailleurs nécessaire pour que le corps ne tombe point, quand les jambes de devant perdent terre ; fait que la masse du corps, avant que d'être détachée du sol, résiste par un levier successivement moins long, et appuyé plus en arrière sur la colomne flexible des vertèbres. Le corps est alors ramassé avec un grand effort, l'épine du dos étant fixée et formant un arc raccourci : ce qui est nécessaire, pour que l'impulsion qui doit produire le saut du corps, soit employée le plus avantageusement qu'il est possible (1).

3°. Le saut ou l'élancement qui détache le corps de la terre dans le galop, est l'effet d'un mouvement particulier des jambes de derrière (et d'une seule de ces jambes, dans le galop ordinaire à trois ou quatre temps).

Ce mouvement est produit dans chaque jambe postérieure, non par la *réaction* du terrein sur cette extremité (comme on l'a dit encore recemment (2)), mais par un méchanisme analogue à celui qui produit le saut de l'homme.

---

(1) Les efforts de tous les muscles qui agissent dans le galop, et particulièrement de ceux qui assurent la colomne vertébrale, et ramassent le corps ; doivent être soutenus par des fixations de la charpente osseuse du thorax, plus fortes et plus prolongées que dans l'état ordinaire. Cela rend nécessaire que l'air soit puissamment inspiré, et longtemps retenu dans les vaisseaux aëriens du poumon [Voyez l'Art. XI. de la Seconde Section].

Ainsi c'est pour leur donner plus d'haleine dans leur course, qu'on fend les naseaux aux chevaux Hongrais, et aux ânes d'Arabie. Les Czigitais, qui sont probablement des Onagus ou ânes sauvages, et dont la vitesse est fort supérieure à celle des meilleurs coursiers parmi les chevaux ; présentent le nez au vent lorsqu'ils courent [Daubenton].

(2) *Encyclopédie Méthodique, Dictionnaire de l'Equitation*, p. 24.

P.

Immédiatement avant ce saut , les articulations du femur et du jarret ayant été fortement fléchies , donnent des points fixes ; autour desquels les extenseurs du genou , et les releveurs du jarret, impriment au tibia des mouvements de projection , qui agitent les extremités du tibia en sens contraires. Ces extremités sont ainsi mûes en sens opposés autour d'un centre de rotation variable ; et le tibia, qui n'a plus de point d'appui fixe, peut suivre un mouvement composé des mouvements de projection qui lui ont été imprimés. Ce mouvement le détache de la terre , le lance en haut et en avant , et lui donne la force de chasser le corps du cheval dans le même sens.

Ce mouvement du corps , qui est porté ainsi en haut et en avant par l'impulsion du tibia ; est en même temps renforcé par une impulsion semblable du femur , qui en modifie diversement la direction. Le saut du femur est produit aussi par les mouvements de projection en sens opposés , que les extenseurs du genou et de l'articulation de la hanche impriment aux extremités du femur , et qui font mouvoir ces extremités autour d'un centre de rotation variable.

4°. Les muscles extenseurs des articulations des extremités postérieures portent le tronc en avant , par l'effort qu'ils font dans le temps qui suit celui du renversement du corps , et qui précède immédiatement le temps où le corps entier est détaché de la terre. Dans ce même temps , le dos, l'encolure, et la tête se prolongent aussi en avant ; par l'action des muscles du dos et des lombes , qui concourent pour étendre ces parties suivant cette direction.

Dans les courses des chevaux, les coureurs au moment de se détacher de la terre , élèvent peu leurs corps (1); mais ils l'étendent en avant autant qu'il est possible : ils portent la tête en avant au bout d'un col très-allongé , etc. (2).

---

(1) *Voyage de Londres* , *par Grosley* , *Tom. I. p.* 312.

(2) Cette extension que le cheval donne à son corps , qu'il prolonge sur le champ de sa course , est représentée dans des Monuments Antiques. Elle a été bien exprimée par les anciens Poëtes ; comme on peut voir dans divers endroits d'Homère [*Il. XXII.* 23. *XXIII.* 275. 403. *Od. VI.* 83.]

J'y rapporte ce qu'a dit Virgile [*Georg. I.* 514] du mouvement des chevaux dans la course des chars, *addunt se in spatia.* Gesner, Burman et M. Heyne expliquent ce passage simplement par *immittunt se , ruunt in decursum.* Mais dans le sens plus énergique qu'on

5.º D'abord après le saut, les jambes antérieures retombent à terre les premières ; et les postérieures y tombent aussitôt après. Dans l'intervalle de l'une à l'autre battue, le train de derrière peut être plus ou moins retiré sur celui de devant par l'action des psoas des lombes, des muscles abdominaux, et des divers muscles des jambes postérieures.

6.º Les jambes postérieures étant ainsi portées en avant ; le quadrilatère au-dessus duquel le corps se soutient est extremement raccourci : les jambes postérieures étant fort rapprochées du point où tombe la ligne de direction du centre de gravité, se chargent presque entièrement du poids du corps ainsi ramassé. Ces jambes étant alors très-près des antérieures, pourroient les heurter en se redressant, si celles-ci demeuroient fixes. Ainsi cette position force l'élévation répétée des jambes antérieures, et entraîne la continuation du galop.

---

peut attribuer à cette expression poëtique, elle me semble dire que l'espace est abrégé par la longueur extraordinaire que le cheval donne à tout son corps dans chaque pas de sa course.

Servius explique encore ces mots, *addunt se in spatia*, d'une autre manière vraisemblable. Il croit que le sens en est, que les mouvements de la course de ces chevaux l'accélèrent de plus en plus.

Ovide a dit aussi des lions; *solent, sumptis in cursu viribus, ire*. Il indique la même chose ailleurs [*Metam. L. VIII. v.* 783 — 5] dans cette peinture d'un renard qui court en tournant, et qui échape ainsi à la poursuite d'un chien :

Nec limite callida recto, In spatiumque fugit ; sed decipit ora sequentis ; Et redit in gyrum, ne sit suus impetus hosti.

En effet ce tournoyement doit rompre les accroissements de vîtesse, qu'imprimeroient au chien les élancements de sa course, s'ils étoient réitérés suivant la même direction.

SECONDE PARTIE
DE LA TROISIEME SECTION.

Des variétés des Mouvements progressifs dans différents genres de Quadrupèdes.

I X.

LES principales différences qu'on observe dans les mouvements progressifs des quadrupèdes de divers genres , sont relatives aux proportions de longueur qu'ont le tronc du corps, les jambes antérieures , et les postérieures. C'est le résultat de faits nombreux , que je vais indiquer et développer.

Le lion est un quadrupède formé dans les plus belles proportions. Cependant la masse de son corps est beaucoup plus appuyée sur le train de devant , que sur celui de derrière. Sans doute le train de devant ainsi chargé , lorsqu'il est relevé dans la course, ou avant chaque saut , ne pourroit être soutenu sur le train de derrière ; si celui-ci n'étoit fixé par la résistance en sens contraire qu'oppose l'extension de la queue du lion , qui est fort longue et extremement robuste (1).

Le lion marche à grands pas , ayant les jambes assez hautes à proportion de la longueur du tronc , et donnant à son corps une impulsion forte et

---

(1) La queue du lion a une utilité secondaire , lorsque l'instinct le porte à s'en battre les flancs , avant que de prendre son élan pour des mouvements rapides.

Cette excitation , en agitant les muscles qui étoient dans un état de repos absolu , les prépare à passer par degrés aux plus fortes contractions po sibles. L'homme emploie sur lui-même avec succès de semblables sollicitations de ses muscles.

Les Anciens pour se rendre plus facile tout exercice violent qu'ils vouloient entreprendre , préludoient en faisant des grandes agitations des bras en divers sens [ce qu'ils appelloient ακμαζειν . V. Pausanias , *Græc. Descript. L. VI. p. m.* 375 : *et la Description des Pierres gravées de Stosch , p.* 458.

Stace [*Thebaïd. Lib VI. v.* 587. *et s.*] dit qu'entre autres mouvements divers que font Parthenopée , Idas et d'autres pour se préparer au combat de la course; ils se claquent fortement sur la poitrine , de manière que sa surface obéit à ces impulsions prolongées [*nunc lubrica forti Pectora collidunt plausu*]. Stace ajoute très-bien que ces mouvements variés avec art , *Instimulant docto languentia membra tumultu.*

prolongée par l'action de ses jambes postérieures. Mais le train de devant, à raison de sa grande masse, résiste longtemps à cette impulsion ; qui doit dès-lors imprimer au tronc un mouvement d'autant plus marqué vers l'un et l'autre côté.

C'est ce qui fait que le lion se meut (lorsqu'il ne fait pas des bonds) par des mouvements mesurés et obliques, avec un jeu considérable des épaules, et une grande agitation latérale de tout le corps (1).

On observe d'ailleurs dans le marcher du lion, ainsi que dans celui du chameau ; que chaque jambe mise en mouvement, n'est point outre-passée par la jambe du côté opposé qui se meut après elle (2).

Le lion, ainsi que le chien (3), n'a point d'autre galop que forcé ; mais le plus souvent ces animaux courent en accélérant extremement la vîtesse de leurs pas.

La course produite par un pas précipité, convient au chien et au lion, lorsqu'ils ne doivent point galopper avec une extrème violence : 1°. parce-que leurs trains de devant et de derrière ayant peu de largeur ; dans leur pas le plus vîte, ils peuvent les soutenir assez, en faisant peu d'effort pour changer les directions de leurs jambes : 2°. parce qu'ils peuvent graduer

---

(1) Un des noms que les Arabes ont donné au lion, est relatif à ce mouvement latéral du corps et des épaules qu'on observe dans sa marche.

Aristote a dit vainement [*Lib. de Physiognomia , Cap. v. et vi.*] que les hommes qui, en marchant courbés, élèvent fortement les épaules, doivent avoir de la magnanimité ; vu qu'ils ressemblent en cela au lion. Il est aisé de voir que cet effet est produit [suivant un méchanisme analogue] chez les hommes forts et qui marchent courbés ; par la grande résistance qu'oppose à l'impulsion vigoureuse de chaque jambe, la partie supérieure du corps qui est jettée en avant.

(2) Pline dit [*His. Nat. L. xi. C.* 45. *S.* 105.] que tous les animaux marchent comme il leur plaît [ce qui doit s'entendre, quant au rapport d'étendue respective des pas de leurs jambes antérieures et postérieures] : mais que le lion et le chameau marchent *pedatim ;* c'est-à-dire de manière que le pié gauche avançant après le droit, ne le dépasse pas. Aristote dit la même chose [*Hist. Animal. L.* 2. *C.* 4. où les mots κατα σκιλν répondent au mot *pedatim*]. Gesner, [*Th. L. L.*] a mal rendu *pedatim* par *non subsultim*.

Quant au chameau, Bochart [*Hieroz. P. I. col.* 94.] a cité un proverbe des Arabes ; qui disent des gens qui procèdent dans une affaire d'une manière égale : ils sont comme les genoux dans la marche du chameau.

(3) *Cursus leonis , uti canis , est continuò protensus :* dit Aristote, *Hist. Animal. L. IX. cap.* 44.

avec beaucoup de force et de constance, l'impulsion que doivent donner leurs jambes postérieures pour soutenir une marche très-rapide.

X.

Les quadrupèdes qui ont le tronc fort prolongé ou fort massif, suspendu entre des jambes dont les hauteurs sont à-peu-près égales; ne peuvent courir en galoppant, que peu de temps, et très-péniblement; si la Nature n'a donné à leurs muscles une force proportionnée et extraordinaire. Car autrement ils ne peuvent répéter des sauts ou des élancements de tout le corps, autant qu'il seroit nécessaire pour galopper longtems; parcequ'il leur faut trop d'effort pour l'équilibre qu'ils doivent donner à leur corps sur les jambes de derrière, immédiatement avant chaque saut.

Ces quadrupèdes ne peuvent aussi courir pendant longtemps de la manière dont l'homme court (1), par une grande accélération de leurs pas ordinaires; parceque la longueur ou la pesanteur du tronc leur rendroit extremement fatiguants les mouvements croisés qu'exigeroit cette marche fort accélérée.

Le Tigre est trop long de corps, et trop bas sur ses jambes, dont les os sont plus courts à proportion que dans le lion (suivant les observations de MM. de Buffon et Daubenton). Il ne court pas avec vîtesse, mais il atteint l'animal qu'il poursuit, par une suite rapide de sauts répétés, qui sont très-étendus, et qu'il paroît faire sans effort.

La Panthère a les formes du corps semblables à celles du Tigre; mais elle est beaucoup plus foible. C'est pourquoi, lorsqu'elle a manqué sa proie, après avoir fait quelques bonds pour l'atteindre, elle cesse de vouloir la poursuivre.

Haase a observé que le chat a une clavicule attachée au thorax par des ligaments plus lâches que dans les autres animaux, et si petite qu'on pourroit l'appeller une demi-clavicule : et que le tigre n'a à l'endroit de l'articulation de l'humerus avec l'omoplate, au lieu de clavicule, qu'un petit osselet de la longueur du plus petit doigt.

Il paroît que dans les animaux de la famille des chats (ou du *genus felinum*), les clavicules foibles et imparfaites font que les jambes de devant, qui reçoivent alternativement l'impulsion des jambes de derrière, ne sont

---

(3) V. *la Seconde Section, Art. IX.*

point poussées en dehors, autant que dans les animaux qui ont des clavicules parfaites et bien fixées par leurs bouts. Cela fait que leurs pas sont moins obliques, et souffrent moins de déviation latérale.

X I.

Chez presque tous les quadrupèdes, dans la station, les jambes de devant sont tenues à-peu-près à la même hauteur que celles de derrière, parceque celles-ci ont leurs articulations supérieures qui restent fléchies ; mais les jambes de derrière, lorsqu'elles sont entièrement redressées, ont plus d'étendue que celles de devant.

Mais il est des quadrupèdes chez lesquels cette plus grande hauteur relative des jambes postérieures est surtout considérable ; comme sont le lapin, le lièvre, la gerboise, etc.

J'observe en général dans ces quadrupèdes, que le mouvement progressif est accompagné d'un saut particulier du train de derrière : ce qui est d'autant plus marqué, à proportion de ce qu'ils ont le corps plus bas sur les jambes. On voit ce saut bien distinctement dans le lapin.

Dans sa démarche la plus lente (1), le lapin avance alternativement les piés de devant, dont il fait jusqu'à deux et trois pas, pendant que le train de derrière reste immobile : son corps étant ainsi allongé, le train de derrière est attiré en avant (ce qui se fait principalement par l'action des muscles extenseurs de l'épine) : et enfin les jambes postérieures s'élevant et se redressant, font faire un saut en avant à toute la partie postérieure du corps. Ainsi dans cette démarche, le lapin va au pas avec le train de devant, et saute du train de derrière.

Dans ce mouvement progressif du lapin, les efforts des jambes de derrière pour donner l'impulsion au corps, porteroient à faux en très-grande partie, et causeroient à l'animal beaucoup de fatigue inutile ; si les pas que font les jambes antérieures n'abaissoient fort, et ne prolongeoient l'arc de l'épine. Mais dans l'état de repos, cet arc est fortement courbé ; parcequ'il s'appuye sur des jambes très-inégales et très-rapprochées entre elles.

X I I.

Le saut particulier de la moitié postérieure du corps a lieu, non-seulement

---

(1) M. Daubenton l'a fort bien décrite, *Hist. Natur. T. XIII*, p. 97.

dans la progression plus lente du lapin , mais encore dans sa course (qui est un vrai galop à deux temps). Ce galop se répète chaque fois que le corps vient de retomber sur les jambes antérieures , après avoir été lancé par l'action des jambes postérieures.

Ce saut particulier a lieu de même dans la course du lièvre, dont les jambes de devant et celles de derrière sont pareillement très-inégales entre elles.

Xenophon (1) a très-bien développé les avantages que les formes du corps du lièvre lui donnent pour la course, par-dessus tout autre animal qui est de la même grandeur. Il observe en parlant de l'agilité et de la légéreté que ces formes donnent au lièvre ; que quand il chemine tranquillement, il saute toujours (car personne n'a pû, ni ne pourra le voir marcher), et pose ses jambes postérieures en dehors des antérieures. Il ajoute qu'il court de la même manière , et avec la même position relative de ses jambes.

Il observe (2) que le lièvre n'a pas la queue avantageuse pour la course, d'autant qu'à raison de sa brièveté, elle n'est pas propre pour la direction du corps : mais qu'il se donne une direction utile, par le moyen de l'une ou de l'autre oreille ; ce qui est manifeste , lorsqu'il est fort pressé par les chiens. Car alors , dit Xenophon, le lièvre abaissant et projettant obliquement une de ses oreilles , fait un effort qui l'appuye de ce côté , où il éprouve de la gêne (3) (par la résistance que l'air oppose à cette oreille qui est longue et creuse). Par ce moyen il se tourne rapidement, et bientôt il laisse loin derrière lui les chiens qui le poursuivent.

Les animaux semblables au lièvre courent mieux lorsqu'ils montent les hauteurs : et c'est pour se donner cette facilité que le lièvre, quand il est chassé , tâche de gagner la montagne. Au contraire lorsqu'il est forcé de descendre une montagne, pour affoiblir l'avantage que les chiens ont sur lui ; le lièvre ne continue point sa course en droite ligne , mais il fait des circuits obliques (suivant la remarque de Franzius).

---

(1) *De Venatione* p. m. 982.

(2) *Ibid. et p.* 983.

(3) Je traduis ainsi οποτερα αν λυπηται απερειδομενος , *ab illa parte innitens , unde molestia afficitur.* Je crois être fondé à expliquer ainsi ce passage , que Leunclavius n'a pas entendu, et qu'il a ainsi traduit d'une manière vague et insignifiante : *qua parte læditur, in hanc innitens.*

Elien a dit aussi , que lorsque le lièvre en courant veut plier son corps à droite ou à gauche , il détourne dans le même sens l'oreille de ce côté.

Sj

Si les animaux semblables au lièvre se meuvent horizontalement, ou vont en descendant; ils sont fatigués inutilement, et même retardés par le saut particulier de la croupe; que produit chaque impulsion des jambes postérieures. Mais cette impulsion est dirigée au corps le plus avantageusement possible, s'il est situé en montant dans un plan incliné.

Il est un grand nombre de faits analogues, qu'on peut rapporter ici. La fouïne ayant ses jambes de derrière beaucoup plus grandes que celles de devant, saute et bondit plutôt qu'elle ne marche. L'agouti, ayant les jambes de devant beaucoup plus courtes que celles de derrière, est sujet à culbuter cul pardessus tête dans les descentes; de même que le cochon d'Inde, le *cochon-maron* d'Amérique, etc.

X I I I.

La gerboise est une espèce de rat sauteur (*mus jaculus*) dont M. Allamand a bien décrit les mouvements progressifs (1).

Ayant les jambes de derrière très-longues, et celles de devant très-courtes; elle ne fait usage de ses quatre jambes que lorsqu'elle veut grimper sur une hauteur.. Pour descendre dans un creux, elle s'aide uniquement des piés de devant, et traîne après soi ses jambes de derrière sans s'en servir.

Elle ne marche d'ailleurs qu'en sautant. Dans chaque saut, elle a son corps plus ou moins incliné en avant; elle ne s'appuye que sur l'extremité des doigts de ses piés de derrière, et elle tient ses piés de devant bien appliqués contre sa poitrine. Elle peut continuer une suite de sauts, dont chacun est de plus d'une brasse et demie; avec une telle rapidité que les chevaux très-agiles des Cosaques ne peuvent l'atteindre à la course (2).

Ces observations sont faciles à expliquer, d'après ce que j'ai dit ci-dessus. Il faut y ajouter que la gerboise a une queue longue et très-forte, qui lui sert à se soutenir immédiatement avant chaque saut, étant portée du côté opposé à celui vers lequel l'animal se meut. C'est ce que le Docteur Shaw avoit indiqué, et ce qu'ont démontré les expériences de M. Lepechin. Celui-ci a vû qu'en coupant à ces animaux une partie de la queue, on diminuoit l'étendue de leurs sauts; et que si on la leur coupoit tout-à-fait, ils se renversoient lorsqu'ils se dressoient sur leurs piés de derrière.

---

(1) *Supplément de l'Hist. Nat. de M. de Buffon*, *T. XII. pag.* 62.
(2) *Voyages de Pallas*, *Tom. II. p.* 284.

Le célèbre navigateur Cook a découvert dans la Nouvelle-Hollande un quadrupède nommé Kanguroo par les Naturels du pays ; qui lorsqu'il est adulte, est aussi grand qu'un mouton ; et qui est extremement ressemblant à la gerboise, ayant de même la tête et les épaules fort petites à proportion des autres parties du corps. Il marche en faisant des sauts très-étendus, sur ses jambes de derrière, qui sont environ trois fois plus longues que celles de devant ; et il a une queue presque aussi longue que son corps (1).

X I V.

La giraffe est un quadrupède qui a les jambes de devant beaucoup plus hautes que celles de derrière. Cette grande inégalité (qui est moins considérable dans la giraffe encore jeune, suivant l'observation de M. Allamand) influe manifestement sur les mouvements progressifs de la giraffe.

Le pas le plus ordinaire de la giraffe est un amble ; mais elle a aussi un pas plus lent, et un galop. C'est en distinguant ces diverses allures, que se concilient les descriptions différentes qu'ont donné des mouvements progressifs de la giraffe, les Auteurs qu'a cité Bochart (2), et qu'il n'a pas vû qui pussent s'accorder.

Belon rapporte que quand la giraffe court, ses deux piés de devant se meuvent dans le même temps. D'autres disent (3) aussi que quand cet animal saute, il lève ensemble les deux piés de devant, et ensuite les deux de derrière. La course dont parle Belon, est sans doute un véritable galop ; dans lequel, comme dans le saut, le corps ne peut être lancé que par le concours d'action des deux jambes de derrière, à cause de la grande résistance qu'oppose la masse disproportionnée du train de devant. D'ailleurs toutes les fois que la giraffe lève ses piés de devant, elle jette en arrière son cou ; qu'elle tient autrement toujours droit et relevé (4).

Le pas plus lent de la giraffe se fait d'une manière différente de celle

---

(1) *Voyages de Cook*, *Tom. VII*, *p.* 82—3.

(2) *Hieroʒoïci*, *Part. I. Lib.* 3. *cap.* 21.

(3) Voy. le *Supplément de l'Histoire Naturelle de M. de Buffon*, *Tom. VI.* p. 218.

(4) Sparrman, *Voyage au Cap de Bonne-Efper. Tom. III. p.* 133. J'observe à ce sujet, que d'après ce que j'ai indiqué ci-dessus [*dans la Première Section*, *Art. III.*] ; il faut rapporter à la longueur de cinq à sept piés, qu'a le col de la giraffe ; la longueur de l'apophyse épineuse de sa première vertèbre du dos, qui excède les autres de la hauteur d'un pié [Allamand].

dont marchent presque tous les autres quadrupèdes. Ceux-ci (comme le cheval) meuvent d'abord le pié droit antérieur, et ensuite le pié gauche postérieur (1); au lieu que dans la giraffe, le pié gauche postérieur part avant le pié droit antérieur (2).

La raison de cette progression particulière à la giraffe entre les quadrupèdes ; est que si sa jambe antérieure transportoit le tronc, en partant avant la jambe postérieure qui lui est opposée en diagonale ; le tronc ainsi incliné et prolongé seroit trop exposé à s'affaisser, parce qu'il agiroit par un trop long bras de levier sur les appuis des piés des jambes postérieures.

L'allure la plus naturelle de la giraffe est un amble ; qui peut être lent et grave (comme l'a décrit Héliodore), ou plus rapide même que la course de chevaux poussés à toute bride (suivant le rapport de Constantius, cité par Bochart).

Sans doute l'amble lui est plus convenable que le galop ; parceque la grande résistance de la charge du train de devant fait que dans le galop, il ne peut être soulevé que difficilement par celui de derrière. Cette même résistance lui rend les pas croisés beaucoup plus fatiguants que l'amble, à proportion de ce que l'impulsion des jambes postérieures est dirigée avec plus de désavantage contre le tronc du corps, qui se trouve dans ces pas être effilé ou trop prolongé.

L'amble de la giraffe a cet avantage, qu'une jambe antérieure y étant mûe en même temps que la jambe postérieure du même côté, la partie du train de devant à laquelle appartient cette jambe antérieure, se trouve être un peu abaissée et prolongée ; de manière qu'elle est plus facilement mûe en avant par l'impulsion simultanée de la jambe postérieure.

---

(1) V. l'*Art. I. de cette Section.*

(2) C'est ce que Damir, Auteur Arabe qui a écrit sur les Animaux, a indiqué dans un passage que Bochart a traduit ainsi : [*Lib. cit. col.* 905.] « *Cùm graditur* [*Camelopardalis*] *præcedunt pes sinister posterior, et anterior dexter : contrà quam in ceteris quadrupedibus, in quibus præcedit pes anterior dexter, et posterior sinister* ». Ce passage, qui est d'ailleurs fidèlement traduit, ne peut avoir de sens ; qu'autant que dans le texte, la particule *vau*, que Bochart a rendue par la simple conjonction *et*, marque l'ordre de succession *et deinde*. [La particule Arabe *phe* signifie pareillement *et*, et *immédiatement après*.]

Je dis que la conjonction *vau* est ici *ordinative*, en ce sens qu'elle signifie *tum, deinde*. On en voit aussi des exemples chez les Hébreux, qu'a recueillis Glassius [*Philologia Sacra, col.* 1192.] Mais il faut observer que chez les Hébreux, cette copulative *vau* signifie quelquefois *postquam*, comme Bochart l'a remarqué ailleurs en plus d'un endroit.

Q 2

(124)

On voit que cette impulsion est d'autant moins avantageuse pour pousser en avant le corps de cet animal, que son dos est plus incliné; et que son thorax est plus relevé par la longueur extraordinaire qu'ont ses omoplates (suivant l'observation de MM. Allamand, Paterson, et Le Vaillant; qui ont constaté d'ailleurs, que la longueur des jambes postérieures de la giraffe diffère peu de celle de ses jambes antérieures) (1).

X V.

La giraffe, lorsqu'elle va l'amble, paroit boîter à droite et à gauche alternativement; non seulement des jambes, mais encore des flancs (comme Gillius l'a remarqué). Mais suivant l'observation de Sparrman, elle ne boîte point quand elle va le pas, ou qu'elle galope.

Pour expliquer cette claudication apparente, j'observe que les deux jambes, antérieure et postérieure de la giraffe, retombent à terre au même instant dans l'amble : que le tronc après avoir été soulevé et poussé en avant, retombe en s'appuyant sur ces deux piquets inégaux : et que cette chûte, moins soutenue dans le train de derrière, y produit un boîtement d'autant plus sensible, que le tronc de la giraffe est fort raccourci.

On peut expliquer d'une manière analogue, l'apparence de boîter qu'on remarque dans la course de l'hyène; sans doute lorsqu'elle se rapproche de l'amble. Cette apparence tient à ce que l'hyène a le tronc du corps court et ramassé; et à ce qu'elle est montée beaucoup plus haut sur ses jambes de derrière que sur celles de devant.

Les Arabes ont attribué une semblable claudication au loup comme à l'hyène. Mais ils paroissent n'avoir entendu par-là qu'une vacillation latérale très-marquée; qu'ils semblent même avoir rapportée à des pas alternatifs,

---

(1) Un semblable désavantage de l'impulsion du train de derrière pour chasser en avant le train antérieur, parrapport auquel il est trop bas ; me paroît devoir être reconnu dans le *Nyl-ghau.* Je crois que c'est pour corriger ce désavantage que les Nyl-ghaus se préparent au saut, lorsqu'ils veulent se combattre, de la manière suivante qu'a décrite M. Hunter [*Journ. de Phys. Suppl. T. XIII.* 1778.].

Deux *Nyl-ghaus* mâles, qui étoient à une distance considérable l'un de l'autre, se préparèrent pour se combattre, en se laissant tomber sur leurs genoux : ensuite ils s'approchèrent l'un de l'autre, d'un pas assez rapide, toujours sur leurs genoux : et quand ils se trouvèrent à la distance de quelques verges, ils firent un saut, et s'élancèrent l'un contre l'autre.

et comme incertains , dont ces animaux se meuvent lorsqu'ils veulent sur-
prendre leur proye (1).

Cependant on peut douter s'il n'existe point un défaut réel et singulier
de l'hyène ; qui boîte , dit-on , sur la jambe gauche , dans les premiers pas
qu'elle fait , lorsqu'on la force de se mettre en mouvement (2).

Damir a expliqué par des causes frivoles ce qui fait que l'hyène boîte
quand elle court. Bochart conjecture (3) que cette claudication est l'effet
d'une espèce de nœud que l'hyène a vers les épaules. Mais Bochart n'a été
conduit à admettre l'existence de ce nœud , qui n'a point de réalité ; qu'en
donnant des interprétations arbitraires et vicieuses de certains passages de
Pline et d'Oppien (4).

---

(1) Comparez ce qui est dit aux col. 760. et 895. du *Lexicon Arabicum de Golius*.

(2) V. M. Daubenton , dans l'*Encyclopédie Méthodique* , *Dictionnaire des Quadrupèdes* ,
p. 141.

(3) *Hieroʒoïci* , *Part. Prim. Lib. III. cap. 2. col.* 841.

(4) Pline [*Hist. Natur. L. xxviii , Sect.* 27.] a parlé d'une vertu magique attribuée à
une partie de la colomne vertébrale de l'hyène , qui portoit le nom d'*atlas* , et qui formoit la première articulation de l'épine : *Hunc spinæ articulum , sive nodum Atlantion
vocant , est autem primus.*

Quoiqu'il soit évident que dans ce passage , Pline a désigné la première partie de la
colomne des vertèbres , comme on fait encore aujourd'hui : Bochart , et ensuite le P. Hardouin , ont voulu que Pline ait donné le nom d'*atlas* à la dernière ou septième des vertèbres du cou ; comme ils croyent que Pollux l'a fait aussi.

Mais Pollux [*Onom. L. II. n.* 132.] a désigné en effet par le nom d'*atlas* [qu'on lui a
donné à cause du poids de la tête , qu'elle supporte] la première vertèbre du cou. Cette
vertèbre est pourtant dite par Pollux , ὁ τελευταιος σφαδυλος ; mais de même qu'on a dit du
Chef d'une race [considéré en remontant] *ultimus generis* , etc.

Bochart prétend que cette septième vertèbre cervicale de l'hyène est dite la première
par Pline ; parce qu'à l'endroit de cette vertèbre , il y a une courbure de l'épine ou bosse ,
qui a été indiquée par Oppien. Mais Oppien dit seulement, que l'hyène (κυρτουται μεςατην
ραχιν) est voutée au milieu de l'épine , qui en effet est fort arquée dans le port naturel
de cet animal. Mais ce milieu ne répond point à la dernière vertèbre cervicale.

Il me paroît que ce que Pline & Lucain ont appellé *nodus hyænæ* , & qu'ils ont dit avoir
une vertu magique , étoit l'assemblage des deux premières vertèbres cervicales : d'autant
que les apophyses transverses de la première , et l'apophyse épineuse de la seconde , qui
sont très-grandes dans l'hyène [et beaucoup plus que dans le loup, et d'autres animaux fé-
roces] présentent l'apparence d'une espèce de nœud.

On peut voir dans l'Anatomie de l'Hyène , qu'a donné Veslingius [*Observ. VI.*] la description qu'il a faite des deux apophyses latérales ptérygoïdes qu'a la première vertèbre du

X V I.

La grandeur des piés dans les quadrupèdes influe sensiblement sur la vîtesse de leurs mouvements progressifs. Fabrice d'Aquapendente a remarqué que les animaux dont la course est la plus rapide, sont ceux qui avant de se détacher de la terre, la touchent par une moindre étendue, comme par les extremités de leurs doigts. C'est ainsi, dit-il, que les chiens et les lièvres sont beaucoup plus vîtes à la course, que ne sont les singes et les ours.

On peut ajouter ce qu'ont observé MM. de Buffon et Daubenton ; que le mococo, et tous les animaux qui ont quatre mains au lieu de quatre piés, ont une démarche oblique et qui n'est pas légère : que le castor, qui a les jambes de derrière plus longues que celles de devant, et terminées par de longs piés, ne marche assez vîte qu'avec de grands efforts ; qui lui font jetter la croupe alternativement à droite et à gauche : etc.

Voici le principe de cette observation générale de Fabrice d'Aquapendente. Plus le pié postérieur d'un quadrupède est allongé, plus l'impulsion qu'il donne dans la marche en se mouvant circulairement sur sa pointe, se dirige désavantageusement parrapport au tronc : et plus en même temps doit être forte la vacillation latérale du corps, qui entraîne un retardement proportionné (1).

X V I I.

Les positions différentes des extremités parrapport au tronc doivent influer sur la diversité des mouvements des quadrupèdes.

Dans les lézards, comparés aux autres quadrupèdes ; les quatre jambes (qui sont jointes latéralement au corps, comme dit Wotton), sont placées dans des plans plus rapprochés d'être perpendiculaires à un plan vertical dirigé le long de l'épine. Cette structure fait que ces animaux se meuvent

---

cou de l'hyène ; qui sont plus longues et plus larges que les apophyses latérales correspondantes dans la première vertèbre du loup. Telle est, dit Veslingius, la cause pour laquelle l'hyène ne peut tourner commodément la tête vers les côtés, et en arrière. On voit que la même cause produit dans le loup une semblable difficulté, dont il a été parlé ci-dessus (*Première Section*, *Art. XII.*].

(1) Voyez la *Seconde Section*, *Art.* XII.

uniquement d'un pas plus ou moins accéleré (1); et jamais d'un mouvement de galop , ou autre dans lequel ils détachent leur corps de la terre.

En effet plus les impulsions des jambes de derrière ont des directions approchantes de la perpendiculaire sur le plan vertical susdit , moins elles élèvent le corps en haut. D'ailleurs il paroît que le corps de ces animaux est trop prolongé , pour pouvoir être détaché de la terre par l'action de leurs jambes postérieures qui sont trop foibles , etc.

Panarole a observé que le caméléon dans sa marche , en même temps qu'il rapproche ses jambes du côté gauche , par exemple , éloigne extremement l'une de l'autre ses jambes du côté droit ; et réciproquement (2): de sorte que ses mouvements progressifs, qui s'exécutent avec une certaine flexion de tout le corps , ont quelque chose de ridicule.

Je pense que cette singularité tient à ce que les os du bassin du caméleon ne font point corps avec l'os sacrum (auquel ils ne sont point unis , suivant l'observation de Perrault); leur liaison devant être une sorte d'articulation par synnevrose, ou assujettie par des ligaments.

Les jambes postérieures, qui dans le marcher donnent la principale impulsion au tronc du quadrupède , par l'intermède du bassin , ne peuvent produire cet effet le mieux possible dans le caméléon ; qu'autant que son bassin vacillant , et la jambe qui le meut, se dirigent le plus possible dans la ligne du tronc.

C'est pourquoi le caméléon en même temps qu'il avance , par exemple, la jambe antérieure droite , avance aussi la jambe postérieure gauche (ou

---

(1) Le mouvement moyen en avant qu'impriment aux lézards les impulsions alternatives des jambes postérieures , est fort vîte , ou très-promptement repeté , dans certaines espèces de ces animaux ; comme dans celui que Linnæus a appelé *lacerta agilis* ; et plus encore dans celui que Pallas a appellé *lacerta velox*, et qui court d'une vîtesse comparable à celle d'une flèche.

(2) Je pense que ces positions respectives des jambes sont d'autant plus assurées, que les doigts inégaux des piés du Caméléon, sont aux jambes de devant, deux à la partie externe , et trois à la partie interne ; et aux jambes postérieures, trois en dehors, et deux en dedans [V. la Figure qu'en a donnée Perrault].

L'utilité de cette disposition des doigts me paroît tenir à ce que les jambes antérieures du caméléon poussent leurs piés à l'intérieur sous le corps , et ses jambes postérieures poussent leurs piés en dehors. Il suit de là qu'une plus grande fixation doit être opérée par un plus grand nombre de ces doigts [qui sont armés d'ongles crochus], vers l'intérieur dans les piés de devant , et vers l'extérieur dans les piés de derrière.

la rapproche de l'antérieure gauche) , et porte beaucoup en arrière la jambe postérieure droite. Ainsi le bassin n'est plus situé transversalement , mais très-obliquement au tronc , et presque dans la même ligne : de sorte qu'il reçoit ensuite une impulsion mieux dirigée de la jambe postérieure droite qui est mûe pour faire avancer le corps.

L'impulsion de cette jambe n'est pas si parfaitement dirigée suivant la ligne du tronc, que ce tronc ne se tourne un peu autour des deux appuis réunis que lui donnent les deux jambes du côté gauche : ce qui fait que le caméléon avance d'autant moins ; et c'est une des raisons qui rendent fort lente sa démarche sur la terre.

Panarole prétend que lorsque le caméléon marche sur les arbres , ses pas y sont si rapides , qu'il semble voler ; pendant qu'il se glisse le long des branches et des feuillages. C'est peut-être d'après Panarole, que Linnæus a dit que le caméléon grimpe aux arbres avec beaucoup de vîtesse. Il paroît cependant qu'il y marche d'ordinaire plus lentement : car les Arabes disent que le caméléon en montant sur les arbres, fait des pas inclinés et suspendus comme s'il marchait sur des épines (1).

X V I I I.

Une disposition singulière des piés peut aussi influer sensiblement sur les mouvements progressifs du quadrupède. C'est ce que montre l'exemple de la Taupe.

La taupe dans sa marche tourne en dehors ses piés de derrière , et ses piés antérieurs en dedans. Je rapporte à cette disposition différente, les zigzags qu'elle fait en courant. Dans sa course , qui n'est jamais rapide ; la taupe reçoit par les impulsions alternatives de ses pattes de devant , et de derrière , des mouvements latéraux du tronc en sens opposés. L'impulsion des pattes postérieures lui imprime des mouvements latéraux en dehors ; et des mouvements latéraux en dedans lui sont imprimés par l'impulsion de ses pattes antérieures , qui sont tournées en sens contraire.

L'impulsion des jambes antérieures a lieu dans les autres quadrupèdes , quoique foiblement (comme il a été dit Art. IV. de cette Section) : mais elle est relativement beaucoup plus puissante dans la taupe , dont les pattes antérieures sont extremement fortes (2).

---

(1) V. Golius *Lexicon Arabicum* , *col.* 1981.
(2) J'ai observé ailleurs qu'entre autres singularités de la conformation des pattes anté-

X I X.

X I X.

L'infirmité des muscles extenseurs , et le resserrement des ligaments environnants des articulations des jambes, peuvent exister dans certains genres de quadrupèdes , à tel degré qu'ils causent des effets singuliers dans leurs mouvements progressifs.

Le défaut d'énergie dans les muscles des jambes fait que les pas des moutons sont raccourcis et foiblement appuyés (1).

Les moutons ayant peu de force pour fixer et graduer la flexion de leurs articulations , en marchant inclinent sur le terrein leurs jambes qui sont plutôt étendues que fléchies. Mais les bœufs en formant leurs pas , fléchissent fortement les articulations de leurs jambes (2).

Je rapporte à la rigidité et à l'étroitesse singulières que doivent avoir les ligaments environnants des articulations des piés dans le Renne, et dans l'Elan ; le son comme d'un craquement qu'on entend dans ces articulations, lorsque ces animaux se meuvent , et sur-tout lorsqu'ils courent ou précipitent leurs pas.

Hoffberg attribue ce craquement à ce que le renne réunit alors les divisions de son sabot, après qu'il les avoit séparées. Barrington suppose le même fait , et dit que c'est pour ne pas enfoncer en passant sur la neige, que le renne élargit son pié ; mais qu'ensuite ce pié élargi lui étant incommode, sur-tout lorsqu'il va contre le vent , il en rassemble les différentes parties , dont le choc fait ce bruit.

M. de Bomare a observé que lorsqu'on touche légèrement le corps du renne, allant au pas ou debout ; on entend un craquement semblable à celui que nous sentons aux articulations des doigts, quand on les tire (ajoutés,

---

ricures de la taupe, qui lui donnent le plus grand avantage pour fouïr la terre ; il en est une qu'on n'a point remarqué jusqu'ici : savoir qu'elle n'a pour omoplate , qu'un os large interposé entre l'os cylindrique de l'humerus, et ceux du rayon et du coude ; ce qui procure des attaches vastes et prochaines aux muscles des pattes de devant.

(1) Les pas de ceux qu'attaque la maladie semi-paralytique , dite par les Indiens *Beriberi* , sont semblables à ceux des moutons : *Nictando genibus , ac elevando crura , tanquam oves ingrediuntur ,* dit Bontius ; *De Medicina Indorum , L. III. cap.* 1.

(2) C'est ce qu'Homère a observé , quand il a appellé les bœufs εἰλίποδας et désigné les moutons par μῆλα ταναύποδα [*Od. L.* IX. *v.* 464 : vers qu'Eustathe et le Scholiaste d'Homère n'ont entendu qu'imparfaitement].

R

ét qu'on les tord un peu). Le saisissement que ce toucher occasionne au renne, peut l'exciter à ce mouvement qui lui est habituel ; d'autant qu'il s'appuye alors sans doute plus fortement sur le sol. Mais il reste toujours à demander en quoi consiste ce mouvement ?

Je le crois en effet analogue au craquement des doigts tiraillés et un peu tordus, quoique plus bruyant sans comparaison. Or ce craquement des doigts a lieu toutes les fois que dans l'extension ou la flexion des articulations des phalanges, qui est un peu forcée ; il se fait un déplacement de ces phalanges dans des cavités articulaires rétrécies, desorte que les parties environnantes de ces articulations rendent ce déplacement toujours difficile et plus ou moins sonore.

La roideur et la constriction qui sont propres aux ligaments environnants des articulations des piés du renne, et de l'élan, rendent sans-doute très-précis et très-fixes les mouvements d'extension et de flexion de ces articulations. Cette cause contribue à donner une force extraordinaire aux piés de ces animaux ; laquelle se marque, et par la violence des coups de pié qu'ils peuvent détacher ; et parce qu'ils peuvent sans tomber, courir sur la glace d'une extrème vîtesse.

D'ailleurs dans ces genres d'animaux, de même que dans plusieurs autres, il est d'une utilité analogue ; que les os inférieurs des jambes soient recouverts comme par des cordes tendues, par les tendons prolongés de leurs muscles moteurs, dont les chairs sont placées dans les parties supérieures. C'est ce qu'on observe généralement dans les jambes des animaux des genres de chèvres et des cerfs (1).

X X.

Il est plusieurs quadrupèdes qui présentent dans le saut une singularité digne de remarque.

L'agneau qui bondit, saute des piés de derrière, et en même temps approche sa tête de la terre. Par ce moyen, le centre de gravité de la tête et du tronc est rapproché des jambes postérieures, qui doivent le chasser en haut et en avant dans le saut (2) ; ou bien le bras de levier

---

(1) La jambe du cerf, qui est aussi sèche que ferme dans sa marche, a fait sans doute imaginer la fiction de la biche aux piés d'airain : sur laquelle Voyez *Bochart*, *Hieroz*. *P. I.* *vol.* 882.

(2) Par la même raison, l'âne soulève plus facilement le tronc de son corps ; lors-

par lequel la tête résiste à cette impulsion , se trouve fort raccourci.

Sparrman (1) dit que le *duyker-bok* (bouc plongeur) dans sa course entremêle des sauts ; où lorsqu'il s'élève , il tient sa tête haute ; et lorsqu'il retombe , il la cache entre ses jambes , ce qui peut lui donner l'air de plonger. On voit qu'il facilite son élancement en haut par le redressement de la tête ; et qu'il prolonge ensuite l'effet de l'impulsion qui l'a fait sauter , en ne laissant point la tête étendue audelà du tronc du corps , mais en l'y rapprochant.

On doit reconnoître un semblable avantage dans la rotation que le chamois fait sur lui-même , lorsqu'il saute en bondissant sur des rochers , et semble se réfléchir d'un rocher sur un autre (2).

Sparrman (3) dit du *spring-bok* (bouc sauteur, qui est une gazelle) que dans ses grands sauts , quelquefois ses quatre piés sont fort rapprochés, le dos étant arrondi et convexe, et la tête abaissée : d'autres fois son dos est courbé vers en bas , et son ventre s'avance en dessous, la nuque et la croupe étant fort rapprochées ; desorte que les piés de devant sont éloignés des piés de derrière autant qu'ils peuvent l'être. Je viens d'indiquer l'utilité de la première de ces attitudes. La seconde est sensiblement faite pour des bonds moins élevés , mais qui projettent le corps plus loin en avant.

X X I.

Je finirai cette Section par une observation générale , qui peut donner lieu aux méditations les plus intéressantes.

C'est qu'il est un grand nombre d'Animaux, chez lesquels on peut reconnoître de la manière la plus sensible ; que les affections habituelles de leur ame , ou du principe du sentiment et de la volonté , reçoivent l'empreinte des modifications que la conformation particulière de leurs corps donne à leurs mouvements.

Entre les exemples les plus propres à développer et à confirmer cette

---

qu'en sautant des piés de derrière , pour jetter à terre celui qui le monte ; il plonge la tête entre les jambes , en même temps qu'il recourbe son dos en haut , et fait jouer son corps sur ses jambes de devant.

(1) *Voyage au Cap de Bonne-Espérance , T. III. p.* 116.

(2) *Collectosque ruens ibex revolutus in artus Se lapidum rotat in morem : Vanière , Præd. Rust. L. XVI.*

(3) *Voyage au Cap de Bonne-Esperance , T. II. p.* 293.

R 2.

opinion ; je vais d'abord indiquer cette observation très - singulière , que Linnæus a faite sur le rat de Norwège (*Leming*).

On observe dans les émigrations de ces rats , (où ils sont réunis en troupes prodigieuses) que leur marche est toujours dirigée suivant une même ligne droite. Linnæus rapporte que lorsqu'ils trouvent en leur chemin une masse de pierre sur laquelle ils ne peuvent passer ; ils la tournent en faisant un demi-cercle , de manière cependant qu'ils prennent ensuite derechef leur même ligne droite (1).

Sans doute cette habitude de se mouvoir en ligne droite est déterminée en partie , parceque ces animaux marchent par bandes ; desorte qu'ils ne pourroient faire des mouvements de côté , sans se gêner et s'empêcher mutuellement. C'est ainsi que les *Crabes* de terre ou de montagne (qu'on nomme en Amérique *tourlouroux*), qui marchent par bandes , suivent toujours leur route par la ligne la plus droite ; s'efforcent même d'escalader les murailles , et tout ce qui s'oppose à leur passage. Cet effet de l'habitude est d'autant plus remarquable dans ces Crabes , qu'ils ont également la faculté de marcher en avant , en arrière , et de côté ; faculté qui tient aux divers sens des articulations du corps avec les piés , et des parties de chaque pié entre elles.

Mais l'habitude et l'affectation de se mouvoir en ligne droite sont principalement déterminées , et beaucoup plus marquées , dans le rat de Norwege ; à raison des formes de son corps , qui lui font éprouver une grande difficulté à se détourner pour changer sa première direction. Ces formes consistent en ce que la partie antérieure de son corps se termine en pointe ; ses jambes de devant sont fort courtes , et ont très-peu de jeu latéralement ; et dans ses jambes de derrière , le femur par une triple , tête est articulé avec la cavité cotyloïde de l'os innominé (ainsi que Wormius l'a remarqué).

Cet animal ne peut faire le tour d'un rocher , ou d'un autre obstacle insurmontable , pour revenir à suivre la même ligne qu'il parcouroit d'abord

---

(1) *Ligger dem en stor sten i wagen , den de icka kunna komma ofwer , sa göra de en half-cirkel omkring honom , dock sa , at de taga sin rata linea igen. Kongl. Swenska Wetenskaps Academiens Handlingar , Vol* I. *pag.* 322.

Le *Leming* dans son habitude d'affecter la ligne droite , est seulement plus marquant que les rats d'autres especes. Les Arabes ont donné au rat , un nom dépendant de la racine *raschada* , qui signifie qu'il va constamment en ligne droite. Iis appellent le rat , *om rasched , mater directionis rectæ* ; suivant une figure usitée dans la langue Arabe.

(133)

(ou bien même une ligne parallèle à celle-là) ; qu'autant que son Ame ou
le Principe qui agit en lui pour ordonner les mouvements arbitraires, et
pour connoître les distances ou les rapports de situation, reçoit une empreinte (c'est-à-dire une sorte d'affection analogue) des modifications que
les formes propres du corps de cet animal donnent à ses mouvements.

X X I I.

Je passe à des exemples plus connus, qui établissent une correlation
manifeste, que les caractères de l'Ame ont avec les formes et les mouvements
du corps dans divers genres d'Animaux.

St. Basile est sans doute un des premiers qui ayent saisi cette considération importante. Il observe (1), que le corps de la panthère, par la
souplesse et la légéreté de sa conformation, se rapporte à la vîtesse et à
l'impétuosité des mouvements que son instinct lui imprime : tandisque le
corps de l'ours pesant, massif, et ayant peu de jeu dans ses articulations,
répond à la nature de cet animal ; qui est lente, lourde, et détournée dans
sa malfaisance.

M. de Buffon a remarqué que l'inconstance du naturel de la chèvre se
marque par l'irrégularité de ses mouvements très-vifs, et qui semblent être
comme capricieux. Il dit que ses mouvements n'ont point d'autre cause
déterminante que celle de la vivacité bisarre de son sentiment intérieur.
Mais il paroît que ce sentiment, ou cet instinct qui produit les mouvements
de la chèvre ; tient beaucoup à la mobilité de ses jambes, et aux autres avantages de la conformation de son corps, qui la rendent aussi agile qu'incons-
tante. On peut dire la même chose des espèces analogues du Chamois et
du Bouquetin.

D'après ce que j'ai dit ci-dessus, une trop grande longueur du tronc parrapport aux jambes qui le portent, ne peut que rendre très-pénible la
station du quadrupède ; et par conséquent elle doit, ou forcer la répétition
continuelle de ses mouvements progressifs, ou le contraindre au repos.

Or ce désavantage de conformation existe dans la fouïne (qui saute et
bondit plutôt qu'elle ne marche), et dans la belette (qui ne va qu'en bondissant par des sauts inégaux et précipités).

Il me paroît être la principale cause qui entraîne l'agitation habituelle,

____

(1) Oper. p. 73. ed. gr. Basil.

ou le mouvement continuel, violent, et incommode, dont ces animaux sont tourmentés. Cette fatigue de leur état de veille, est compensée par un sommeil plus long que dans les autres animaux. La belette passe les trois-quarts du jour à dormir, et la fouïne dort quelquefois deux jours desuite.

On pourroit ajouter à ces exemples celui du Renard, cet animal si distingué par ses ruses; dont la marche et la course se font toujours suivant des routes tortueuses (comme Nonius et Isidore l'ont remarqué) : etc, etc.

C'est en généralisant de semblables observations, que l'on peut justifier cette assertion, qui paroît être plus qu'une conjecture : que la tendance habituelle de l'Ame à telle ou telle passion, naît du rapport essentiel qu'a sa nature, avec les formes des organes; et de la sympathie intime qui lie l'exercice de ses facultés, avec les fonctions du corps vivant.

QUATRIÈME SECTION.

Du Ramper.

J'AI traité dans les Sections précédentes, des mouvements progressifs de l'Homme et des Quadrupèdes. Pour compléter cette nouvelle Méchanique des mouvements progressifs de tous les Animaux ; je traiterai dans cette Section, du Ramper ; et dans les deux Sections suivantes, du Nager, et du Vol.

I.

Il est des amphibies, dont les mouvements progressifs sur la terre paroissent être intermédiaires entre ceux des quadrupèdes, et ceux des reptiles. C'est ce que je vais rendre sensible, en décrivant la progression de ces amphibies, qui n'a pas été bien vue jusqu'ici. Je prends le Phoque pour exemple.

Le phoque, lorsqu'il se meut sur la terre, 1°. se soulève et s'appuye sur ses deux piés de devant : 2°. il pousse son corps en avant, par l'action des piés antérieurs qui achevent de se redresser, et par l'effort (1) des piés postérieurs : 3°. une partie de son corps étant ainsi projettée, et ensuite fixée en avant ; il fléchit vers cette partie, et retire avec beaucoup de force, sa colomne vertebrale ; qui entraîne alors, et fait glisser sur la terre les piés et le train de derrière (2) : 4°. ayant fixé la partie postérieure du corps ainsi arqué, il étend et relève la colomne vertebrale par l'action de ses extenseurs ; de manière à prolonger et à soulever très - fortement l'avant du corps (3) ; d'autant qu'il cesse alors d'arcbouter contre la terre

---

(1) Cet effort est foible, et il est dirigé de manière qu'il ne suffit point pour faire arquer la colomne vertébrale. Voyez la *Première Section*, *Art. XI.*

(2) Ce mouvement de reptation est encore plus marqué dans l'ours marin. Cet animal, qui est du genre des phoques, trace en fuyant des sillons très-profonds dans le sable ; qui s'amonceleroit sous son ventre, et retarderoit sa course, d'ailleurs assez rapide, s'il ne fuyoit en serpentant. Steller, *Novi Commentar. Acad. Petrop. T. II. p. 337.*

(3) Steller dit [*Lib. cit. p.* 356.] que l'ours marin, lorsqu'il gravit les rochers, se meut avec beaucoup de vîtesse, et comme le phoque ; en tenant le dos arqué, et la tête bais-

avec les piés de devant, qu'il relève à la fois vers le tronc : 5°. il laisse
retomber à terre (en la soutenant convenablement) l'extremité antérieure
du corps ainsi prolongée. Enfin il continue sa progression, en répétant
les mêmes mouvements, et dans le même ordre.

Cette description raisonnée des mouvements du phoque, renferme et
explique celles qu'en ont donné Dampier (1), et Steller (2); dont la
première est fort embarrassée, et la seconde est très-imparfaite.

I I.

Le Chalcide est un animal, qui fait la nuance intermédiaire entre les
serpents et les lézards; comme Gronovius l'a remarqué. Il a la forme du
corps du serpent, et quatre petites pattes foibles et courtes; dont celles de
devant sont séparées par une grande distance, de celles de derrière.

M. de La Cepède a décrit un ce ces animaux sous le nom de *chalcide*;
et dit qu'il a (de même que les *anguis*) le corps et la queue revêtus
d'anneaux circulaires très-sensibles, séparés les uns des autres par des espèces de sillons. M. de La Cepède dit aussi que ce chalcide n'a point de
trous percés pour les oreilles. Mais peut-être cette assertion demanderoit-
elle un nouvel examen. Car M. Bloch a trouvé ces ouvertures dans un
animal semblable; auquel Linnæus les avoit refusées, et qu'il avoit classé
en conséquence parmi les serpents sous le nom d'*anguis quadrupes*.

Borel (3) avoit déjà décrit un petit serpent à quatre piés; dont deux
étoient placés vers le col, et deux à la naissance de la queue. Il dit qu'on
l'avoit trouvé aux environs de Montpellier : et l'on y en trouve encore,
suivant la remarque de M. l'Abbé de Sauvages (4).

M. Bloch a donné (5) la description d'un semblable animal, qu'il a

---

sée; afin, dit-il, de donner plus d'*élasticité* à son corps. Mais la véritable utilité de
cette dépression de la tête, est que la partie antérieure du corps se trouve ainsi être recourbée et mieux située pour être poussée en avant [lors du redressement des piés de devant]
par l'extension de la colomne vertébrale.

(1) *Voyage autour du Monde*, Tom. I. p. 97.
(2) *Beschreibung von dem Lande Kamtschatka*, p. 109.
(3) *Obs.* 15. *Cent.* II.
(4) Voyez son *Dictionnaire Languedocien*, *Art. Nadiuel.*
(5) *Beschaftigungen der Berlinischen Gesellschaft Natur-forschender Freunde*, *T. II.*
pag. 28 et s.

appellé

appellé *lacerta serpens*, ou *schleich eydexe*. Cet animal a quatre piés foibles ; dont ceux de derrière sont plus forts, et composés d'os articulés.

M. Bloch croit que ces piés servent seulement de crochets à l'animal pour grimper sur les rochers, et s'y fixer quand il est poursuivi, etc. Mais il me paroît plus probable que ces piés lui donnent un mouvement progressif intermediaire entre ceux des quadrupèdes, et ceux des reptiles.

I I I.

On a fait varier la définition du nom de *reptiles* suivant la commodité de divers systèmes d'Histoire Naturelle. Je ne donne ce nom qu'aux Animaux qui étant dépourvus entierement, ou en partie, de jambes assez fortes pour les transporter, se meuvent en *rampant* ; ou bien se traînent par un mouvement progressif ondoyant, qui rapproche ou éloigne alternativement différentes parties de leur corps.

Les ondes que produit ce rampement, sont horizontales, ou verticales. Leur étendue est toujours beaucoup moindre dans les reptiles mous, que dans les serpents qui ont une colomne vertebrale aussi longue que leur corps.

Je vais donner une explication détaillée des mouvements progressifs de la chenille, et du ver de terre : ce qui suffira pour pouvoir donner l'explication des mouvements des autres reptiles mous.

Les chenilles ont leurs jambes antérieures cartilagineuses, qui peuvent transporter l'avant de leur corps : mais elles rampent nécessairement de tout le reste du corps, qui ne peut être transporté par leurs jambes intermédiaires et postérieures. Ces dernières jambes étant membraneuses, forment de simples appuis, et sont seulement soulevées dans le mouvement progressif des parties du corps auxquelles elles répondent (1).

Les pas de ces jambes membraneuses ne font, pour ainsi dire, que marquer la progression des chenilles. Elle est produite, en effet, par un mouvement ondulatoire du corps même de ces insectes. M. Weiss a observé ce mouvement, qu'il a décrit de la manière suivante.

---

(1) Malpighi n'avoit point observé la foiblesse extrême des jambes postérieures et intermédiaires du ver à soie, ainsi que le mouvement auquel elles sont bornées ; lorsqu'il leur a attribué des forces d'impulsion & de traction, capables de déplacer les anneaux, et d'opérer le mouvement progressif de cette chenille.

S

Les chenilles (dit M. Weiss) se meuvent ainsi pour la plupart (il excepte sans doute les arpenteuses). Elles commencent à retirer et recourber un peu leur extremité postérieure, en formant une petite *bosse* en haut ; et en serrant les deux ou trois anneaux par-dessous (ce qui doit détacher du sol l'extremité postérieure). Par ce moyen, dit-il, la dernière paire de jambes fait un pas, et se cramponne : et ce renflement se coule par un mouvement ondulatoire (c'est-à-dire, par une suite de semblables mouvemens) le long du corps jusqu'à la tête ; ensorte que chaque paire de jambes, soit membraneuses, soit écailleuses, lorsque le renflement passe par-dessus, peut s'avancer et se cramponner à une nouvelle distance. Enfin la tête peut se porter en avant, en relachant à leur tour ses anneaux contigus et serrés.

Mais il ne suffit pas pour expliquer la progression des chenilles, de considérer le transport de leurs jambes ; d'autant que celui de leurs jambes membraneuses ne peut être utile que pour la fixation des anneaux auxquels elles répondent. Il est essentiel d'expliquer la production du mouvement ondulatoire susdit, où une suite d'arcs se forme successivement dans le corps de la chenille.

Pour expliquer ce mouvement progressif ondoyant, M. Weiss (1) dit seulement, que les anneaux de la chenille sont serrés et relachés alternativement (2). Il entend sans doute que les anneaux qui composent le corps de la chenille, sont alternativement rapprochés et éloignés les uns des autres ; par l'action des muscles, annulaires ou autres, qui sont interposés. Mais cette explication est visiblement insuffisante.

En effet elle ne peut nous rien apprendre sur la cause du mouvement progressif de la chenille, quelques suppositions que l'on fasse sur la forme et la situation des fibres musculaires, dont la contraction resserre des anneaux voisins dans le corps de cet insecte ; et sur l'ordre de succession dans les

---

(1) *Acta Helvetica Phys. Med.* T. III. p. 378.

(2) Pour entendre son explication, [qui est analogue à celle qu'il donne d'après Willis, de la progression du ver de terre] ; il faut observer qu'il considère la *contraction* et la *dilatation* des parties circulaires ou anneaux du corps de la chenille, non suivant les diamètres de ces anneaux, mais suivant la largeur des bandes qu'ils forment. On voit que le resserrement de ces anneaux dans ce dernier sens, est la suite de leur relâchement ou dilatation dans le premier sens. M. Weiss n'a point exposé cela nettement, et il en résulte de l'obscurité dans son langage.

mouvements de celles de ses jambes qui peuvent fixer les anneaux, et non les transporter. D'après l'explication que donne M. Weiss, on ne sauroit voir pourquoi dans les fibres musculaires supposées, le relachement qui suit immédiatement leur contraction, et qui rétablit leur étendue naturelle ; n'éloigne pas l'un de l'autre les anneaux voisins, autant qu'ils avoient été rapprochés par cette contraction de ces fibres.

I V.

Pour expliquer les mouvements d'ondulation qui ont lieu dans la progression des chenilles ; il faut considérer les anneaux (ou segments solides transversaux) dans lesquels leur corps est divisé par des incisions profondes (1) ; et d'abord faire voir comment les chenilles peuvent fléchir vers un côté quelconque de leur corps, un de ces anneaux, sur un autre anneau contigu, qu'elles ont rendu plus fixe à l'aide de leurs piés appuyés sur le plan de position.

Ces mouvements de flexion ont été jusqu'ici attribués vaguement à l'action des muscles qui sont placés sous la peau des chenilles. Mais leur méchanisme a été inconnu de M. de Réaumur, et de tous ceux qui ont parlé de ces muscles ; même du fameux Lyonet, qui a employé un art surprenant à en démontrer un nombre prodigieux (2).

On reconnoît manifestement l'action des muscles fléchisseurs, dans les animaux chez lesquels les muscles s'attachent à des os ou à des pièces cartilagineuses. Mais on ne voit point du tout comment dans les chenilles, et dans les reptiles mous, des muscles placés sous une peau molle, à laquelle ils sont uniquement attachés ; au lieu de raccourcir seulement vers tels ou

---

(1) Pline [*Hist. Nat. L. XI. Ca 1.*] a bien décrir ces ivisons du corps, qui ort donné leur nom aux insectes : *incisuras quæ præcincta separant membra, tenui modò fistula cohærentia.* Il ajoute ; *aliquibus verò non tota incisura cum ambiente ruga ; sed in alvo ; aut superne tantum, imbricatis flexili vertebris.* Car c'est ainsi qu'il faut lire avec Turnèbe, et le P. Hardouin, d'après les Manuscrits. D'ailleurs le P. Hardouin et les autres Savants n'ont rien compris à ce passage de Pline, comme le dit avec raison M. de Sivry ; qui suit une leçon bien différente, qu'il ne traduit pas bien clairement. Je crois que le vrai sens de cette phrase de Pline est : Cependant il est quelques insectes chez lesquels la coupure du corps ne l'embrasse pas en entier, en faisant un repli ; mais est assez marquée dans la partie ventrale du corps, ou dans la supérieure, pour que les *vertèbres* s'y recouvrent en manière de tuiles. [Il appelle *vertèbres* ce que nous appellons anneaux de la chenille].

(2) Dans son *Traité anatomique de la Chenille qui ronge le bois de saule.*

S 2

tels points (déterminés par une plus grande fixité relative), les surfaces des anneaux où ils sont situés (ou-bien de les contracter toujours suivant des lignes parallèles au plan de position); peuvent faire que ces anneaux s'inclinent ou se meuvent latéralement les uns sur les autres, en haut, en bas, et dans tous les sens.

V.

. Voici quelle me paroît être la solution de ce problème, qu'on n'a point résolu jusqu'à présent.

Tous les muscles propres à la chenille sont distribués en plusieurs corps distincts, dont chacun revêt intérieurement la peau d'un des anneaux, et qui sont séparés par les divisions de ces anneaux. On peut même regarder ces divisions comme formées par des replis de la peau, saillants à l'intérieur du corps, qu'ont dû produire les contractions primitives et repétées de ces divers corps de muscles.

Si l'on considère deux anneaux contigus du corps de la chenille, dont l'un se trouve fixé par ses muscles sur l'appui que donnent les piés, et l'autre est beaucoup plus mobile ; on concevra de la manière suivante, comment l'anneau mobile peut être fléchi en tout sens sur l'anneau qui est fixé.

Les muscles propres de l'anneau mobile ont leurs attaches de côté et d'autre, aux deux rebords circulaires de la peau qui terminent cet anneau (1). Lorsque ces muscles se contractent tous en même temps, ils tirent le rebord plus mobile de la peau vers le rebord qui est plus fixe (à raison de la fixation de l'autre anneau auquel il tient, et dont les muscles le tendent et le retirent).

L'action de toutes ces cordes musculaires, en tirant ainsi le rebord mobile de leur anneau, en comprime le corps, et l'affermit de plus en plus sur l'anneau fixé. Quand l'anneau mobile est ainsi comprimé, et appuyé sur sa base le plus possible ; il résiste absolument suivant la direction de sa longueur, à l'effort continué de ces cordes musculeuses de la peau.

Si alors dans l'un des côtés de l'anneau mobile, ces cordes musculeuses viennent à être animées d'une plus grande force de contraction que ne sont

---

(1) Ce n'est que par ces attaches qu'ils adhèrent à la peau, étant d'ailleurs étendus sur la peau comme des cordes ; suivant l'observation de M. de Réaumur, *Mémoires pour servir à l'Histoire des Insectes*, *Tom. I. p.* 164.

(141)

les autres muscles de cet anneau ; elles tirent fortement de leur côté le rebord mobile de l'anneau. Mais elles ne peuvent le faire mouvoir, qu'autant qu'il entraîne vers ce côté, le corps de l'anneau dont il fait partie, et qu'il le fléchit en ce sens sur sa base.

Ainsi dans les chenilles, un anneau mobile peut être fléchi sur un anneau fixé, en dessus, en dessous, ou sur les côtés ; suivant que domine l'action des divers muscles de cet anneau mobile, qu'on peut appeller avec Lyonet *muscles dorsaux, gastriques, ou latéraux*.

Ceux de ces muscles qui se contractent avec une force dominante, peuvent être aidés dans leur action par le concours d'un assez grand nombre d'autres muscles placés à leurs côtés (1).

Auprès de chaque division du corps de la chenille en anneaux, la peau forme un repli circulaire ; qui fait une espèce d'articulation, et facilite la flexion de chaque anneau sur l'anneau contigu. Ces parties de la peau sont marquées par des sillons bien distincts, lorsqu'elle a été dépouillée de ses muscles. Dans les espaces de ces sillons, sont contenus des muscles que Lyonet a décrits (2) ; et dont il n'a point indiqué d'usage. Je les regarde comme de vrais *muscles interarticulaires* (analogues à ceux que Winslow a désignés par ce nom) , qui empêchent que la peau ne soit pincée et offensée, lorsque les anneaux sont fléchis l'un sur l'autre.

V I.

Les mouvements de flexion en haut, en bas, et de côté, des corps distincts dont se compose la chenille, ayant été ainsi expliqués et developpés ; je vais exposer, d'une manière qui me paroît ne point présenter de difficultés, le méchanisme de ce mouvement ondoyant du corps qui produit *principalement* la progression des chenilles.

Dans ce mouvement, une partie antérieure du corps ayant été d'abord fixée, et appuyée sur les jambes ; les anneaux qui sont le plus voisins de

---

(1) Une force tonique relative qui est constamment plus grande, ou dans les muscles latéraux, ou dans les muscles dorsaux ; me semble être la cause évidente des attitudes singulières que gardent dans leur état de repos, cette chenille qui a la tête presque toujours posée contre un des côtés du corps, et celle qui tient la tête et ses premiers anneaux renversés sur son dos. V. Réaumur, *Liv. cité*, *Tom. II* p. 259--60.

(2) *Livre cité*, *Planche VII*, *Fig.* 5. aux lettres R et Q pour les dorsaux ; et *Pl. VIII*, *Fig.* 6. aux lettres t et x pour les gastriques.

cette partie, sont successivement portés en haut et en avant, ou redressés les uns sur les autres, avec beaucoup de force, par leurs muscles dorsaux ou extenseurs.

Par l'effet du redressement de ces anneaux, ceux qui les suivent sont entraînés avec la partie postérieure du corps ; et sont suspendus aux précédents en angle, ou plutôt en arc. Le corps entier ne fait ainsi qu'un arc, dans les chenilles arpenteuses ; et il forme une suite d'arcs dans les autres chenilles. La courbure de ces arcs peut d'ailleurs être diversement modifiée par l'action des muscles gastriques, ou fléchisseurs des anneaux.

L'extremité postérieure de chacun de ces arcs est ensuite fixée à son tour, tandis que son extremité antérieure est relachée : et la fixité relative des attaches des muscles dans chaque anneau de cet arc, est de même réciproquement changée. Les anneaux les plus postérieurs de cet arc, et successivement les autres, sont tirés vers en bas par leurs muscles gastriques ou fléchisseurs ; avec un effort qui nécessairement *pousse* l'avant du corps, qui est appliqué sur le sol.

Le transport successif des jambes postérieures et intermédiaires de la chenille, qui se fixent en avant, est facilité par ce mouvement ondoyant de leur corps. C'est ce qu'il faut admettre dans les observations de M. Weiss. Mais il ne faut pas croire que le corps soit poussé en avant par ces jambes postérieures, qui ne sont que membraneuses, et traîné par elles sur les jambes anterieures ; comme l'ont dit Malpighi du ver à soie, et M. de Réaumur des chenilles en général (1).

Les mouvements d'ondulation peuvent être prolongés d'autant plus facilement, que la chenille a plusieurs muscles qui ne sont pas bornés dans un seul anneau ; mais qui s'étendent à deux anneaux consécùtifs (comme l'ont vû Malpighi, Réaumur, et Lyonet) : et que particulièrement tous les muscles dorsaux sont continus entre eux, ainsi que tous les muscles gastriques (comme Lyonet l'a observé).

V I I.

D'après ce qui a été dit (Art. V.) on voit comment une partie du corps de la chenille étant fixée sur ses jambes, un anneau qui est contigu

---

(1) Même des arpenteuses, lorsqu'elles se meuvent comme les autres chenilles ; *Liv. ité, Tom. II. p.* 360.

à cette partie, peut lui être incliné par l'action des muscles dans un sens quelconque.

Lorsque la flexion de cet anneau se fait vers en haut, et qu'il est ensuite arrêté dans un certain dégré d'élévation; il sert d'appui fixe aux muscles qui peuvent redresser semblablement un anneau contigu et plus mobile.

Lorsque ce redressement répété dans plusieurs anneaux consécutifs, est dirigé et gradué de manière à soutenir dans une ligne droite une longue suite de ces anneaux; il en résulte la position qu'affectent ces chenilles arpenteuses qui soutiennent leur corps roide comme un bâton dans toute sorte d'inclinaisons (1).

Ces chenilles arpenteuses peuvent aussi disposer leur corps en ligne courbe, et même de manière qu'il forme plusieurs sinuosités (2); suivant que l'action de leurs muscles dorsaux est dominante, surmontée, ou modifiée par celle de leurs muscles gastriques.

Il est de ces chenilles qui peuvent se plier en zigzag (3), en donnant à différentes parties de leur corps, des inflexions alternatives en sens contraires; suivant qu'elles y font prédominer l'action des muscles dorsaux, ou celle des muscles gastriques.

Les inflexions du corps qu'affectent certaines chenilles, semblent être déterminées constamment dans telle partie plutôt que dans telle autre; ou par des replis fixes et saillants d'une peau plus condensée, qui s'étendent latéralement à plusieurs anneaux (4); ou bien par des éminences charnues placées au dos, ou sous le ventre de la chenille, vers les sommets des angles de ses inflexions accoutumées (5).

Il paroît que ces replis saillants de la peau, et ces espèces de crêtes charnues, donnent des origines et des directions plus avantageuses aux muscles antagonistes; qui doivent modifier l'effort dominant des muscles qui fléchissent en haut, ou en bas, la partie antérieure du corps.

---

(1) Réaumur, *T.* II. *p* 360. *Pl.* 27. *Fig* 15. *Pl.* 29. *Fig.* 6 *et* 7. et Roesel de Rosenhof, *Insecten Belustigung*, *Erster Theil*, *Class.* III. *Papilionum Nocturnor. Tab.* I. *Fig.* I.

(2) Réaumur, *T.* II. *Pl.* 29. *Fig.* 19. et Roesel *l. c. Fig.* 2.

(3) Réaumur. *T.* II. *p.* 262. *Pl.* 22. *Fig.* 9. 10. 11. *Pl.* 27. *Fig.* 18.

(4) Comme dans ces chenilles du saule, sur lesquelles V. Réaumur *T.* II. *p.* 266. et 274. *Pl.* 21 *et* 22 : et Roesel, *l. c. Classis* II. *Tab.* XIX. XX.

(5) Réaumur, *Tom.* II. *Pl.* 22. *et* 27. *aux Figures déjà citées.*

On ne peut qu'admirer avec M. de Réaumur (1) la force prodigieuse qui fait que ces chenilles arpenteuses n'ayant qu'un point d'appui très-proche de leur derrière, redressent tout leur corps qui est proportionnellement très-long, et le soutiennent dans toute sorte d'élévations : qu'elles le contournent et le plient en divers sens, lorsqu'il est ainsi redressé : enfin que de l'extremité de leur corps qui est fixe, elles rapprochent l'autre extremité, même fléchie alternativement en divers sens, et même pendant qu'elle reste suspendue (2).

On a remarqué que les attitudes extraordinaires des chenilles subsistent quelquefois après leur mort. Sans doute c'est une mort soudaine et convulsive, qui laisse après elle cette fixation des anneaux, par une roideur excessive et permanente des muscles : ce qui est analogue à la rigidité extraordinaire des membres, que Morgagni (3) et d'autres ont observé plusieurs fois dans les cadavres.

V I I I.

Il est facile de voir que les vers dont le corps est divisé en un grand nombre d'anneaux, produisent de même que les chenilles (4), les diverses ondulations du corps qui ont lieu dans leur rampement.

Il faut remarquer que pour produire ces ondulations, soit que leur corps se trouve être allongé ou raccourci immediatement avant la progression ; ils commencent toujours par fixer une partie antérieure, ou moyenne du corps (5); et ils redressent desuite les anneaux posterieurs qui sont les plus voisins de cette partie fixée.

---

(1) *Tom. II. p. 360 ; et T. I. p. 72.* V. aussi Roesel *Tab. IX. Fig. 2 ; et in Supplem. ejusdem Classis III. Dritter Theil, Tab. XIV. Fig.* 1 et 2.

(2) Le merveilleux de cette force des muscles des chenilles, est le même que celui des forces que les muscles de la puce et d'autres insectes exercent dans le saut. V. la *Seconde Section, Art.* XXXI.

(3) *De Sedibus et Causis Morborum, Epist. Anat. Med. IV. n.* 11. et 21 : *LXII. n.* 5. et en divers autres endroits.

(4) La ressemblance des anneaux du ver avec ceux de la chenille, est frappante dans la figure que présente le ver du fromage, grossi au microscope. V. Swammerdam *Biblia Naturæ, Tab. XLIII. Fig. II.*

(5) Et non leur extremité postérieure, comme l'a dit M. Weiss pour le cas où le corps se trouve être contracté ou raccourci, quand le ver commence son mouvement progressif.

Le

Le ver peut fixer alternativement telle ou telle partie de son corps sur le plan de position, en s'aidant de ses piés ou soyes qui sont terminées par des crochets. Murray a donné sur ces soyes, des observations intéressantes (1); parmi lesquelles il en est de M. de Munchhausen, qui prouvent que ces soyes agissent avec une force sensible pour fixer les différentes parties du corps du ver. Cependant l'effort de ces soyes pour produire cet effet, ne peut être que foible : et cette fixation me semble être encore assurée par le concours d'une autre cause, quoique pareillement foible, que je vais indiquer.

Chaque anneau du ver de terre renferme, entre les deux divisions qui le terminent, des fibres musculeuses; dont la contraction doit nécessairement renfler cet anneau, et par ce moyen le faire arcbouter contre le plan qui le porte. De plus, ces fibres musculeuses étant contractées en même temps dans plusieurs anneaux consécutifs; le rapprochement de ces anneaux, dont la chaîne est raccourcie, doit rendre plus inégale la surface de la partie du corps qu'ils composent : et dès-lors cette partie se trouve être fixée relativement; parcequ'elle oppose une plus grande résistance de frottement, aux mouvements qui tendent à l'entraîner sur le plan de position.

On voit que pour expliquer les mouvements du ver de terre, il n'est pas nécessaire de dire avec Fabrice d'Aquapendente et Willis ; que les fibres musculeuses de ses anneaux sont, les unes circulaires qui en se contractant étreignent et prolongent le corps du ver; et les autres longitudinales, qui le raccourcissent et le renflent par leur contraction. Parent et d'autres ont admis ce double ordre de fibres musculeuses dans le ver de terre : mais il est absolument fictif, ou n'a point été encore démontré.

Tyson n'a point distingué dans ce ver, des fibres longitudinales; mais il dit (2) y avoir observé un grand muscle tourné en spirale, de la *détente* duquel il fait dépendre la torsion en spirale que le ver donne à son corps

---

(1) Dans sa Dissertation *De Lumbricorum setis*. Murray a observé que les pointes des soyes qui sont à l'une et à l'autre extremité du ver, y sont dirigées de chaque côté vers le milieu du corps; et que celles qui sont sous le milieu du corps, sont dans une situation droite. Après l'avoir reconnu par la vûe, il s'en est assuré, en promenant le doigt vers l'une et l'autre extremité sous le ventre du ver. On voit que cette disposition des soyes peut être utile pour aider les mouvements en avant et retrogrades du ver.

(2) *Transact. Philos. N.* 147. *p.* 155.

T

quand il rampe (1). Mais l'*élasticité* de ce muscle , ainsi que de tout autre , qu'on supposeroit (avec Lesser) dans le corps de ce ver ; est une cause absolument imaginaire de sa progression.

Ce contournement spiral du corps du ver , qui modifie son mouvement progressif ; dépend de ce que le ver contracte en même temps dans plusieurs anneaux consécutifs , des muscles (sur-tout latéraux) dont les directions sont peu éloignées entre elles , et presque parallèles. D'ailleurs ce mouvement spiral est rendu beaucoup plus apparent par les vacillations du corps foible du ver , qui accompagnent sa reptation.

I X.

Il est des reptiles mous qui semblent se mouvoir par des fibres dont ils font varier arbitrairement l'étendue et les directions. De ce genre sont les limaces , dont le corps ne présente point de division en anneaux , ou autre qui soit constante et assez profonde.

Swammerdam dit (2) que dans la limace domestique qui n'a point de coquille , les muscles ne peuvent s'attacher à aucun os ; mais qu'ils ont leurs attaches dans d'autres muscles , et aident à se mouvoir les uns les autres : ce qui s'exécute , dit-il , par un méchanisme très-remarquable dans certains animaux.

Cependant Swammerdam n'indique pas comment dans ces muscles qui donnent attache aux autres , il existe des parties fixées relativement ; dont la position et la résistance doivent déterminer , par l'action d'autres muscles distincts qu'il suppose , le mouvement local du corps de la limace.

Il me paroît que cette formation , et cette utilité de ces parties fixées dans le corps charnu et uniforme de la limace , ne peuvent être expliquées ; qu'autant qu'on reconnoît que le Principe Vital de ce reptile a la faculté , non-seulement de dilater , et de contracter ses fibres musculeuses ; mais encore de se donner arbitrairement dans telles et telles parties du tissu de

---

(1) C'est à ce mouvement spiral que se rapporte l'étymologie du nom latin du ver [*vermis , à vertendo sese*] , et celle du nom grec de la chenille (καμπη). Aristote a exprimé par un mot heureux , ce mouvement combiné de ces reptiles ; en disant qu'ils se meuvent ιλυσπασθι , mot composé [pour ειλυσπασθι , suivant Eustathe] , qui signifie qu'ils attirent leur corps en se roulant.

(2) *Biblia Naturæ , T. I. p.* 160.

son corps musculeux, une force de *situation fixe* des parties de ce tissu (1).

Cette force, qui est susceptible de degrés d'intensité très-différents, peut produire dans le tissu musculeux de la limace, des fibres prolongées suivant différentes directions. Elle peut aussi établir dans des parties de ce tissu, qui sont les plus voisines du plan sur lequel rampe la limace, des points plus fixes ; auxquels aboutissent ces fibres, et vers lesquels leur contraction attire d'autres parties du corps, qui pressent plus ou moins fortement ces points fixes sur le plan de position. Alors d'autres fibres produites de même, et partant des mêmes points fixes ; peuvent se contracter ou se dilater, suivant qu'il est utile à la progression de l'animal.

Cette force de *situation fixe* des parties des fibres musculeuses de la limace, par laquelle j'explique son rampement ; est sans doute portée au plus haut degré dans ces nombreux aquatiques et microscopiques, qui sont de vrais Protées, et qui peuvent donner à leurs corps des formes extremement diverses.

X.

Le même méchanisme doit avoir lieu dans le mouvement progressif du limaçon à coquille, que dans celui de la limace domestique. Ce limaçon rampe par un mouvement ondoyant, très-regulier et très-rapide, du dessous de cette masse charnue qu'on appelle plante ou pié du limaçon (2). Ce

---

(1) Cette force musculaire n'a point été connue avant moi : mais j'ai prouvé qu'il faut en admettre l'existence, comme un résultat nécessaire des faits.

Quant à la faculté d'élongation des fibres, différente de leur simple relâchement [faculté sensible dans le mouvement progressif des polypes d'eau douce] ; elle est très-marquée dans les vers et autres reptiles ; non-seulement par le grand allongement des parties de devant, lorsqu'elles s'appuyent sur les parties postérieures ; mais encore parce que ces parties antérieures en s'allongeant se roidissent un peu, et acquièrent une petite force d'impulsion ; ce qu'on vérifie en leur présentant alors une paille, une plume, la main, etc. [Cette observation qu'a faite M. Rey de Cazillac, est rapportée dans le Journal Encyclopédique].

(2) Ce pié du limaçon à coquille ne peut agir comme cette partie de la *moule*, qu'on a appellé sa *jambe* ou son *bras.* Van der Heyde le premier, et plusieurs autres après lui, ont assuré que la moule allonge hors de sa coquille entr'ouverte, cette partie charnue et très-flexible ; et qu'elle la replie sur quelque corps extérieur, auquel elle se fixe ; desorte qu'en se contractant, elle fait avancer sa coquille vers ce corps. Mais dans le limaçon, on ne découvre point d'attache à sa coquille, telle qu'est le ligament ou muscle tendineux qui attache les testacés bivalves à leurs coquilles.

(148)

mouvement a été décrit par Swammerdam et Lyonet, et dessiné par Lesser (1).

On a expliqué les rampements de ce limaçon sur la terre, et sur les arbres ; en disant que son pié a sur ses bords deux appendices musculeuses plissées ; dans lesquelles, les plis de devant en se resserrant, se font suivre de ceux de derrière, et entraînent sa coquille. Mais il reste toujours à expliquer comment ces appendices forment des plis fixes ; sans lesquels le mouvement local ne peut être opéré par l'action des muscles supposés, qui devroient se resserrer ou s'étendre également en sens opposés.

On a dit aussi que les rebords du pié du limaçon peuvent être arrêtés sur le plan de position, par la pression de l'air (2) que déterminent des vuides formés par l'ondoyement du milieu du pié. Mais c'est à expliquer la formation de ces ondulations, que consiste la difficulté.

Weiss dit que si l'on observe les mouvements de l'escargot, à travers une glace sur laquelle il rampe ; on lui voit décrire des espèces d'ondulations, qui se font le long du ventre, d'arrière en avant, avec une vîtesse cinq ou six fois plus grande que celle de la progression du corps (3). Suivant lui, ces ondulations sont produites par les muscles qui tiennent lieu de piés à ce limaçon, d'autant qu'ils portent sur un plan qui ne cède point à leurs impulsions : et elles sont pareilles à celles que produit dans la scolopendre terrestre, une multitude de piés ou jambes ; dont les mouvements depuis la queue jusqu'à la tête, se succèdent sans interruption.

Mais quoique Weiss ait décrit ces ondulations un peu mieux que les autres Observateurs ; il n'explique pas davantage, comment il se forme dans le corps du limaçon, des muscles assez distincts, et agissant par-rapport à des points assez fixes ; pour que de semblables ondulations puissent être produites par les impressions que font sur le plan de position, ces muscles qui tiennent lieu de piés.

___

(1) Dans sa *Testaceo-Theologia*, pag. 756.

(2) Une semblable pression de l'air peut sans doute fixer la tête de la sangsue, sur une base solide ; mais à l'endroit où elle fait le vuide, en pompant avec sa bouche, etc. Voyés M. Du Blondeau, *Journ. de Phys. Octobre* 1782.

(3) Cela tient sans doute à ce que les points fixes formés dans le tissu musculeux du limaçon, qui ont été arrêtés sur le plan de position ; ne le sont pas si fortement, qu'ils ne soient entraînés en quelque degré par l'action des fibres musculeuses, qui se contractent ou se dilatent sur ces points, pour faire avancer le carps du limaçon : entraînement qui doit diminuer à proportion l'étendue de son mouvement progressif.

(149)

On sait d'ailleurs qu'une humeur visqueuse, que le limaçon rend de tout
son corps (et sur laquelle il semble se mouvoir d'un mouvement moyen
entre le ramper et le nager), l'attache au plan sur lequel il rampe. Mais
on ne voit pas qu'il puisse se coller inégalement à cette humeur gluante,
dans les divers points de sa surface inférieure, pour fixer et changer successivement ces points; comme le demanderoient les ondulations de son
mouvement progressif.

Bradley a observé aussi que c'est par un mouvement d'ondulation dans
leur pié, que les limaces d'eau nagent à la surface des eaux; où elles
tiennent leur corps et leur coquille à la renverse. Il conjecture que ces limaces ont donc alors de la prise sur l'air même; qui leur résiste, comme
fait aux limaçons tout corps solide sur lequel ils rampent (1).

Mais il paroit que le corps de la limace d'eau étant facilement et constamment soutenu sur l'eau dans toute son étendue, à raison de la légéreté
de sa coquille (où le vuide est produit par la retraction de ce corps); le
mouvement ondoyant, qui s'exécute (comme il a été dit) dans le pié de
cette limace, doit par l'effet des pressions successives dont il frappe la surface
de l'eau, faire *nager* ce pié; qui traîne et transporte le reste du corps (2).

Il semble qu'il faut expliquer par les mêmes principes, la progression
de ces insectes aquatiques, dont Lyonet a parlé (3) : dont les uns se
meuvent par un ondoyement du dessous de leur corps; et d'autres glissent
dans l'eau en tout sens, et assez vîte, sans faire de mouvements extérieurs
sensibles dans aucune partie de leur corps.

X I.

Il me reste à traiter du rampement des Serpents. J'indiquerai d'abord ce
que l'on connoît des avantages méchaniques de leur structure relativement
à ce mouvement progressif.

Aristote a remarqué que les vertèbres de la vipère sont extrèmement
flexibles, et d'une nature approchante de celle du cartilage. Leur flexibilité
est augmentée par les dispositions de leurs apophyses épineuses et transverses (que Charas a décrites); et par le grand appareil (que Veslingius

----

(1) *A Philosophical Account of the Works of Nature*, pag. 56.
(2) On voit que malgré la différence d'organisation, ce *nager* est d'ailleurs analogue à
celui des serpents d'eau [dont il sera parlé, *Cinquième Section*, *Art. VI.*]
(3) *Dans ses Notes sur la Théologie des insectes de Lesser*, *Tom.* I. *p.* 268.

a indiqué) de muscles très-nombreux, et à tendons très-déliés, qui écartent ces vertèbres, les redressent, et les fléchissent en divers sens.

Tyson a observé dans le serpent à sonnettes (ce que Derham dit, mais peut-être sans fondement, avoir lieu dans tous les serpents en général) ; que chaque vertèbre supérieure s'emboîte par une tête ronde dans une cavité arrondie de la vertèbre inférieure: et que toutes les autres formes de l'articulation des vertèbres entre elles leur donnent la facilité de se plier très-librement de tous les côtés.

Je remarque que cette extrème flexibilité de la colomne vertèbrale, la rend aussi très-exposée aux luxations ; et fait que le serpent à sonnettes meurt sur-le-champ, si on le frappe sur le dos d'un très-léger coup de baguette.

Tyson a observé aussi dans le serpent à sonnettes (ce que Derham étend pareillement à tous les serpents) ; que les écailles annulaires, ou plutôt les grandes lames ou plaques, qui sont au-dessous du ventre, se recoûvrent de manière qu'en allant de la queue vers la tête, l'anterieure déborde toujours : et que chaque paire de ces plaques consécutives est liée par un muscle, dont un tendon s'attache vérs le milieu de la face interne de la plaque antérieure, et l'autre tendon s'attache au bord supérieur de la plaque postérieure (1).

Tyson ajoute que chacune de ces grandes plaques tient, par ses deux bouts, à l'extremité des côtes ; ce qui donne un point d'appui à cette plaque, et fait que l'animal peut l'élever ou l'abaisser avec force par le moyen du muscle qui l'attache à la plaque antérieure.

La fixation des plaques sur le sol se faisant successivement ; lorsque la plaque antérieure est appuyée au sol, le muscle qui lui est commun avec la plaque postérieure, ne peut se contracter ; sans tirer en avant le rebord supérieur de cette plaque postérieure, et sans la faire tourner sur ses appuis aux côtes ; desorte que son bord inférieur se porte en arrière. C'est ainsi que cette plaque postérieure se redresse plus ou moins sur le sol, auquel elle étoit parallèle ; et en s'y appuyant devient une espèce de pié (2).

Un grand nombre de plaques qui sont ainsi appuyées dans un même

---

(1) *Philosoph. Transact. N.* 144 *p.* 28.

(2) Cardan [*De Varietate, L. VII. cap.* 29.] dit, après Isidore ; que les serpents, pour avancer et se porter de côté et d'autre, se servent de leurs côtes comme de jambes, et de leurs écailles comme d'ongles.

temps ; concourt à retenir solidement telle ou telle partie du corps du serpent , dont la fixation est nécessaire pour le mouvement progressif de ce reptile.

Ce mouvement est d'autant moins affoibli , que cette fixation est plus stable ; ou que chacune des plaques sur lesquelles le serpent s'appuye , porte sur un sol plus ferme. C'est une des raisons pour lesquelles le serpent à sonnettes , qui marche d'ailleurs assez lentement sur la terre , court sur les rochers avec une rapidité singulière.

X I I.

Les serpents qui n'ont point de plaques au-dessous du ventre , mais dont le corps étant d'une grosseur à-peu-près égale à ses deux extremités , est entouré d'anneaux circulaires , que forment des écailles disposées transversalement et réunies ; se meuvent presque avec une égale vîtesse en avant et en arrière. On a donné à ces serpents , le nom d'*Amphisbœnes ;* ou *Doubles-Marcheurs.*

C'est ce que M. de La Cepède a développé , en observant que ces serpents trouvent dans leurs anneaux circulaires la même résistance , soit qu'ils avancent ou qu'ils reculent (1) : au lieu que , comme il l'a remarqué ailleurs (2), la plupart des serpents ont plus de facilité pour avancer que pour reculer , à raison de la disposition des plaques qui garnissent le dessous de leur ventre.

Ces plaques étant couchées de devant en arrière , les unes au-dessus des autres ; lorsque le serpent les redresse , elles forment contre le terrein , un obstacle qui arrête ses mouvements s'il veut aller en arrière : tandis qu'au

---

Aristote a voulu prouver qu'un serpent ne peut avoir des piés : et la raison qu'il en a apporté est un exemple du vice radical de sa manière de philosopher sur les choses naturelles ; qu'il faisoit dépendre nécessairement des formes logiques qu'il avoit donné à leurs notions générales.

Dans son Livre *De incessu Animalium* , Aristote , après avoir établi qué l'extrème longueur du corps du serpent rendroit deux et quatre jambes insuffisantes pour mouvoir ou transporter ce corps ; prétend que le serpent ne sauroit avoir un plus grand nombre de piés ou jambes , parce qu'aucun animal qui a du sang ne peut se mouvoir en plus de quatre différens *sens* [je traduis ainsi σημειοις).

(1) *Continuation de l'Histoire Naturelle de Buffon ,* p. 459. *et s.*

(2) *Ibid. Dans le Disc. Prélim. sur la Nature des Serpents.*

contraire, lorsqu'il s'avance, la surface qu'il parcourt applique ces pièces les unes contre les autres, dans le sens où elles se recouvrent naturellement.

Les Anciens ont observé des singularités dans le rampement de quelques serpents; qu'ils ont rapporté avec beaucoup de vraisemblance à des excès de roideur, ou de flexibilité dans les articulations des vertèbres de ces serpents.

Nicandre dit que le serpent *Cenchrène* va très-vîte, lorsqu'il court en ligne droite; mais que quand il doit fléchir les articulations de son épine en plusieurs sens divers, il se fait mal dans les ligaments de ces articulations (1).

Nicandre a décrit l'espèce de boîter, que présentent dans leur rampement, les serpents dits *Hæmorrhoüs* et *Cerastes*. Il a comparé les oscillations du dos saillant du ceraste, qui semble boîter dans sa marche, étant jetté à droite et à gauche; avec les balancements alternatifs qui sont imprimés au grand mât d'un vaisseau de charge, que la violence du vent jette d'abord sur un de ses côtés qu'elle fait plonger dans l'eau; et qui est ensuite relevé par un autre vent, et poussé en sens contraire (2).

Gorræus et Bochart rapportent que suivant les Arabes, le ceraste et l'hæmorrhoüs ont le corps excessivement fléxible de côté et d'autre; parceque leurs vertèbres ne sont point osseuses, mais cartilagineuses. M. Michaëlis

---

(1) *Theriac. v.* 479. — 81. J'explique ainsi ce passage, où je change le mot ακανθου en ακανθης [comme Bandini l'a vu dans un Manuscrit] : et je ne vois pas comment Gorræus [seul entre les Interprètes] a pu croire qu'il y s'agissoit des *épines* des buissons.

(2) *Theriac. v.* 266 — 70. que je traduis ainsi : *Cerastes vacillans volvitur medio tractu corporis, errans via per iter obliquum, dorso aspero : similis malo navis onerariæ, quæ in mari à vento vexante latus integrum immergens, valide movetur in ventum* [impellentem] *dum repellitur ab Africo.*

Dans ce passage 1.º j'explique par *vacillans* le mot σκαιος en le dérivant dans un sens simple [et non figuré, comme on fait généralement] de sa racine σκαζω *claudico.* 2.º Je rends par *malus*, ακατος [que Salvini et d'autres ont mal rendu par *esquif*]; en lui donnant la même signification que Hesychius et Pollux ont donné au mot ακατιν.

Ce passage de Nicandre est un des plus obscurs de ce Poëte, dont le style trop concis est rendu souvent difficile par l'embarras des constructions. Gorræus a bien vû que cette comparaison se rapporte à un bâtiment, qui est poussé à droite et à gauche alternativement par des vents opposés. Il critique avec raison le Scholiaste grec; qui croit que Nicandre n'a considéré ici qu'un navire poussé sur le côté par un seul vent. Cette interpretation du Scholiaste a été suivie par Eutecnius [qui d'ailleurs a été vicieusement imprimé par Bandini en cet endroit, comme en beaucoup d'autres de sa Paraphrase].

a

a été fondé à ne pas trouver cette explication satisfaisante (1).

Il est très-vraisemblable que dans les serpents désignés par ces noms, les articulations des vertèbres étoient singulièrement lâches et mobiles ; et que telle étoit la vraie cause de leur claudication apparente (2).

X I I I.

M. de La Cepède dit que les serpents en s'appuyant sur le terrein, par le moyen des grandes lames placées sous leur ventre, qui leur servent comme de piés ; peuvent se jetter, pour ainsi dire, dans le sens où ils veulent s'avancer. C'est sans doute leur progression la plus simple, mais elle ne peut être qu'extrèmement bornée.

On a dit aussi qu'il est des serpents (comme les *Molures* suivant Lonicerus, et le *Pareas* suivant Albert le Grand) qui peuvent marcher, en tenant leur corps presque entièrement redressé ; et en ne s'appuyant sur le sol que par leur queue, et une partie du corps qui en est voisine. Il ne paroît pas impossible, qu'un seul arc formé par ces parties de l'extremité du corps d'un serpent, étant relevé et applati alternativement ; puisse faire avancer le serpent redressé, en transportant successivement son corps sur les points de cet arc qui deviennent fixes.

Mais en général le serpent, lorsqu'il rampe, plie d'abord tout son corps, non pas en un seul arc (comme le fait entendre un Naturaliste célèbre), mais en une suite d'arcs verticaux (3) ou horizontaux. La formation, et le déployement de ces ondes ou courbures sinueuses, constituent le méchanisme de sa progression (4).

---

(1) V. les *Questions faites aux Savants envoyés par le Roi de Dannemarck, en Allemand* ; p. 179.

(2) Nicandre a indiqué cette cause, puisqu'il a rapporté la claudication de l'Hæmorrhoüs à cette fable ; qu'Helene rompit les ligaments de l'épine du dos de ce serpent, et en luxa les vertèbres [*Theriac.* v. 316. *et s.*].

(3) On ne voit pas pourquoi M. Blumenbach prétend [*Handbuch der Natur-Geschichte,* 2ᵉ. *Ed. p.* 263.] que les ondes ou arcs que forme le corps du serpent qui rampe, se font vers les côtés, mais jamais vers en haut. Cela est contraire à l'opinion, qu'il reconnoit être générale ; et qu'ont suivie en effet Nicandre, Virgile, et tous les Naturalistes jusqu'à nos jours.

(4) Ce méchanisme n'a pas été connu de ceux qui ont dit, comme Parent [*Essais et Rech. de Mathém. et de Phys. T. III. p.* 375--6.] ; qu'il est telles parties de ces ondes ; qui en *s'appuyant* sur le sol, en sont *repoussées*, et poussent d'autres parties eu avant. Je crois qu'il est comme superflu de redire, que cette *repulsion* est imaginaire.

Je vais exposer comment les pas ordinaires et lents du serpent qui rampe, sont produits par la détente successive de chacun des arcs dont le corps du serpent forme une suite : ce qui est en général conforme aux idées reçues. Je ferai voir ensuite, ce qu'on n'a point dit jusqu'ici ; comment le serpent, lorsqu'il rampe avec une grande vitesse, fait des pas plus rapides par la détente simultanée de tous les arcs dont son corps est composé.

Le serpent fixe d'abord sur le sol, par le moyen de ses plaques ou anneaux, une partie antérieure de son corps ; sur laquelle il meut celle qui suit immédiatement. Il élève celle-ci dans les ondes verticales, par l'action des muscles extenseurs des articulations des vertèbres les plus voisines ; et il la courbe de côté ou d'autre, dans les ondes horizontales, par l'action des fléchisseurs latéraux de ces mêmes articulations de l'épine.

L'arc de chaque onde ou sinuosité est achevé par l'action diversement combinée des muscles extenseurs et fléchisseurs de l'épine, dans les divers degrés de courbure des articulations de cet arc. La première onde que fait le corps du serpent, entraîne le reste du corps, dont la partie antérieure se fixe pour former une nouvelle onde ; et ainsi successivement.

Quand le corps est retiré vers la tête, par une suite d'ondes ainsi formées en nombre plus ou moins grand (et peut-être arbitrairement) ; le serpent relâche la partie antérieure qu'il a fixée dans le premier arc, en tenant fixe sa partie postérieure : il étend ensuite, ou vers en bas, ou dans un sens latéral opposé au premier, les articulations de cet arc ; en commençant par les postérieures.

C'est ainsi qu'il abaisse ou prolonge l'arc de la première onde, sur le pié fixe antérieur de l'onde suivante. Il étend de même successivement chacun des arcs qu'il a formés : et sa progression en avant du premier point sur lequel il s'étoit fixé, est l'effet des impulsions que donne l'extension successive de tous ces arcs.

Il est à remarquer que les piés fixes postérieurs des arcs ne sont point assujettis dans le prolongement des ondes horizontales, autant qu'ils le sont dans l'extension des ondes verticales. La raison en est, qu'une partie de l'effort de l'arc vertical qui s'étend, agit sur le pié fixe en le pressant de haut en bas (ou en l'affermissant) : au lieu que l'effort de l'arc horizontal qui se prolonge, n'agit sur le pié fixe, que pour le pousser parallèlement à l'horizon.

Cette instabilité relative du pié dans ce dernier cas, fait que les serpents

se meuvent foiblement, et avancent peu, en rampant par des ondes horizontales ; à moins qu'ils ne marchent sur un terrein inégal et raboteux,
où ces dernières ondes se rapprochent facilement des verticales.

Cependant cette manière de ramper étant assez ordinaire, l'inconvenient
en est fort diminué, parceque le serpent roule à-demi sur son axe, la
partie de son corps dont il forme une onde horizontale (1) : ce qu'il ne
peut exécuter sans que la pression que cette partie fait contre le sol, en
se contournant, ne rende son extremité plus difficile à entraîner (2).

X I V.

Aucun Naturaliste n'a pensé que le mouvement progressif du serpent
qui rampe, puisse être accéléré autrement que par une vîtesse plus grande
des mouvements d'inflexion et d'extension, dans lesquels se succèdent l'un
après l'autre, les arcs que forment différentes portions du corps du serpent.

M. de La Cepède a pourtant senti que la rapidité qu'a souvent le ramper
des serpents, rend peu vraisemblable la supposition ; que leurs pas ne se
font successivement, qu'autant que se détendent l'un après l'autre les arcs
formés dans la longueur de leur corps. Il a vû que dans cette supposition,
la grandeur de chaque pas du ramper ne peut être égale qu'à celle de
chaque portion du corps du serpent qui a été courbée en arc. C'est pourquoi
il veut qu'on ajoute à l'espace que peut faire parcourir l'extension de chacun
de ces arcs, l'étendue que peut donner encore à chaque pas l'*élasticité*
de cette portion du corps qui a été pliée en arc, et qui le lance avec
roideur lorsqu'elle se rétablit (3).

Par cette *élasticité*, qu'il n'a point définie ; M. de La Cepède a pû
entendre l'action des muscles de l'épine du serpent (comme il l'a entendu
sans doute ailleurs, quand il a rapporté vaguement le saut des serpents,
à des *ressorts* que forment des portions de leur corps, et qui se dé-
bandent). Mais il n'a point observé, ni expliqué comment l'action de ces
muscles étoit mise en jeu dans les pas très-rapides du ramper des serpents,
d'une autre manière que dans les pas lents et ordinaires de ce mouvement
progressif.

---

(1) Virgile a dit : *in spiram tractu se colligit anguis.*

(2) Il paroît qu'il faut reconnoître la même utilité dans le contournement du corps qui
accompagne [comme il a été dit plus haut] le ramper des vers et des chenilles.

(3) *Disc. Prélim. cit. p.* 11.

N 2

(156)

Quand le ramper du serpent est le plus rapide, on peut observer que
les arcs que forme sa colomne vertèbrale, ne sont point, l'un après l'autre,
d'abord courbés et ensuite étendus : mais que tous ces arcs sont sensiblement courbés à-la-fois, et surtout étendus dans un même instant.

Dans un même temps, tous ces arcs s'appuyent fortement sur les points fixes
qui en font les bases; et les extenseurs des articulations de l'épine agissent
avec force sur ces arcs pour les abaisser et les étendre. Dans l'instant qui
suit, les bases de ces arcs cessent d'être fixes; ils peuvent obéir aux impressions reçues des extenseurs de l'épine, ils sont applatis et poussés
en avant dans toute l'étendue du corps du serpent ; qui parcourt ainsi
un espace d'autant plus grand que ces impulsions partielles sont plus
répétées.

Les serpents qui peuvent en se soutenant sur la surface de l'eau, y
ramper avec une grande vîtesse (1); s'appuyent sur cette surface en un
très-grand nombre de points, qui sont autant de bases de très petits arcs
dans lesquels le corps du serpent est plié : ce qui multiplie à proportion
les élancements des parties du corps, et les espaces parcourus à chaque pas.

Tel me paroit être le méchanisme de ce ramper, où les serpents font
des pas, dont la rapidité contraste étonnamment avec les formes de ces
reptiles; qui semblent ne pouvoir leur permettre d'avancer sur la terre,
qu'en la labourant de leur corps (2).

---

(1) Comme fait le serpent-à sonnettes, sur le nager duquel voyez ci-dessous l'Article
VI. de la Cinquième Section.

(2) La vîtesse dont le serpent à sonnettes court sur les rochers et sur l'eau, lui a fait
donner par les Mexicains un nom qui signifie *le vent*. La faculté qu'ont les serpents de se
mouvoir très-vîte sans le secours des piés, ou d'autres organes extérieurs ; a fait dire à
Artemidore, que les serpents ont en eux une sorte d'Esprit qui leur donne cette vertu, etc.

Ce peut être en partie d'après une semblable idée, que plusieurs Anciens avoient attribué
aux Vents et à d'autres Divinités, des queues de serpent au lieu de jambes : [V. Winkel-
man, *Monumenti Inediti*, p. 11.]. Cependant le principal objèt de cette fiction, a été sans
doute d'exprimer que la marche de ces Dieux s'exécutoit par des mouvements ondoyants
aussi doux que rapides ; et sans des efforts alternatifs, tels que ceux qui sont si marqués
dans les mouvements progressifs de l'homme.

CINQUIÈME SECTION.

DU NAGER.

JE diviserai cette Section en trois Chapitres. Je traiterai dans le premier, du Nager des Poissons : dans le second, du Nager des Quadrupèdes : dans le troisième, du Nager de l'Homme.

CHAPITRE PREMIER.

Du Nager des Poissons.

I.

ON a cru pendant longtemps, et l'on a dit même recemment (1) ; que les nageoires sont les principaux instruments du mouvement progressif ou du Nager des Poissons. Cette assertion n'a aucune vraisemblance.

M. Goüan a modifié cette opinion en disant (2) ; que les poissons se meuvent, ou seulement à l'aide des nageoires, ou par un mouvement tortueux de tout leur corps, ou enfin des deux façons. Mais s'il est des cas où les poissons se meuvent par la seule agitation de leurs nageoires ; ce ne peut être, comme l'ont reconnu MM. Du Hamel et Bonnet, que pour exécuter de petits mouvements progressifs (3).

---

(1) M. Blumenbach le repète dans son *Manuel d'Histoire Naturelle* [en Allemand, *p.* 279. 2.ᶜ *Ed.*]. Dans l'Encyclopédie Méthodique [*Hist. Nat. T. III. sur les Poissons, Introd. p. V.*], on assure que lorsque les nageoires du Poisson sont étendues, leurs rayons [qui sont osseux, ou cartilagineux] les dirigent en différents sens, pour donner différents mouvements au Poisson : et l'on n'indique nulle part d'autre cause de ces mouvements. M. Mauduyt dit aussi [*Disc. Prél. du Dictionn. des Insectes, p. CII. et s.*] que les nageoires sont des rames par le moyen desquelles les poissons nagent.

(2) *Histoire des Poissons*, pag. 1. & 46.

(3) Voyés M. Du Hamel [*Traité général des Péches, Seconde Partie, pag.* 12.] : et M. Bonnet [*Contemplation de la Nature, Tom.* III. *pag.* 279--80] .

Ces petits mouvements peuvent être plus marqués dans des exemples rares, où les nageoires ont une grandeur et une force considérables relativement au corps du poisson. Mais hors de ces cas, les usages principaux des nageoires du poisson, sont de fixer son corps dans un état d'équilibre, et de diriger les inflexions latérales de son mouvement progressif (1).

Borelli a observé que dans les mouvements du poisson, les nageoires demeurent immobiles à ses côtés, et qu'elles ne s'étendent que pour produire l'inflexion ou l'extinction de ces mouvements. Il a vû le poisson se mouvoir en haut, en bas, et de côté; après qu'on avoit coupé jusqu'à la racine les nageoires latérales (qu'il a appellé *pinnas alarum*).

Borelli a insisté aussi sur cette remarque générale : que les nageoires des poissons sont beaucoup trop foibles, et trop petites parrapport à la grandeur de leurs corps ; pour qu'on puisse croire que l'action de ces nageoires sur l'eau imprime à ces corps des mouvements progressifs (2).

Après avoir établi que les nageoires, ou ailerons du poisson n'opèrent point par leur impulsion, les mouvements essentiels pour le Nager; Borelli a fait voir que l'instrument principal du Nager des poissons est leur queue.

I I.

Borelli a comparé le mouvement de la queue, qui fait avancer le poisson; au mouvement d'un aviron placé à la poupe d'une nacelle, et qui la fait avancer (3). On sait que par le moyen de cet aviron, agité alternativement de côté et d'autre ; cette nacelle peut être mûe assez vîte sur l'eau en ligne droite.

Le mouvement de la nacelle *en avant* est d'abord dirigé vers l'un des côtés ; mais cette déclinaison est corrigée tout de suite ; soit lorsqu'on donne à l'aviron un autre mouvement latéral en sens opposé ; soit lorsqu'on le retient fixement dans la situation oblique où il est parvenu à la fin de son premier mouvement. Dans ce dernier cas, il fait l'office de gouvernail,

---

(1) Ainsi que je l'expliquerai ci-dessous, *Art. VI. et VII.*

(2) *De Motu Animalium. Part. I. Prop.* 212. L'application de cette remarque est singulièrement frappante dans les Cetacés, comme le Dauphin, etc. ; lorsque l'on compare la foiblesse de leurs nageoires, avec la masse de leur corps, et la rapidité de leurs mouvements.

(3) *Ibid. Prop.* 214.

et reçoît de l'eau mise en mouvement qui vient le frapper, une impulsion qui fait tourner la nacelle en un sens contraire au précédent.

Borelli dit qu'il en est de même dans le nager du poisson, où la queue est d'abord fléchie latéralement, et fortement recourbée vers la tête ; ensuite étendue soudainement, de manière à fouetter avec beaucoup de vîtesse l'eau qu'elle repousse *en arrière*, et sur laquelle elle s'appuye : ce qui, dit-il, rend nécessaire le mouvement du poisson *en avant*. Il ajoute que ce double mouvement de la queue est ensuite répété du côté opposé ; ce qui corrige la déviation latérale, et double l'impulsion directe du poisson en avant.

Mais cette comparaison de l'aviron de la nacelle, et de la queue du poisson, souffre une difficulté que Borelli n'a point apperçue ; et à raison de laquelle, on peut dire que le Problème du Nager des Poissons n'a point été résout jusqu'ici.

I I I.

L'aviron ne meut alors la nacelle *en avant*, que parceque le rameur imprime à l'extremité de la partie intérieure de l'aviron (à laquelle il est appliqué) un mouvement qui pousse la nacelle *en avant*, en même temps que la pale de l'aviron pousse l'eau en sens contraire ; et ce mouvement en avant est plus grand à proportion de ce que l'aviron trouve plus de résistance dans ce fluide (toutes choses étant d'ailleurs égales).

Mais si l'aviron étoit articulé par son bout opposé à sa pale (ou intérieur), avec le bord de la nacelle ; et se mouvoit librement dans cette articulation, où l'on supposeroit qu'il fût assujetti par des cordages ; une puissance quelconque, qui seroit alors interposée entre l'eau et la nacelle, et qui n'agiroit que sur cet aviron, en le poussant contre la résistance de l'eau, ne pourroit que lui imprimer un mouvement angulaire parrapport au corps de la nacelle.

Si cette puissance quelconque agissoit, et sur l'aviron, et sur la nacelle ; en contractant une partie des cordages attachés à l'un et à l'autre autour de leur articulation ; elle ne pourroit, quelle que fût la résistance de l'eau, donner à la nacelle et à l'aviron qu'un mouvement angulaire et réciproque.

Ainsi dans l'un et l'autre cas, aucune puissance n'opéreroit jamais un mouvement de la nacelle *en avant*.

La queue du poisson étant jointe par articulation avec le tronc de son corps, ne peut être comparée qu'à un aviron articulé avec le corps de la nacelle. Donc les muscles moteurs de la queue, s'ils en opèrent simplement ou la flexion ou l'extension totale, en la poussant contre la résistance de l'eau, ne peuvent que faire mouvoir angulairement la queue autour de la partie intérieure du tronc ; ou bien qu'opérer en même temps réciproquement une petite rotation du tronc sur la queue. Mais ces muscles ne peuvent jamais alors mouvoir le tronc en avant (1).

La queue ou extremité du poisson qui nage, et l'aîle de l'oiseau qui vole, ne peuvent se comparer à une rame ordinaire. On peut les considérer, si l'on veut (2), comme une rame brisée en plusieurs parties, articulées en sens alternatifs, lesquelles ayant été d'abord rapprochées, s'éloignent par des mouvements angulaires ; en même temps que le jeu total ou le mouvement composé de cette rame brisée (et de deux semblables rames placées de côté et d'autre du corps, dans l'oiseau) fait avancer l'animal à l'aide de la résistance de l'eau (ou de l'air).

I V.

Toutes les Théories qu'on a données sur la Méchanique des Rames, sont plus ou moins vicieuses ou défectueuses. Le vague et l'imperfection de ces théories ont sans doute singulièrement favorisé tous ceux qui ont traité jusqu'à présent du Nager des poissons, et du Vol des oiseaux ; et qui ont crû avoir expliqué ces mouvements progressifs, en disant simplement que dans ces mouvements, la queue du poisson, et l'aîle de l'oiseau, agissent comme des rames.

Les Théories sur l'action de la Rame, qu'on a suivies jusques vers le milieu de ce siècle, sont manifestement vicieuses : et celles qu'on a publié depuis cette époque, sont encore sensiblement imparfaites.

---

(1) M. Goüan, qui d'ailleurs a suivi l'explication que donne Borelli du mouvement progressif du poisson par le jeu de la queue ; a pourtant observé que si le poisson fléchit la queue d'un seul côté, le corps se tourne en arc du même côté ; et qu'il pirouette de ce côté, si l'on réitère le même mouvement de la queue.

Dès-lors on voit que les flexions de la queue entière, qui se font alternativement des deux côtés, n'ont point pour effet nécessaire, de faire avancer le corps ; mais seulement de le recourber alternativement à droite et à gauche.

(2) Cette considération n'est d'ailleurs d'aucun avantage pour déterminer ce qu'ont d'essentiel le méchanisme du nager des poissons, et celui du vol des oiseaux.

Entre

Entre ces dernières, je regarde comme les meilleures ; celles qu'ont donné M. Lorgna (1) et Don Georges Juan (2).

M. Lorgna a construit sa Théorie sur ce principe simple : que la Rame est un instrument, dont une partie est interposée entre deux obstacles qui doivent être mûs en même temps dans des directions opposées ; et dont l'autre partie se termine par un bout auquel la force motrice est appliquée.

M. Lorgna établit d'abord qu'il y a un point *fixe* dans la partie de la rame extérieure au navire, qui est un centre spontané de mouvement ou de rotation pour tout le système ; centre autour duquel se balancent l'action de la puissance, et les résistances du navire et de l'eau. Il trouve ensuite que ce point fixe est le *centre commun de gravité* de masses équivalentes aux résistances de l'eau et du navire.

Cette assertion de M. Lorgna ne sauroit être admise. Car un centre de rotation de ce système existe sans doute dans la longueur de la rame, à chaque instant de son action. Mais ce centre est nécessairement variable, et non fixe ; quoiqu'on le considère pour une *palade* seule, ou pour un seul coup de rame.

En effet pendant la durée de chaque palade, la résistance du navire étant constante ; la résistance de l'eau à la pale qui y est de moins en moins plongée, est évidemment variable. Donc le centre de rotation du système l'est aussi : d'autant que suivant M. Lorgna, ce centre est le même que le centre commun de gravité de masses équivalentes à ces deux résistances.

D'ailleurs M. Lorgna suppose que pendant chaque coup de rame, la puissance qui la meut est constante. Or cette puissance doit alors être fort variable. Car, indépendamment des variations que peut éprouver dans son progrès, chaque contraction des muscles qui meuvent le bras du rameur ; le mouvement de ce bras, articulé avec le corps du rameur, est moins libre à la fin qu'au commencement de chaque palade. Donc la puissance du bras qui est appliquée à la rame, souffre avant la fin de chaque coup de rame, une diminution considérable et toujours croissante.

---

(1) Dans les *Memorie di Matematica e Fisica della Societa Italiana*, *Tomo II. Parte II. pag.* 457. *et s.*

(2) Dans son *Examen Maritime*, ou *Traité de Méchanique appliqué à la construction des Vaisseaux ; Tome Second, Liv. III. Chap. III.*

X.

La Théorie de Don George Juan sur l'action de la rame, est encore plus défectueuse.

Don Juan (1) dit que la réaction que la résistance de l'eau communique au navire, le pousse, et le met en mouvement. Mais ce n'est point à cette *réaction* imaginaire, qu'il faut rapporter ce mouvement du navire.

Il pense (2) que l'action du rameur (égale au poids total qu'il doit vaincre par son effort) se transmet toute entière à l'embarcation, par la pression de la rame contre le *tolet* (qui est le point d'appui de la rame). Mais ce n'est qu'une partie de l'action totale du rameur, qui agit sur l'embarcation, et la presse en avant ; l'autre partie de cette action étant employée à mouvoir l'eau qui résiste à la pale de la rame.

Entre les moments qui agissent, et qu'il faut considérer dans l'action de la rame ; Don Juan compte le moment de l'effort que le rameur fait en s'appuyant sur le fonds, ou sur le banc qu'il occupe, de l'embarcation ; effort dirigé dans un sens contraire à celui du mouvement qu'elle prend.

Il dit avec raison que la réaction de cet effort doit être transmise par le rameur à l'embarcation. Mais il me paroît tomber dans l'erreur, lorsqu'il dit (3) que cette réaction doit être égale en sens contraire, à l'action que le rameur exerce contre le tolet. Car on ne peut établir aucune égalité entre ces deux actions ; puisqu'elles sont produites par des efforts d'organes entièrement différents. C'est ce que je vais développer.

Dans le ramer le plus ordinaire, le rameur tournant le dos à la proue, fait avancer le navire, en tirant vers lui le manche de la rame dont la pale est plongée dans l'eau (4). Il a auparavant incliné plus ou moins en

____

(1) Liv. cité, n.° [312].

(2) Liv. cité, Note sur le n.° [307].

(3) Même Note sur le n.° [307].

(4) Si au contraire le rameur étant dans la même situation ; pousse devant lui le manche de la rame dont la pale est plongée dans l'eau ; il doit faire mouvoir le navire du côté de la pouppe. Il est clair que ces deux effets seroient changés réciproquement, si le rameur tournoit le dos à la pouppe. L'effort du corps, qui en s'inclinant s'appuye sur l'intérieur du navire, doit avoir lieu dans tous ces cas.

On voit par quels moyens les rameurs, chez les Anciens, pouvoient diriger tout-à-coup vers la pouppe, le mouvement qu'ils avoient donné au vaisseau vers la proue ; soit pour faire une retraite devant l'ennemi, en lui présentant toujours la proue ; soit pour porter de la pouppe vers le rivage où ils vouloient aborder. C'est ce que les Romains appelloient, *remis navem inhibere retro* ; et les Grecs πρυμναν κρουειν [comme H. Etienne l'a bien prouvé, avant Fred. Gronovius.]

avant , ou le tronc de son corps sur le banc où il est assis , ou tout son corps sur le fond du navire; et en se renversant ensuite , il les y appuye fortement. L'inclinaison qui précède est nécessaire pour faire décrire de plus grands arcs de cercle au manche de la rame , et à sa pale qui est plongée dans l'eau : ce qui prolonge l'action de la rame (1).

Mais l'effort que le rameur fait contre l'embarcation , pour appuyer son corps qu'il porte en arrière , est tout autre , et produit par d'autres organes ; que celui qu'il fait par le moyen de la rame , contre l'eau et le navire. Le premier effort est produit par l'action des extenseurs de l'épine et des extremités inférieures ; et le second l'est par l'action des grands pectoraux , et d'autres muscles des bras et des épaules. De plus le premier de ces efforts est manifestement bien moindre que n'est le second.

Dès que l'on reconnoît et distingue ces deux efforts , on voit facilement la raison d'une expérience que rapporte Don Juan en cet endroit. Mais on voit aussi qu'il explique mal cette expérience ; et qu'il n'est pas fondé à croire que si elle étoit faite avec précision , elle seroit sensiblement favorable à son opinion (2).

Il est facile de voir qu'on ne peut donner de théorie de l'action des rames , qu'à l'aide de suppositions qui ne sont point exactes.

Il est encore une autre considération qui doit entrer dans cette théorie , et qu'on a été forcé de négliger. C'est l'effort que le rameur exerce contre la partie extérieure de la rame , et qui la plie , quand l'eau résiste fortement à la pale mûe avec vitesse et persévérance (3).

Mais cette digression est peut-être déja trop longue , et je reviens à mon sujet.

---

(1) C'est pour une fin semblable que les rameurs s'élèvent et portent en haut le manche de leurs rames , lorsqu'ils veulent les mouvoir avec un plus grand et plus long effort. Ce mouvement des rameurs les faisoit appeller ὑπτιοκωποι par les Grecs [Hesychius].

(2) Don Juan a été probablement induit en erreur par l'exemple du Batelier qui fait avancer sa barque , en poussant avec sa perche contre un corps solide placé hors de la barque [exemple que j'ai expliqué ci-dessus *Seconde Section , Art. V.*]. Mais ce Batelier ne fait qu'un seul effort, par l'extension de son corps ; qui s'appuye contre le solide extérieur, et qui par ses piés pousse la barque en avant.

(3) Les Anciens appelloient *lentare remos ,* donner cette flexion aux rames dans leur usage pour la navigation [V. Turnèbe *Adversar. L. IV. c.* 22. et Scaliger *ad Catulli Nupt. Pelei* v. 184.] : et ils racontoient d'Hercule , qu'il avoit rompu sa rame dans la mer en ramant avec trop de force.

V.

Le Nager ou le mouvement progressif des poissons dépend sans doute essentiellement de l'action de leur queue, qui est aussi la partie la plus charnue de leur corps. Mais il ne peut être produit, qu'autant que cette action de la queue s'exécute d'une manière particulière ; que Borelli a décrite, et dont cependant il n'a pas connu l'effet pour l'impulsion progressive.

Dans le poisson qui se dispose à nager, la queue est fléchie latéralement sur la partie du tronc avec laquelle elle est articulée ; et en même temps elle forme une autre sinuosité qui se recourbe fortement en sens contraire. Par exemple, la queue se plie à droite dans sa partie qui tient au tronc du corps ; tandis que son extremité se replie vers la gauche (1). Toute la longueur de la queue se remet ensuite en ligne droite, avec une grande vîtesse (2).

D'après cette description faite par Borelli, et que l'observation m'a confirmée ; voici comme j'explique le Nager des poissons en général.

Dans le mouvement qui précède et prépare le Nager ; la queue entière du poisson, en même temps qu'elle se courbe vers la tête, se replie latéralement en deux sinuosités (qui forment deux suites d'articulations de vertèbres de l'épine) ; et les courbures de ces sinuosités sont disposées en sens contraires, ou alternativement vers la droite et vers la gauche (3).

Ces deux courbures ayant été ainsi fléchies, les extenseurs de chaque courbure agissent ensuite pour les redresser ; et poussent l'eau dont la résistance s'oppose à cette extension. Dès-lors il s'établit, non à l'extremité, mais dans une partie moyenne de la queue qui est ainsi courbée en deux sens opposés ; un centre de mouvement, qui est variable sans doute ; mais

---

(1) Ce double contour est exprimé dans le texte de Borelli [*De Mot. Anim*. *P. I. Prop.* 214.] ; mais il ne l'est pas assez nettement dans la Figure à laquelle ce texte se rapporte.

(2) La nageoire de la queue se resserre dans sa flexion, pour en rendre le mouvement plus facile ; et se dilate dans son extension, pour en augmenter l'effet.

Mais cet aileron de la queue n'est point ce qui donne l'impulsion au poisson ; quoique M. Vicq d'Azyr l'ait avancé [dans le *Disc. Prélim. de son Syst. Anat. des Animaux*, p. *XLVIII.*].

Dans le nager de la salamandre aquatique, et du têtard ; on observe que leur queue, qui est plate, fait des ondulations semblables à celles de la queue des poissons.

(3) En général les poissons ont le plan de leur épine garnie de ses arêtes des deux côtés, et le plan de la nageoire de leur queue, verticaux ou perpendiculaires sur la largeur de leur corps. Mais les poissons plats ont ces mêmes plans horizontaux, ou disposés dans le sens de la largeur de leur corps.

autour duquel se balancent les efforts des muscles extenseurs des deux courbures, et les résistances de l'eau et du corps du poisson.

Ainsi lorsque dans cette espèce de rame brisée, que forme la queue ; les extenseurs de ses deux courbures consécutives en sens opposés, agissent en même temps ; ces extenseurs doivent imprimer au tronc du corps du poisson, des mouvements de projection autour des sommets de l'une et de l'autre courbure.

Mais ces deux mouvements de projection étant imprimés vers des côtés opposés, se combinent : et au lieu de ne produire qu'un mouvement réciproque des différentes parties du poisson, comme feroit chacun d'eux séparement ; ils donnent une impulsion moyenne, suivant laquelle le corps du poisson est dirigé et lancé en avant.

V I.

Dans le Nager de l'anguille, et d'autres poissons anguilliformes ; indépendamment de l'action de la queue qui se plie et se recourbe en sens opposés ; d'autres parties du corps se fléchissent de même par des courbures alternatives, qui se transforment soudainement en d'autres courbures opposées. C'est ainsi que se multiplient les causes d'impulsion du corps de l'anguille, qui est d'ailleurs trop prolongé relativement à la foiblesse de sa queue ; pour que celle-ci puisse être le seul instrument de son mouvement progressif (1).

La flexibilité singulière de l'épine, qu'ont les poissons anguilliformes, fait que les replis de la queue et du corps, dont l'extension leur imprime le mouvement progressif, affectent communement une situation plus ou moins contournée en spirale.

Il paroît que ce n'est guères que dans les poissons anguilliformes, ou du moins dans ceux qui ont de même une très-grande flexibilité de l'épine, qu'on peut observer un mouvement progressif qui soit directement rétrograde. Telle est l'anguille électrique, dont M. Parden dit (2) qu'elle peut nager en avant et en arrière. Mais dans ces poissons, il est évident que

---

(1) Pline a dit [*Hist. Natur. Lib. X. Sect.* 27.] d'après Aristote : *Anguillæ et Murænæ flexuoso corporum impulsu ita mari utuntur, ut Serpentes terra.*

(2) *Trans. Phil. Vol. LXV*, N. 11.

l'impulsion retrograde est principalement produite par le mouvement tortueux des parties antérieures de l'épine (1).

Le même méchanisme qu'on observe dans le nager des poissons anguilliformes, a lieu dans le nager des serpents d'eau.

Il est aussi des vrais serpents, qui peuvent nager en ligne droite sur la surface de l'eau. Le serpent à sonnettes se meut ainsi sur l'eau, d'une vîtesse extrème ; et peut s'en élancer comme un trait. On voit par ce qui précède, comment le serpent avance alors en battant l'eau par le jeu de sa queue doublement recourbée ; pendant qu'il tient le reste de son corps (soutenu d'ailleurs à la surface de l'eau par sa légéreté spécifique) dans une situation plus ou moins redressée, et fixée par les muscles des articulations de l'épine.

Le serpent sillonne ainsi la surface de l'eau, et d'autant plus profondément, que son impulsion horizontale s'affoiblit davantage. Mais en refoulant l'eau devant lui, il se forme au bout de ce sillon un obstacle, qui lui aide à se relever sur la surface de l'eau, par un nouveau jeu de sa queue ; et à s'élancer en l'air, si sa queue répliée frappe l'eau assez fortement dans une direction plus ou moins inclinée à l'horizon.

V I I.

Les poissons dont le corps est de forme plate ; tels que la raye, la sole, le turbot, la pastenague, etc. ; ont un nager différent de celui des autres poissons.

Aristote et Pline ont bien vû que ces poissons plans nagent à plat sur leur largeur (2). Fabrice d'Aquapendente (3) a observé que dans le nager

---

(1) M. Goüan explique le mouvement retrograde que peut avoir le poisson, aussi bien que son mouvement direct en avant ; par le jeu de ses nageoires pectorales, que le poisson meut de devant en arrière dans le dernier cas, et d'arrière en avant dans le premier. Mais j'ai déjà dit d'après Borelli, Du Hamel, et Bonnet ; que les nageoires des poissons ne peuvent leur faire exécuter que de petits mouvements progressifs [soit directs, soit retrogrades].

(2) Aristote [*de Animal. inc. c. 9 in fine*], après avoir dit que les poissons se servent pour nager de leur corps mû dans sa largeur, ainsi que de nageoires [ce que Pline a traduit : *ipsa corporis latitudine natant*] ; ajoute que ceux qui sont entièrement plans, outre qu'ils se servent de deux petites nageoires ; nagent avec les parties extrèmes de la circonférence de leur corps, qu'ils redressent et fléchissent alternativement.

(3) *De Natatu*, *p. m.* 19. On voit que cette grande flexibilité de l'épine peut donner à

de ces poissons, il se fait un mouvement de l'épine qui se fléchit et se refléchit en haut et en bas.

Ce mouvement se propage en partant de la queue, qui n'est point fléchie latéralement, mais sous le ventre de ces poissons. Ainsi ils présentent sous ce rapport, une exception à la théorie générale que je donne du nager des poissons.

En effet soit que la queue de ces poissons soit fléchie simplement, soit que cette queue forme (ou seule, ou avec le corps) deux flexions alternatives en sens opposés; elle peut également produire le mouvement direct de ces poissons en avant.

L'impulsion qu'elle donne au corps, passant par le centre de gravité; se dirige suivant la ligne droite dans laquelle le poisson plat veut se mouvoir, après avoir disposé ou tourné son corps, à l'aide de différentes parties de ses nageoires latérales (qui dans cette sorte de poissons sont larges, fortes, et entourent une grande partie du corps).

C'est ainsi que dans le Cormoran, qui a ses pattes tournées en dedans; au moyen de cette disposition, une seule patte frappant l'eau, la pousse directement sous le milieu du ventre; et fait aller droit le corps de cet oiseau, qui n'eût fait que tourner en nageant, par l'effet de l'impulsion contre l'eau, d'une seule patte tournée en dehors (V. Gesner et Perrault).

Ce que je viens de remarquer sur le Nager des poissons plats, doit s'appliquer au nager de la Baleine, dont la queue est couchée horizontalement sur l'eau. C'est par le moyen de cette queue extrèmement puissante, que la baleine se porte en avant avec une vîtesse qu'on est étonné de voir dans cette masse énorme : d'autant que ses nageoires ou bras ne lui servent que pour se diriger, et aller de côté (Daubenton).

Le Dauphin est un Cetacé, qui se meut semblablement avec une vîtesse surprenante; non par le jeu de ses bras qui sont courts, ni de ses nageoires qui sont assez petites; mais bien par le jeu de sa queue (1). Le mouve-

---

des poissons plats la faculté de ramper sur le sable au fonds de la mer. C'est ce que Claudien dit de la Torpille :

Illa quidem mollis, segnique obnixa natatu
Reptat, et attritis vix languida serpit arenis. Eidyll. III. v. 3 et 4.

(1) Bellon dit que cette queue est sans ossements, et composée uniquement d'une matière nerveuse, qui forme de petites rouelles rondes, attachées les unes aux autres sans être percées.

ment en a été observé par Pallas , dans le Dauphin qu'il a nommé *Delphinus: Leucas* ; qui rabat sa queue par - dessous lorsqu'il nage , comme fait une écrevisse ; et qui poussant ainsi l'eau avec force , s'élance comme une flèche.

V I I I.

La queue du poisson est le principal instrument de ses mouvements progressifs. Mais la direction qu'il veut se donner , est spécialement déterminée par le jeu de ses différentes nageoires ; qui suivant qu'elles sont employées séparément ou conjointement, fixent la situation qu'il doit prendre et conserver dans chacun de ses mouvements. Ainsi lorsque le poisson étend ses nageoires qui sont à droite , et qu'il replie celles qui sont à gauche ; il est nécessairement tourné vers le côté gauche , etc.

Les nageoires sont des instruments très-propres à soutenir et à affermir le poisson sur la ligne d'eau , dans laquelle il doit ou rester en repos, ou se mouvoir. Pour le conserver en équilibre , elles peuvent toutes se dilater en même temps ; et dans divers cas , elles se suppléent mutuellement (1).

Les nageoires ventrales servent particulièrement à assurer la position du poisson sur le ventre. Cette position ne lui seroit pas d'ailleurs la plus naturelle ; parceque le centre de gravité des poissons est placé dans le dos et au-dessus de leur centre de grandeur ; comme Borelli l'a remarqué (2). Mais le jeu de ces nageoires empêche le roulement qui jetteroit le poisson à droite ou à gauche , par la destruction de l'équilibre de son corps.

Borelli a observé , que lorsqu'on a coupé les nageoires placées sous le ventre du poisson ; il ne peut plus avoir dans l'eau de position ferme , et qu'il vacille continuellement à droite et à gauche.

M. Goüan a fait la même expérience : et il a vû aussi que le poisson penche toujours davantage , ou tombe même sur le côté dont on lui a coupé , ou dont il contracte seulement , la nageoire ventrale ou la pectorale.

M. Goldsmith a remarqué de plus , qu'un poisson n'a point de nageoires

---

(1) Ainsi M. Goüan dit qu'un poisson auquel on a coupé les deux nageoires ventrales , exerce toujours ses mouvements ; mais qu'il meut plus fréquemment et étend davantage les nageoires pectorales, celles du dos et de l'anus. Il dit aussi qu'un poisson auquel on a coupé les nageoires du dos et de l'anus, vacillant à droite et à gauche , étend davantage les nageoires pectorales , les ventrales , et celles de la queue.

(2) *Propos.* 212. *Lib. cit.*

ventrales ;

ventrales , et que ses nageoires pectorales sont peu considérables ; quand sa tête est petite ou se prolonge en un long bec : mais qu'au contraire , quand la tête d'un poisson est grosse et fort pesante parrapport à sa queue ; ses nageoires pectorales sont grandes , et placées en avant , pour empêcher sa subversion.

On peut faire plusieurs autres remarques semblables. J'observe , par exemple , que les nageoires ont une forme singulière dans l'Espadon ; poisson dont le museau a du rapport avec une lame d'épée , et dont le corps fort prolongé se rétrécit par degrés depuis la tête. Ces nageoires ne sont point absolument pectorales ou ventrales , mais comme moyennes par leur position. Dans leur expansion , elles présentent un bord recourbé comme celui d'une faucille ; et elles s'étendent sur un espace assez grand , qui va en décroissant du côté de la queue (1).

Les nageoires saillantes sur le dos et sous la queue du poisson , l'aident à conserver sa position verticale , par la résistance qu'elles opposent aux impulsions latérales du fluide où il nage.

M. Goüan a vû que le poisson auquel ces nageoires sont coupées , ou qui les contracte toutes à-la-fois , souffre un balancement qui le fait tomber sur l'un ou l'autre côté. Le poisson à qui on a coupé ces nageoires , peut même rester ensuite le ventre tourné vers en haut , lorsque son dos se trouve être beaucoup plus pesant que son ventre.

Les nageoires du dos et de l'anus du poisson servent encore à lui faire fendre l'eau , de manière qu'il trouve moins de résistance. On a observé en effet que le poisson redresse ces nageoires , quand il nage contre le courant.

Ces nageoires dorsale et anale sont sous ce rapport principalement utiles , pour que le poisson submergé dans l'eau , y éprouve moins de résistance verticale , dans les mouvements qu'il fait de bas en haut.

Cet usage est indiqué particulièrement dans cette espèce de nageoire d'un pié et demi de hauteur , qui est élevée sur le milieu du dos du Dauphin ; celui de tous les poissons , qui s'élève avec le plus de rapidité du fond de la mer à sa surface. Il faut encore rapporter ici cette espèce d'épée ou pieu pointu , de trois ou quatre piés de haut (dont on n'a pû encore assigner l'usage) , que porte sur le bas de son dos , la petite baleine dite l'épée de mer du Groenland , dont l'agilité est étonnante.

---

(1) Voyez la Figure de ce Poisson dans l'*Anatome Animalium* de Blasius.

I X.

Les nageoires latérales servent, dans leur expansion, à modérer le mouvement qui a déjà été imprimé au corps du poisson ; de même qu'on retarde le mouvement qui a été imprimé à un navire, en appuyant les pales des rames sur la surface de l'eau.

Les efforts que le poisson fait pour étendre et appuyer les nageoires latérales correspondantes de l'un et de l'autre côté de son corps, sont égaux quand il se meut dans une eau tranquille. Mais quand il a un courant à vaincre, il fait un plus grand effort dans les nageoires du côté opposé à celui d'où vient le courant.

Les mouvements de ces nageoires doivent se combiner et se modifier de manière à soutenir le corps du poisson, dans la direction qui lui est primitivement imprimée. Ils font alors que les deux moitiés du corps du poisson, qui sont placées de côté et d'autre de son axe, opposent au fluide où il se meut des efforts égaux, et en éprouvent d'égales résistances.

Lorsqu'un corps solide quelconque se meut dans un fluide, pour qu'il conserve sa direction primitive, il faut qu'il y ait équilibre entre les deux forces résultantes des résistances du fluide aux surfaces de ce corps qui sont placées de part et d'autre de cette direction primitive. Car autrement l'effort de la résistance totale du fluide, qui est composé de ces deux résultantes, changeroit continuellement de direction (1) ; ce qui donneroit à chaque instant une nouvelle direction au corps solide. Ce corps devroit donc, en même temps que sa vitesse seroit diminuée par la résistance du fluide, décrire une ligne courbe ; ou dériver, et se mouvoir de travers par rapport à sa direction primitive.

Quelques espèces de poissons ont des nageoires pectorales d'étendue ou de forme singulières ; auxquelles ils doivent la faculté de voler, de sauter, et peut-être aussi de marcher.

Il est des poissons volants (tels que le dragon, le trigle volant, et autres), qui par le moyen de leurs nageoires pectorales, qu'ils étendent comme deux larges aîles ; peuvent non seulement s'élever au-dessus de la surface de l'eau, mais encore se soutenir dans l'air, et s'y mouvoir par une espèce de vol, pendant un temps fort court.

---

(1) Voyez Bezout, *Cours de Mathématique*, *Quatrième Partie*, n. 413.

Cook a vû dans la Nouvelle Galles Méridionale, un petit poisson de la grandeur d'un veron, qui avoit deux nageoires pectorales très-fortes ; par le moyen desquelles il sautoit aussi agilement qu'une grenouille, et fuyoit en sautant sur un terrein sec.

Belon a écrit que les nageoires pectorales de la grande baudroie (qu'il a appellée *rana piscatrix*) qui sont placées sous la gorge, étant divisées en cinq rayons ou espèces de doigts, forment deux piés semblables à ceux de la grenouille des marais ; et qu'il est vraisemblable qu'elle s'en sert pour marcher au fond de l'eau. Cette opinion a été tournée en ridicule par Rondelet, et défendue par Willughby (Daubenton).

X.

Les Auteurs qui ont traité du mouvement des poissons, en ont regardé comme un instrument principal, la *vessie aërienne* qu'ont presque tous ces animaux.

Cette vessie membraneuse, et qui n'a point de fibres musculaires, est placée entre l'estomac, et les vertèbres abdominales (garnies ou de côtes, ou d'apophyses transverses qui les suppléent) : et il en part un conduit qui entre dans l'estomac ou dans l'œsophage (ou dans le gozier, ce que Ray dit avoir lieu dans la plupart des poissons).

On a douté si l'air que cette vessie renferme, est séparé du sang des vaisseaux répandus sur ses membranes ; ou s'il vient de l'estomac dans lequel il peut se dégager des aliments. Needham a pensé que cet air est utile pour la digestion dans les poissons : mais ce n'est qu'une conjecture. Elle paroît d'autant plus vaine ; qu'en général, lorsqu'on presse la vessie aërienne, l'air passe difficilement dans l'estomac par le canal intermédiaire.

Une certaine dilatation de la vessie aërienne est absolument nécessaire aux poissons qui sont pourvûs de cette vessie, pour qu'ils puissent se soutenir dans l'eau, et s'y mettre en *équilibre* (1).

En effet on a observé que le poisson va au fond de l'eau, et ne peut plus s'en élever, toutes les fois que la vessie aërienne a été crevée (comme

---

(1) La Baleine même a un intestin, dont les dimensions sont très-grandes, qui part du fonds de sa gueule, et qui est rempli d'air. Elle retient l'air dans cet intestin, ou l'en chasse à son gré ; de manière qu'elle peut se rendre plus pesante et s'abaisser dans la profondeur des mers, ou plus légère et s'élever à leur surface.

Borelli et Du Verney l'ont vu arriver à la suite d'une dilatation forcée dans la machine du vuide) ; ou seulement désemplie (comme l'a vû M. Goüan en répétant la même expérience) ; ou percée avec une aiguille (comme le pratiquent les Pêcheurs sur des merlus ou d'autres poissons qu'ils veulent faire aller au fond de l'eau , et y conserver vivants).

Borelli ayant considéré que le poisson reste suspendu dans l'eau à des hauteurs quelconques , sans faire aucun effort de la queue ni des nageoires ; a dit (1) , qu'en dilatant ou resserrant sa vessie aërienne , le poisson peut augmenter ou diminuer la pesanteur specifique de son corps , de manière à la rendre égale à celle de la couche d'eau où il veut être placé (2).

Il a pensé que par ce moyen seul , le poisson peut s'élever , descendre , s'arrêter à une hauteur fixe ; quelles que soient les variations (même accidentelles et instantanées) de la densité des différentes couches de l'eau qu'il habite , et du poids de son corps par l'effet des aliments ou des excrétions.

En effet ces variations dans la pesanteur spécifique , et de l'eau , et du poisson , sont certainement peu considérables. Ainsi la suspension volontaire à telle ou telle hauteur , que considère Borelli , peut être produite dans divers cas , par une augmentation fort médiocre de la dilatation ordinaire de la vessie aërienne ; d'autant que cette dilatation ordinaire est suffisante pour corriger l'excès du poids du poisson , sur celui d'une masse d'eau qui lui est égale en volume.

X I.

On a généralement adopté cette théorie de Borelli. Mais il n'a pû donner , et l'on n'a point trouvé jusqu'ici d'explication vraisemblable du méchanisme par lequel s'opèrent ces dilatations spontanées de la vessie. aërienne.

---

(1) *L. cit. Prop.* 210.

(2) La différence de pesanteur spécifique , qui fait que le poisson s'élève ou se plonge dans l'eau , est singulièrement peu considérable dans la muræne ou flute [lamproye] ; s'il faut en croire ce qu'ont dit les Anciens : que la Muræne , si elle reste long-temps exposée au soleil à la surface de l'eau , ne peut plus se plonger dans la mer. Ainsi Martial a dit : *Quæ natat in Siculo grandis muræna profundo , non valet exustam mergere sole cutem.Epigr* .80. *Lib. XIII.* Voyez aussi Macrobe , *Saturnal. Lib. II. Cap. XI.*

Cela est analogue à ce que Pline dit des tortues , et qu'on a observé depuis ; qu'elles ne peuvent se plonger dans la mer lorsqu'elles ont resté trop long-temps sur sa surface , ayant leur écaille exposée aux ardeurs du soleil.

Borelli a vû qu'on pourroit expliquer le resserrement de cette vessie, par la pression des muscles du bas-ventre. Mais il a reconnu qu'on ne pouvoit assigner que des causes vagues et trop foibles de sa dilatation (1). Il a pensé, que pour dilater sa vessie aërienne, le poisson devoit aller prendre un nouvel air à la surface de l'eau.

Mais cette opinion est sensiblement contraire à l'expérience, qui nous dit que les poissons viennent très-rarement avaler de l'air hors de l'eau; tandis que la dilatation variée de leur vessie aërienne paroît être d'un usage habituel et très-fréquent.

Il me paroît très-probable que la dilatation de cette vessie est produite par la contraction de diverses portions des muscles que M. Goüan a nommés *latéraux* : et voici sur quoi je fonde cette conjecture.

Borelli a observé avec sagacité (2) que dans les tortues, qui n'ont point de côtes ni de diaphragme; et qui n'ont au lieu de poumons, que de grandes vessies, qui s'enflent et se desenflent imparfaitement à de longs intervalles; il est des muscles externes adhérents à la peau qui forment des sinus convexes vers l'intérieur, quand ils sont relachés; mais qui s'applanissant avec la peau, par la contraction de leurs fibres, dilatent la cavité intérieure de la poitrine, et font qu'un nouvel air vient en remplir les vessies.

Ces muscles des tortues me semblent être analogues au corps charnus des petits muscles transverses dont chaque muscle *latéral* des poissons paroît être composé.

Chacun de ces petits muscles tranverses a dans son milieu, une portion charnue arquée, dont la convexité occupe la concavité de celle du petit muscle qui précède; et dans ses côtés, deux tendons qui sont recouverts de même par ceux du muscle antérieur, et qui sont arqués en sens contraire, ou dont la convexité est tournée vers la queue. Ces petits muscles adhèrent intérieurement aux côtes, et aux vertèbres (3).

Dans chacun de ces petits muscles, le corps charnu étant contracté;

---

(1) *L. cit. Prop.* 211. Il y a vu que la dilatation de l'air produite par le simple relâchement de la vessie aërienne, lorsqu'elle cesse d'être comprimée par les muscles, est une cause trop foible pour produire la différence de gravité spécifique, qui fait que le poisson s'élève du fonds à la surface des eaux : [et cependant cette cause est encore admise de nos jours].

(2) *De Motu Animalium*, *Part. II. Prop.* 95.

(3) Voyés M. Goüan, *Liv. cit. p.* 17.

sa masse courbée doit se redresser du côté où elle trouve le moins de résistance : et par conséquent il doit s'applanir en dehors ; par un mouvement , qu'étend encore la direction de ses tendons en sens inverse. Mais ceux de ces muscles transverses qui sont adhérents aux côtes , ne peuvent s'applanir en dehors ; sans écarter les extremités des côtes , et sans aggrandir dans cette région , l'espace qu'occupent les parties internes : ce qui doit être suivi de la dilatation de l'air contenu dans la vessie aërienne.

D'ailleurs il reste encore beaucoup à découvrir sur les causes qui développent l'air , ou sur les voies par lesquelles il pénètre dans les parties les plus intérieures du corps du poisson.

Ainsi on n'a point expliqué , d'où viennent les petites bulles qu'on voit sortir d'entre les écailles , sur toute la surface du corps d'un poisson placé dans la machine du vuide , après qu'on a donné quelques coups de piston : ni comment tel poisson peut enfler à volonté toute l'habitude de son corps ; ainsi qu'Osbeck l'a observé dans le *Diodon ocellatus* , etc. (1).

X I I.

Cette théorie du méchanisme de la dilatation variable que le poisson peut donner automatiquement à sa vessie aërienne , me paroît compléter la doctrine de Borelli sur l'utilité qu'a cet organe , pour que le poisson soit soutenu en équilibre dans l'eau à différentes hauteurs où il doit rester en repos.

Mais de plus , je crois que les différentes dilatations que le poisson peut donner aux différentes parties de sa vessie aërienne , sont très-utiles pour aider et assurer son mouvement progressif. C'est sous le rapport de ce nouvel usage , que je vais indiquer ; que cette vessie peut porter le nom de vessie *natatoire* ; en artachant à cette dénomination une idée assez exacte.

On sait que le poisson placé au fonds de l'eau , y reste si la vessie aërienne est crevée ; et par conséquent qu'il ne peut nager , s'il ne commence par s'élever à l'aide de cette vessie dilatée. Il faut que le poisson

---

(1) Le Caméléon a de même la faculté de s'enfler ; sans doute par le moyen de l'air qu'il a respiré , et qui se glisse entre ses muscles et sa peau par des passages inconnus [Perrault].

Je remarque qu'on n'a point suivi les observations de Stenon sur les vaisseaux subcutanés et vuides , qu'il a découverts derrière la tête et dans d'autres parties du corps des anguilles , et d'autres poissons.

s'élève ainsi, en se rendant plus léger qu'un pareil volume d'eau, jusqu'à ce qu'il soit parvenu à une hauteur où il puisse nager, par l'action de sa queue et de ses nageoires : de même qu'il faut que l'oiseau placé à terre, avant de commencer son vol, s'élève à une hauteur où ses aîles puissent avoir un jeu suffisant.

Mais c'est par rapport aux mouvements même du Nager, que les diverses dilatations de la vessie aërienne dans ses différentes parties me paroissent avoir une utilité principale.

Pour que les diverses parties du corps du poisson qui nage, ne tournent pas autour de son centre de gravité ; il faut que les résultantes des forces qui meuvent ces parties, ayent leurs directions qui concourent dans ce centre de gravité (1).

Ainsi d'après ce qui a été dit (2) sur les impulsions nécessaires que la queue doit donner au corps du poisson dans le nager ; et sur les agitations que les nageoires doivent lui imprimer dans une infinité de circonstances de ce mouvement progressif : on voit que les résultantes des forces de la queue et des diverses nageoires, ne peuvent mouvoir le poisson en ligne droite, et d'une manière assurée ; qu'autant que ces résultantes sont dirigées et concourent au centre de gravité du corps du poisson.

Or les efforts que le poisson doit faire pour diriger à son centre de gravité les résultantes de ses forces motrices , sont rendus d'autant plus faciles ; si ce centre peut changer de place, et être fixé plus en avant ou plus en arrière, dans les différentes positions où se trouve le poisson qui nage, et dans les divers chocs auxquels il est exposé.

Mais la dilatation variable et inégale des parties de la vessie aërienne, nous présente un moyen ; par lequel le poisson peut opérer en quelque degré ce déplacement successif de son centre de gravité, qui lui est si avantageux en diverses circonstances.

En considérant la vessie aërienne comme divisée en deux parties, l'une antérieure, et l'autre postérieure ; chacune de ces parties peut être plus ou moins dilatée que l'autre ; pendant que la dilatation totale de la vessie reste au même degré (ou que le poisson reste suspendu dans la même couche d'eau).

Car il n'importe que la dilatation de la vessie soit déterminée par la

---

(1) Voyez Bezout, *Leçons de Mathématique , Quatrième Partie , n. 322.*
(2) Dans cette *Section , aux Art. V. et VIII.*

contraction des muscles (comme je l'ai expliqué), ou par leur relachement (comme on l'a dit jusqu'ici). Il suffit que les muscles, ou se contractent avec plus de force, ou se relachent davantage, dans la partie antérieure (par exemple) du corps du poisson, que dans sa partie postérieure ; pour que dans cette partie antérieure, un plus grand vuide (ou un plus grand développement de l'air élastique) cause une dilatation relativement plus grande de la partie antérieure de la vessie, que de sa partie postérieure. (Ce qui a lieu réciproquement).

Or la partie antérieure du corps du poisson devient alors, à raison de cette dilatation relative plus grande de la partie correspondante de la vessie aërienne, plus légère qu'elle n'étoit dans l'état ordinaire de dilatation uniforme de cette vessie ; parrapport à la partie postérieure du corps de ce poisson. Donc le centre de gravité du poisson doit alors être porté en arrière. (Il seroit porté en avant dans le cas contraire).

Il me paroît que les différentes parties de la vessie aërienne du poisson sont rendues d'autant plus susceptibles de ces inégalités de leurs dilatations respectives ; que cette vessie est en général dans les poissons d'une forme allongée et irrégulière, et souvent divisée en deux par un étranglement imparfait (1).

X I I I.

Les poissons plats n'ont point de vessie aërienne. Mais ils ont plus de facilité que les autres poissons, à plier en haut et en bas leur colomne vertèbrale.

Lorsqu'ils ne rampent point au fond de l'eau, ils peuvent ainsi se soulever antérieurement ; de manière à recevoir ensuite des impulsions de la queue et des nageoires, qui les élèvent dans l'eau (en s'appuyant sur le sol du fond). Quelque obliquement qu'ils soient placés à une hauteur quelconque, ils peuvent s'y tenir suspendus ; en étendant plus ou moins la large surface par laquelle ils s'appuyent sur la couche d'eau qui les porte.

Dans les poissons plats qui nagent, les mouvements de flexion de leur épine en haut et en bas opèrent des déplacements successifs du centre de gravité du corps ; qui font que les directions des résultantes des forces motrices peuvent concourir à ce centre avec plus de facilité.

____

(1) Cette forme répond à la figure que Borelli a donné de cette vessie. *Fig.* 10. *de la Table XIII. de la Première Partie du Traité De Motu Animalium.*

Ce

Ce moyen remplace l'usage que j'ai marqué de la vessie aërienne. Mais j'observe qu'il ne supplée qu'imparfaitement au défaut de cette vessie. Car ces poissons, qui en nageant dirigent en haut le côté sur lequel ils ont leurs deux yeux, se meuvent obliquement (1). Il leur est difficile de diriger assés constamment à leur centre de gravité les résultantes de leurs forces motrices ; ce qui fait que leur corps est toujours un peu tourné autour de ce centre, et qu'il est transporté de travers.

X I V.

Je terminerai ce Chapitre par quelques Remarques sur le Nager des oiseaux d'eau, des insectes et des vers aquatiques.

On connoît l'avantage que donnent aux oiseaux qui se meuvent sur la surface des eaux, les piés *palmés*, ou dont les doigts sont unis par une membrane. Cet avantage est singulièrement marqué dans les *Petrels*. Ces oiseaux courent légèrement sur la surface des mers les plus agitées ; en frappant précipitamment les flots du plat de leurs piés palmés ; tandis qu'une partie du poids de leur corps est soutenue sur cette surface, au moyen de l'appui que l'air donne à l'extension de leurs ailes qui sont très-longues.

Plusieurs oiseaux d'eau, et particulièrement le Cygne, et l'Oye sauvage du Canada, balancent fortement leur tête d'arrière en avant ; à chaque coup d'aviron que donnent leurs piés pour nager. On voit que par ce moyen, ils entraînent la partie antérieure de leur corps, auquel l'impulsion de leurs piés est d'autant mieux dirigée.

On sait qu'en général dans les oiseaux d'eau, les jambes sont placées dans un degré d'éloignement du centre de gravité de leur corps, qui est avantageux pour la natation, mais qui rend le marcher plus difficile. Cette disposition fait que les canards marchent péniblement, en vacillant de la poitrine, et en chancelant du derrière.

Il est même une espèce de canards qui ne peuvent pas marcher, et qui en nageant ont le derrière entièrement enfoncé dans l'eau (2). Cette structure les rend très-adroits à plonger ; ou à produire ce mouvement de bascule du corps, par lequel plongent les oiseaux d'eau : la partie postérieure

---

(3) Comme le remarque M. Blumenbach, *Liv. cit. p.* 292.

(2) C'est pourquoi M. Pallas a donné le nom d'*anas mersa* à ce canard, qu'il a décrit dans ses *Voyages*, *Tom. III. p.* 61.

du corps de ces canards étant d'autant plus rapprochée de ses appuis , et plus facile à soulever par l'impulsion des piés contre la couche supérieure de l'eau.

Les insectes aquatiques se meuvent dans l'eau par des moyens divers et singuliers. Il en est qui ont la faculté de se remplir d'eau et de la jetter avec force par la partie postérieure ; ce qui les pousse en avant (Bomare). Cet effet est produit par la réaction de. l'eau pressée , et qui ne s'échappe point assez promptement.

Le petit *Scarabée aquatique* , lorsqu'il plonge dans l'eau , sait introduire et renfermer dans sa queue une petite bulle d'air ; qui le rend plus léger , et lui donne le moyen de s'élever dans l'eau à diverses hauteurs (Bomare). C'est pour la même fin sans doute , qu'un grand nombre d'insectes aquatiques respirent l'air par leur queue ou partie postérieure.

Le *Rotifère* qui a dans la partie antérieure de son corps deux roues formées par des fils comme imperceptibles ; produit par l'agitation de ces roues , des tourbillons rapides ; qui lui servent à s'élever dans l'eau , à y descendre , et à y nager (1). Mais la manière dont il se meut à l'aide de ces tourbillons , paroît n'avoir pas été suffisamment éclaircie (d'autant plus que suivant M. Vicq d'Azyr , cette rotation n'est qu'une illusion d'Optique). Peut-être en divisant l'eau par le moyen de ses organes rotatoires , il en dégage l'air , dont il absorbe une bulle , etc.

On sait que les insectes crustacés (cancres , crabes , écrevisses , etc.) , qui ne peuvent se mouvoir sur la terre qu'à reculons ; nagent en avant ou en arrière , suivant qu'ils frappent l'eau de leur queue , d'avant en arrière , ou d'arrière en avant : et qu'ils aident cet effort de leur queue par les mouvements de leurs piés. Il est tel de ces crustacés dont la natation peut être très-rapide (comme Pline et Hesychius l'ont observé du cancre appellé *Dromon*) ; aussi bien qu'est celle d'autres insectes aquatiques , tels que les tipules , etc.

X V.

Je ne rappellerai point ici toutes les observations particulières que les Naturalistes ont fait sur les mouvements progressifs des diverses espèces de vers aquatiques ; polypes , mollusques , testacées. Je me bornerai à une observation que je fais sur les mouvements du Nautile , dont la navigation

---

(1) Vicat, *Supplément du Dictionnaire d'Histoire Naturelle de Bomare.*

singulière a été l'objet de l'admiration des Naturalistes de tous les temps (1).

Les Naturalistes recents ont donné au ver du Nautile le nom d'*Argonaute papyracé*; et Rumphius a vû que ce ver est une sèche, ou du moins un animal très-analogue.

Lorsque dans un temps calme, ce ver veut s'élever à la surface de l'eau; il renverse sa coquille de manière à présenter au liquide le tranchant de la carène. Quand il est arrivé à cette surface, en agitant ses bras comme autant de balanciers, il parvient à retourner sa coquille; dans la cavité de laquelle il introduit de l'eau, ou en vuide, suivant qu'il est nécessaire pour la lester. Il étend ensuite ses bras, ou ses barbes palmées, dont il se sert comme de rames; et vogue sur la mer. Il tient aussi deux de ses bras écartés, et étend ainsi la membrane qui les réunit, et qui lui sert de voile. Le bas de son corps qui forme un crochet hors de la coquille, fait la fonction de gouvernail. Enfin lorsqu'il veut redescendre au fond de la mer, il introduit de l'eau dans sa coquille; et y retire les avirons, la voile, et le gouvernail.

M. Bruguière dit que lorsque le ver du nautile veut redescendre au fond des eaux, il rejette l'air qui est contenu dans ses vessies : mais il ne dit point quelles sont ces vessies, ni comment elles se désemplissent d'air. M. de Bomare dit aussi vaguement, que cet animal s'élève du fond de la mer à sa surface, à la faveur de certaines parties qu'il gonfle ou comprime à volonté.

On trouve dans les Commentaires de Leipsic (2), un Ecrit traduit d'un

---

(1) Aristote a décrit le premier la navigation du Nautile [*De Hist. Anim. L. IX. C.* 38.]. Pline, qui l'a suivi dans cette description, n'a pas compris ce qu'a dit Aristote dans cet endroit [qu'on peut développer par ce qu'on trouve dans Athenée], sur les deux *cirri* ou piés de cet animal navigateur qui lui servent de gouvernails; et il y a substitué ces mots : *cæteris subremigans brachiis, media cauda ut gubernaculo dirigit.*

Budé a mal jugé que ce passage d'Aristote est tronqué; parce qu'il y est dit que la Nautile jette ses *cirri* ou bras de côté ou d'autre, ce qui ne convient pas à l'idée de gouvernail. Henri Etienne [*Thes. L. Gr. T. I. col.* 1667—8] a répondu à cette difficulté proposée par Budé, qu'on pourroit dire que le Nautile se sert de deux gouvernails. Ce qui démontre la vérité de cette explication, et ce qu'Henri Etienne n'a pas connu ou rappellé; c'est qu'en effet les Anciens avoient des navires à deux gouvernails.

(2) *Commentarii De Rebus in Histor. Nat. et in Medic. Gestis, T. I. p.* 502. *et s. Voyés aussi ibid. T. II. p.* 346.

Anglois anonyme ; sur la description et l'utilité d'un siphon ou tuyau qui traverse et fait communiquer toutes les chambres dans lesquelles la coquille du nautile est divisée. L'Auteur de cet écrit pense que ce tube ou siphon, pendant la vie de l'animal , est également susceptible de contraction et de dilatation. Il conjecture que ce tube est analogue à la vessie natatoire des poissons ; que l'air n'est point admis dans la cavité de chaque chambre, mais que le vuide s'y fait lorsque l'eau en est plus ou moins *pompée* ; de-sorte que le centre de gravité du nautile est changé suivant les mouvements que l'animal doit faire.

Mais c'est ce pompement de l'eau contenue dans les chambres de la coquille , qu'il s'agit d'expliquer : ce que n'a point fait cet Auteur , ni aucun autre que je sache.

Je crois que pour voir comment cet effet est produit , il faut considérer un muscle que l'animal passe dans toute la longueur de ce siphon ; muscle dont la queue s'attache à sa coquille qu'il ne quitte jamais (1).

Ce corps charnu, lorsqu'il se rétrécit au dedans du siphon , fait naître dans l'interstice qui l'en sépare , un vuide qui attire l'eau contenue dans les chambres de la coquille : et lorsqu'il se renfle ensuite , il chasse hors du corps cette eau qui a été pompée. Ainsi l'eau qui avoit été reçue par l'ouverture extérieure du siphon , et portée dans les chambres de la coquille ; en est ensuite retirée , et chassée hors du corps , par le jeu d'une espèce de pompe aspirante et foulante , dont l'action est déterminée arbitrairement.

----

(1) Voyez M. de Bomare , Art. du Nautile. M. Bruguière dit aussi que l'Argonaute papyracé a un corps charnu , contenu dans un fourreau qui s'ouvre sur le devant du corps.

CHAPITRE SECOND.

Du Nager des Quadrupèdes.

X V.

I L est facile de voir ce qu'a observé M. de la Chapelle ; que les quadrupèdes qui nagent, meuvent leurs jambes de la même manière que lorsqu'ils marchent. Cependant leur nager est produit par une méchanique
différente de celle de leur marcher : et cette différence tient à celle de la
mobilité , ou de la fixité des plans sur lesquels ils se meuvent dans ces
deux mouvements progressifs.

Un quadrupède qui est appuyé sur un plan fixe , ne peut jamais déplacer
son corps (et ne peut que le faire tourner sur ses appuis de devant, ou
le culbuter) par l'action de ses *seules* jambes de derrière ; à moins qu'il ne
leur donne le jeu nécessaire pour le saut ou le galop. Il ne peut avoir
d'autre mouvement progressif, quand il se meut sur un plan fixe ; qu'autant
qu'il élève et les jambes de derrière , et celles de devant.

Dans l'eau au contraire , la seule action des jambes postérieures suffit
pour déplacer en entier le corps du quadrupède ; et ce déplacement est
fait quand l'eau échappe à l'impulsion de ces jambes , dont l'extension est
complète ou suffisante. Pour continuer le Nager, il peut suffire que le quadrupède relevant soigneusement sa tête , étende alternativement l'une et
l'autre jambe postérieure, aussi souvent qu'il est nécessaire.

Cependant le mouvement en haut et en avant, qu'imprime au tronc du
quadrupède le jeu des jambes de derrière ; est beaucoup plus avantageusement continué et secondé par l'impulsion analogue que fait sur le tronc,
le mouvement alternatif des jambes de devant (de la manière que je l'expliquerai tout-à-l'heure).

Telle est la raison de ce qu'on observe ; que dans le Nager du quadrupède , les mouvements alternatifs de ses quatre jambes se succèdent de telle
sorte , que l'élevation d'une des jambes postérieures est simultanée avec
l'abaissement de la jambe antérieure opposée en diagonale.

X V I.

Dans ce Nager, les muscles extenseurs des articulations d'une jambe de derrière donnent un mouvement progressif au corps du quadrupède ; d'autant qu'une partie de l'action de ces muscles étant employée à vaincre la résistance de l'eau, l'autre partie doit l'être à mouvoir le tronc du corps.

Le tronc ne prendroit, par la contraction des extenseurs d'une seule articulation (ou de plusieurs articulations disposées dans un même sens), qu'un mouvement angulaire autour d'un centre de rotation placé près de l'extremité de la jambe postérieure supposée. Mais les mouvements angulaires produits par les extenseurs des articulations de cette jambe, qui sont disposées en sens alternatifs ; se combinent en un mouvement commun de projection du tronc en haut et en avant.

Dans le Nager du quadrupède, les jambes antérieures étant d'abord relevées et pliées, se portent en haut et en avant. Elles reviennent ensuite, et se redressent ou s'étendent en se portant avec effort en arrière et en bas. Leur redressement s'opère par l'action des extenseurs de leurs articulations, et sur-tout de celle de l'humerus avec le cubitus. Chaque jambe antérieure est portée en arrière et en bas, principalement par l'action du grand pectoral et du grand dorsal ; qui entraînent l'humerus dans ces sens, en même temps qu'ils le rapprochent des côtes.

A proportion de ce que l'eau résiste davantage au mouvement du retour de la jambe antérieure, le grand pectoral et le grand dorsal employent une plus grande partie de leur action réciproque à relever le thorax ou le tronc, et à le mouvoir vers cette jambe. Ces muscles agissant d'un seul côté, n'imprimeroient au tronc qu'un mouvement angulaire ; mais lorsque ces muscles agissent des deux côtés, ces mouvements angulaires se combinent dans une direction moyenne, suivant laquelle le tronc est poussé en avant.

Haase a très-bien remarqué (1) que les quadrupèdes qui ont des cla-

---

(1) *Zootomiæ specimen sistens comparationem Clavicularum Animantium cum Humanis,* *Lipsiæ* 1766, N.º 15—16. D'ailleurs Haase n'a rien ajouté à la théorie vulgaire du Nager ; et n'a point vu ce qu'y produit l'action réciproque qu'ont sur le tronc, les muscles qui retirent et abaissent les jambes antérieures.

Je remarque que cette action réciproque s'exerce sur le tronc avec d'autant plus d'effet ; lorsqu'une clavicule fixe l'omoplate, sur laquelle l'humerus se meut dans sa retraction.

(183)

vicules , ont pour nager , plus d'avantage que ceux qui n'en ont pas (parrapport aux mouvements qui portent les jambes antérieures en haut et en
avant). Il a pris pour exemple , la tortue aquatique ; dont la clavicule
assujettit l'omoplate , et la tient fixe de quelque côté qu'elle soit mûe :
desorte que les muscles qui venant de l'omoplate s'insèrent à la jambe antérieure , ont ainsi un point fixe , vers lequel ils attirent cette jambe de
diverses manières.

On voit par une raison contraire , pourquoi les chiens et les chevaux nagent
lentement ; puisque n'ayant point de clavicules , ils ont beaucoup moins
d'avantage pour les mouvements nécessaires de leurs jambes antérieures
dans le nager.

D'après ce que j'ai dit , on voit quelle est la véritable méchanique des
mouvements des quadrupèdes en haut et en avant , qui ont lieu dans le
Nager. Ces mouvements ne peuvent être produits (comme on l'a pensé
jusqu'à présent) parceque l'eau *réagit* et *refoule*. Cette *réaction* n'a pas
même cette légère vraisemblance , avec laquelle on attribue à la réaction du
ressort de l'air , les mouvements progressifs des oiseaux dans le vol ; puisque l'eau , tant qu'elle est sous forme liquide , n'a point d'élasticité.

X V I I.

Les quadrupèdes amphibies (comme les grenouilles , les crocodiles , etc.)
ont évidemment pour nager , beaucoup plus d'avantages que n'ont les autres
quadrupèdes. Outre que les doigts de leurs jambes de derrière sont unis
par des membranes qui augmentent utilement la résistance de l'eau , leurs
extremités postérieures ont beaucoup plus de jeu , de force , et d'étendue :
et leurs extremités antérieures peuvent leur servir en nageant , comme
des bras.

D'ailleurs les extremités postérieures , par une suite de la disposition de
leurs articulations avec les os du bassin , sur lesquels elles se meuvent très-
librement (1); peuvent au gré de l'animal , être situées dans un plan très-

---

(1) L'os ischium du Crocodile présente une fosse ample , mais peu profonde ; dans
laquelle la tête du femur peut se mouvoir très-librement. On observe que cela a été nécessaire , parce que le crocodile , en nageant , étend le femur du côté de sa queue ; à tel
point qu'il imite presque un poisson. Voyez l'Anatomie du Crocodile par le P. Plumier ,
dans les *Observations de M. Gautier sur l'Histoire Naturelle , Partie XIV.*

peu incliné sur celui du tronc. C'est pourquoi l'impulsion donnée au tronc par l'extension de ces extremités , s'affoiblit beaucoup moins en se décomposant , que dans les autres quadrupèdes ; et elle est presque entièrement dirigée suivant la ligne de progression que l'animal doit suivre.

CHAPITRE TROISIÈME.

Du Nager de l'Homme.

X V I I I.

Le Nager de l'Homme est produit par une suite de mouvements de ses bras et de ses jambes , qui poussent et relèvent son corps ; avec une force supérieure à celle qu'a l'excès de sa pesanteur spécifique , qui tend à le déprimer dans l'eau.

Dans le Nager le plus ordinaire de l'Homme , chaque jambe qui avoit plongé vers le fonds de l'eau , est d'abord retirée vers le tronc : elle est ensuite étendue sur la surface de l'eau , et portée en arrière par la contraction simultanée des extenseurs du femur et du genou , et des releveurs du talon.

Ces muscles agissant dans les articulations en sens alternatifs qu'ils étendent ; leurs efforts se combinent dans une direction moyenne , suivant laquelle ils poussent l'eau en arrière et le tronc en avant. Cette même action doit aussi pousser le tronc en haut , à proportion de ce que la jambe dans son extension se trouve être plus ou moins redressée parrapport à la surface de l'eau.

En même temps que ce mouvement des jambes lance le corps en avant , il se fait une extension de la colonne vertebrale , qui étoit d'abord un peu arquée ; et cette extension ajoute à la force de l'élancement.

Ainsi le corps de l'homme , qui n'a qu'un léger excès de pesanteur spécifique sur un volume d'eau égal au sien ; passe sur la surface de l'eau avec un mouvement rapide plus ou moins oblique. Il doit y former un sillon , dont la résistance toujours croissante sert encore à le relever au-dessus de l'eau , par l'effet de l'impulsion déjà reçue.

XIX.

X I X.

Dans le Nager ordinaire de l'homme, les bras sont d'abord portés en avant du corps, principalement par l'action des portions antérieures de leurs muscles deltoïdes. Ils sont ensuite portés en arrière et en bas, surtout par l'action des muscles grands dorsaux et grands pectoraux ; en même temps qu'ils sont plus ou moins étendus, surtout par le jeu des extenseurs des coudes. Les mains sont aussi alors communément tournées vers le fonds de l'eau, par l'action de leurs muscles pronateurs.

Lorsque le nageur porte ses bras en avant, il les tient ordinairement un peu pliés ; ce qui lui donne plusieurs avantages. En effet, si alors le levier de chaque bras n'étoit pas ainsi coudé, mais étoit prolongé en ligne droite ; les muscles (sous - épineux, et petit rond) abducteurs et rétracteurs de l'humerus, auroient trop d'effort à faire pour le ramener en bas et en arrière : ce qui empêcheroit que le nager ne pût être longtemps continué.

En exerçant leur action réciproque, qui est d'autant plus grande que l'eau fait plus de résistance à la main et au bras qui la poussent ; le grand dorsal (qui a pour auxiliaires le grand rond et le sous - scapulaire), et le grand pectoral font mouvoir le thorax ou le tronc du corps, du côté et autour de la partie supérieure du bras ; pendant qu'ils retirent le bras en bas et en arrière.

Ce mouvement ne seroit qu'angulaire, s'il étoit produit d'un seul côté : mais ces mouvements produits par les muscles des deux bras, se combinent en un mouvement moyen, par lequel le corps est poussé en haut et en avant (1).

C'est par un mouvement moyen analogue, dirigé de bas en haut,

---

(1) On voit que dans le Nager de l'homme, les muscles grands pectoraux repètent sans-cesse leurs efforts, et doivent être principalement affectés Telle est la cause d'une lassitule particulière, qui se fait ressentir dans ces muscles [outre la fatigue générale], après qu'on a nagé long-temps et péniblement.

Il y a lieu de soupçonner aussi que l'habitude du nager peut, par la même raison, occasionner un développement plus parfait de cette partie de la poitrine. C'est peut-être d'après une semblable observation, qu'Homère attribue à Neptune entre les Dieux, la forme la plus avantageuse du devant de la poitrine, *Iliad. Lib. II, V.* 479. où il dit qu'Agamemnon ressembloit par là à Neptune ; comme à Mars par *la ceinture* [qu'on a mal traduit par *balteo*].

A a

qu'impriment les deux bras ; que le corps est principalement relevé sur l'eau , lorsqu'on nage en tenant une jambe élevée. Alors , pendant que l'autre jambe levée à demi , bat et presse l'eau à courtes reprises ; les mains embrassent et ramassent des deux côtés du corps , les eaux qu'elles abaissent , et sur lesquelles elles s'appuyent.

Lorsque le nageur étend chacun de ses bras qu'il avoit pliés , en même temps qu'il les porte en arrière ; le triceps brachial qui étend le coude , ne peut surmonter la résistance de l'eau à cette extension , sans agir sur l'humerus avec une force d'autant plus grande ; sans le pousser en avant , et par lui le tronc du corps auquel il est articulé.

X X.

C'est par l'action du triceps brachial , ou du muscle extenseur du coude ; combinée avec celle des diverses portions des muscles grand pectoral , grand dorsal , et deltoïde ; que le nageur peut attirer , ou repousser son corps , vers l'un ou l'autre côté.

On peut expliquer par l'action réciproque de ces muscles , dont les efforts sont combinés ; comment le corps est attiré du côté droit , lorsque le bras droit s'étend en s'approchant d'un plan vertical dirigé suivant la longueur du corps : et comment il est repoussé vers le côté gauche , lorsque le bras droit s'étend en s'éloignant du même plan vertical.

De plus , le nageur qui veut tourner , par exemple , sur la droite ; attire de ce côté-là vers son corps , l'eau qu'il ramasse de la main droite ; et par cette direction qu'il donne à la résistance de l'eau , il détermine l'action réciproque des muscles qui doit lui donner l'impulsion qu'il desire (1).

Dans la manière de nager qu'on a comparée au ramper ; on attire vers la poitrine les eaux qui précèdent , avec les bras qu'on a étendus le plus possible ; et avec les mains , dont les doigts sont joints , et dont les paumes recourbées sont tournées vers le fonds de l'eau (2).

On voit que le corps est tiré alors en avant , par un plus grand effort des muscles pectoraux et dorsaux ; dont l'action réciproque est ainsi déter-

---

(1) Il est facile d'expliquer les procedés analogues qui ont lieu dans toutes les différentes manières que les Nageurs emploient pour se tourner dans l'eau , soit avec les mains , soit avec les piés.

(2) Voyez Thevenot , *Art de Nager* , *page* 32.

minée ; en même temps qu'elle est rendue plus puissante, à raison d'une plus grande résistance que l'eau oppose aux bras fort allongés , et aux mains voûtées vers le fonds. L'espace dont le corps avance par ce mouvement, se joint à celui qu'il parcourt ensuite par une nouvelle impulsion que lui donnent les piés jettés en arrière (1).

X X I.

En général , on recommande beaucoup dans l'Art de nager , de ne pas en exécuter les mouvements avec trop de précipitation. Ce conseil est fondé sur l'expérience ; et le fait tient à plusieurs causes sensibles.

Ainsi par exemple , si on étend les bras , et si on les porte en avant d'un mouvement trop brusque ; l'eau qu'ils écartent très-rapidement , ne se réunit point assez vîte pour ne pas souffrir au-devant du nageur , une dépression momentanée ; où le corps, pressé d'ailleurs de tous côtés , est déterminé à se jetter , avec un mouvement qui accélère la chûte produite par sa pesanteur relative.

Si en nageant , on ramène trop vîte les bras vers la poitrine ; le corps est d'autant plus disposé à tomber au fond de l'eau , parce qu'il se trouve plus ramassé , ou soutenu par une moindre surface d'eau.

Mais un principe général , par lequel il me semble qu'on doit expliquer le danger des mouvements très - rapides des mains et des piés dans le Nager ; est que ces extremités ne peuvent alors rassembler , c'est-à-dire pousser à la fois à chaque instant , une masse d'eau aussi résistante , et aussi considérable, que dans un mouvement moins vîte : et par conséquent , que l'eau leur résiste moins qu'il n'est nécessaire pour que l'homme soit soutenu sur l'eau , et qu'il y continue son mouvement progressif (2).

---

(1) Cela peut être éclairci , aussi bien que ce qui a été dit dans le Chapitre précédent , sur l'utilité des mouvements différents qu'ont les jambes de devant et celles de derrière dans un quadrupède qui nage : par ce qui est dit dans l'*Art de Nager de Thevenot* [*page* 24].

On y enseigne que pour nager comme les chiens , il faut élever et abaisser un peu chaque main l'une après l'autre , et en faire de même des piés ; en mouvant à la fois la main et le pié d'un même côté , et successivement de l'autre : avec cette différence qu'il faut [en rapprochant les bras de la poitrine] attirer des mains l'eau vers soi , et au contraire la repousser des piés.

(2) Il me paroît que dans la Théorie de la Résistance des fluides , il faut nécessairement faire entrer cet élément, qu'on n'y a point considéré formellement jusqu'ici ; de la

X X I I.

Dans plusieurs manières de nager, l'homme tient sa poitrine dilatée avec effort, pour diminuer la pesanteur spécifique de son corps. Il tient alors la glotte fermée, en même temps qu'il fait ou laisse agir plus ou moins fortement les puissances qui doivent produire l'expiration (1).

On tient ainsi la poitrine enflée et relevée sur l'eau ; lorsqu'étant couché sur le dos, on nage à reculons ; en retirant les jambes, et les étendant ensuite pour repousser l'eau alternativement des deux côtés : comme aussi lorsqu'étant dans la même posture, on nage en avant.

Dans ce dernier cas, on élève les jambes l'une après l'autre ; et on les retire fortement vers les jarrets, pour les faire retomber comme suspendues dans l'eau. Ainsi la cuisse et le tronc étant soutenus sur l'eau, les fléchisseurs du genou les attirent en avant ; par la réciprocité de leur action, que détermine la résistance de l'eau à cet abaissement des jambes.

Il faut bien élever la poitrine, et la tenir enflée le plus qu'il est possible ; lorsqu'on veut nager sur le dos, en tenant les mains élevées toutes droites : car si la poitrine reste alors resserrée, le corps va au fonds de l'eau. Les bras étant ainsi redressés, prolongent le levier que forme le corps du nageur ; et qui doit être soulevé par les muscles extenseurs des genoux et autres : et l'effort de ces muscles devient insuffisant, si le poids relatif du corps n'est extremement diminué par la forte dilatation de la poitrine.

Les plongeurs, lorsqu'ils veulent s'élancer avec force du fonds de la mer à sa surface ; font encore plus d'effort pour fermer la glotte, et retenir l'air contenu dans leurs poumons. Cet air rarefié distend les poumons ; ce qui donne plus d'appui à l'action du diaphragme, pour assujettir la colomne

---

masse du fluide que transporte antérieurement, avant que de la diviser, tout corps qui se meut dans ce fluide. Cette masse doit être différente, 1.° suivant la vîtesse donnée de ce corps : 2.° suivant la forme et l'étendue de la partie de ce corps, qui pousse le fluide en avant : 3.° suivant que la surface de cette partie est saillante ou concave [et c'est ce qu'on a trop peu observé].

(1) Lorsque la poitrine est enflée, la partie du dos qui est entre les épaules, en devient concave et enfoncée en dedans. C'est l'effet de l'extension des vertèbres dorsales portée au dernier degré ; comme elle doit l'être afin que les côtes, dans leurs articulations avec ces vertèbres, ayent la fixité et la position convenables pour la plus grande dilatation possible de la poitrine en tout sens.

vertèbrale. Dès-lors les articulations des vertèbres entre elles , et avec les os du bassin , ayant peu de mobilité ; les attaches des muscles extenseurs des extremités inférieures sont d'autant plus fixes : et ces muscles , par lesquels le corps est lancé en haut , se contractent avec d'autant plus d'avantage.

Aristote (1) connoissant cette utilité que trouvent les plongeurs à retenir avec effort l'air qu'ils ont respiré , lorsqu'ils veulent s'élever du fonds de l'eau ; a assuré (quoiqu'il soit impossible de l'observer) que le Dauphin retient de même plus fortement l'air qu'il a respiré , lorsqu'il veut s'élancer de la profondeur de la mer , à sa surface ; comme s'il estimoit l'effort qu'il doit faire relativement à la longueur de l'espace qu'il doit parcourir (2).

Il paroit inutile de s'étendre sur les autres procédés qu'embrasse l'Art de Nager , et qui peuvent s'expliquer facilement par les mêmes principes. *Plurima supersunt quæ possim loqui , sed parco sciens.* (Phædr.).

---

(1) *De Histor. Animal. L. IX. Cap.* 48.

(2) Elien [*De Animal. L. XII. C.* 12.] a dit mal-à-propos , que la cause qu'Aristote avoit essayé de donner du saut des Dauphins , se réduit à dire qu'ils tendent intérieurement [ainsi que les plongeurs] l'air respiré (το πνυμα) , comme ils feroient une corde d'arc ; et qu'ils lancent ensuite le corps comme une flèche. Il attribue à Aristote , d'avoir dit que cet air comprimé vers l'intérieur est repoussé [par son ressort] , et lance le Dauphin comme un trait.

Phile dit, comme Elien , que l'air retenu par le Dauphin le chasse en haut , de même que la corde de l'arc chasse la flèche. Il compare le Dauphin qui retient alors l'air qu'il a respiré , à l'archer qui tend la corde de son arc. De Pauw se trompe , lorsque dans ce passage de Phile , au lieu de τοξιτης , il veut corriger ὁ δυτης.

SIXIÈME SECTION.

Du Vol des Oiseaux.

Je ne traiterai dans cette Section, que du Vol des Oiseaux; qui sont les seuls animaux qui volent à proprement parler. La théorie que je vais donner de leur Vol, rendra facile à concevoir le méchanisme du Vol imparfait des Insectes (1).

On ne peut regarder comme un vol proprement dit, celui des poissons volants (2), et moins encore celui du Lezard volant et du Polatouche.

Le Lezard volant (qu'on appelle *Dragon*), lorsqu'il s'élance d'un arbre à un autre, frappe l'air (avec un bruit sensible) de ses aîles membraneuses; qui sont placées de chaque côté de l'épine du dos, et conformées comme les nageoires des poissons volants. La position et la mobilité de ces aîles, leur donne de l'avantage sur la peau adhérente au corps du Polatouche (3); qu'il développe et tend avec ses quatre pattes, lorsqu'il saute d'un arbre à un autre.

Mais le Polatouche, quoique son transport dans l'air mérite encore moins le nom de vol, a dans ce transport, sur celui du lezard volant, deux autres avantages; 1.º à raison de l'étendue de la peau qu'il déploye; qui étant plus longue et plus large que son corps, présente une grande surface à l'air, et prolonge l'effet de l'impulsion qui a produit son élancement; 2.º par l'effet de sa queue chargée de laine, qu'il agite de côté et d'autre; de manière à donner différentes directions à son mouvement; tandis que la queue du Lézard volant (ressemblante par sa longueur et sa forme, à celles des autres Lezards) n'est pas probablement utile pour produire des changements de direction.

---

(1) Ce Vol des Insectes présente quelques singularités, dont j'aurai occasion de parler dans l'*Art. XXIV. de cette Section.*

(2) Dont j'ai parlé dans la *Cinquième Section*, *Art. VIII.*

(3) Ecureuil volant, dont Pallas a bien décrit les mouvements; dans ses *Voyages*, *Tom. IV. p.* 114.

I.

Je commence par indiquer les principaux mouvements des aîles et de la queue, qui ont lieu dans le Vol des oiseaux ; et je ferai voir ensuite comment le Vol est produit par le moyen de ces mouvements.

L'oiseau placé à terre, qui veut s'envoler, commence par faire un saut. Le vautour et les grands oiseaux [de proie ne peuvent s'élever de terre pour s'élancer et prendre leur vol, qu'après s'être mis à courir. La grue court aussi quelques pas en déployant les aîles, avant de prendre son essor. Sans doute cette course est nécessaire à ces oiseaux, pour donner plus d'étendue au saut par lequel ils commencent leur vol (1).

D'autres oiseaux paroissent se laisser tomber, et se relèvent ensuite tout-d'un-coup pour prendre leur essor. (2) : ce qui me parait venir de ce qu'ils marchent difficilement, et ne peuvent que broncher dans la marche précipitée qui doit préparer leur saut.

I I.

Dans le Vol de l'oiseau, chaque aîle est d'abord portée en dehors, et relevée circulairement vers le col. Le mouvement combiné de ces deux directions est rendu d'autant plus facile ; que l'humerus de l'oiseau est situé en arrière, par la position de sa tête, et de la cavité articulaire qui la contient. Ce mouvement est produit par l'action du releveur de l'aîle ; muscle placé en partie sous le grand pectoral (3) ; et dont le tendon qui va s'insérer à l'humerus, passe dans une ouverture qui est au-dessus de l'angle des os qui répondent à l'épaule, et s'y meut comme sur une poulie.

Pendant que l'aîle est ainsi relevée, et portée en dehors par le mouvement de l'humerus ; les articulations de cet os, ainsi que celles des os du coude et du carpe, s'ouvrent incompletement ; quoique toujours de manière que les positions de ces os de l'aîle sont en général à peu près dans un même plan, à chaque instant de sa rotation.

Cette flexion des os de l'aîle fait que dans son élévation, les plumes

---

(1) Voyez la *Seconde Section, Art. XXVI.*

(2) Voyez le *Dictionnaire de Animaux, Art. des Oiseaux.*

(3) Fabrice d'Aquapendente a indiqué le premier la position de ce muscle, et la direction de son tendon [*De Volatu p. m.* 14.]

présentent à l'air, qui leur résiste alors sans aucun avantage pour le Vol, le moins de surface possible. En outre l'aîle étant plus ramassée, est relevée avec bien moins d'effort des muscles ; que si elle étoit fortement étendue.

Cette Observation est presque générale. Elle est seulement moins sensible dans des cas de vol précipité et très-violent, où l'oiseau doit donner à ses aîles des battements si fréquents et si rapides, qu'il ne peut diminuer que foiblement l'extension des aîles à chaque fois qu'il les relève.

I I I.

L'aîle est ensuite abaissée avec force ; et dans le même mouvement (ainsi que Grew l'avoit remarqué le premier), elle est portée obliquement en arrière.

L'humerus qui est le principal instrument des mouvements de l'aîle, est appuyé dans ces mouvements sur des os d'une structure particulière, qui tiennent lieu dans les oiseaux d'omoplate et de clavicule.

L'un de ces os (qu'on a nommé la *lunette* ou la *fourchette*) est composé de deux branches, et a la forme d'un V. Il est articulé par son sommet avec la partie antérieure et aiguë de la crête du sternum (avec lequel il est continu dans la grue).

Au-dessus du thorax de l'oiseau, est placé de chaque côté, un autre os composé de deux portions continues, ou un assemblage de deux os cohérents qui forment un angle : et vers cet angle, est articulée avec cet os, l'extremité de la branche du même côté de l'os de la *lunette.*

L'une des deux parties de chaque os composé qui est placé latéralement, porte de haut en bas, et est appuyée au côté du sternum. L'autre se porte de devant en arrière, s'étend sur les parties dorsales des côtes, et est attachée vers le dos par plusieurs muscles de l'épine. D'où l'on voit qu'on peut regarder la dernière de ces parties, comme une omoplate ; et la première comme une clavicule postérieure, en considérant la branche correspondante de l'os de la lunette comme une clavicule antérieure.

Ces deux clavicules étant articulées avec le sternum, paroissent sans-doute (comme Borelli et d'autres l'ont pensé), donner un double appui ; qui établit d'une manière plus ferme en tous sens, l'omoplate, la cavité articulaire qui renferme la tête de l'humerus, et le centre de flexion de l'aîle.

Mais cette indication de l'utilité de cet assemblage d'os, est extremement

vague.

vague. J'en déterminerai l'usage , lorsque j'aurai exposé la véritable théorie
du Vol des oiseaux (1).

I V.

En même temps que l'aîle est plus ou moins abaissée dans le vol , elle
est étendue de manière qu'il se fait alors un grand déployement de ses
pennes et de ses vanneaux , qui se recourbent en dedans à leurs extremités ;
et que des membranes antérieure et postérieure placées entre les os de
l'aile , se tendent avec beaucoup de force.

Ce déployement de l'aîle s'opère surtout par l'extension des différentes
articulations de ses os ; dont la position est toujours telle que dans cette
extension , ils se trouvent situés dans un même plan : ce qui fait que l'aîle ,
d'ailleurs un peu voûtée en dessous (par le jeu de ses plumes) acquiert
l'étendue et l'uniformité les plus avantageuses pour la percussion de l'air.

J'ai exposé l'ordre le plus commun de la succession des mouvements des
parties de l'aîle , lorsqu'elle s'élève et s'abaisse dans le Vol. Les muscles qui
opèrent ces divers mouvements , ont été décrits d'abord par Stenon (2); et
ils l'ont été beaucoup mieux par M. Vicq d'Azyr (3).

V.

Une partie essentielle de l'aîle est une espèce d'appendice (4) , qui forme
comme un doigt garni de quelques plumes. Elle est placée à l'endroit de
l'articulation des os du coude avec ceux du carpe ; articulation qui est la
plus saillante de toutes dans les aîles , lorsqu'elles sont en repos dans leur
position naturelle.

M. Silberschlag a remarqué que cette appendice peut être mûe par ses
muscles , de manière à être disposée dans le même sens que l'assemblage
des pennes , dont elle aide alors l'effort pour le vol : ou bien qu'elle peut

---

(1) V. ci-dessous , Art. X.
(2) Dans les *Actes de l'Académie de Copenhague.*
(3) Dans les *Mém. de l'Acad. R. des Sciences.*
(4) M. Silberschlag a désigné cette appendice [qui est l'*ala spuria* de Willughby , l'aîle
bâtarde ; et qu'on appelle aussi *le fouet* de l'aîle] , par les noms d'*afterflugel* , et de *lenk-
fittig.* Il est le premier qui a bien vu les fonctions de cette appendice , dans diverses circonstances du Vol. Voyez le N.º 20. de son Mémoire *Von dem fluge der Vogel* , qui est
au Second Tome des *Schriften der Berlinischen Gesellschaft Natur-forschender Freunde.*

être fixée vers en bas, dans une direction perpendiculaire à celle du vent; ce qui en fait un centre, autour duquel l'autre aîle qui a son appendice repliée, tourne comme fait une aîle de moulin. Ainsi cette partie ajoute beaucoup à la facilité qu'a l'oiseau , pour se tourner par les mouvements de ses aîles et de sa queue.

M. Silberschlag a aussi observé que ces appendices de l'une et de l'autre aîle, en se redressant, relèvent un peu l'oiseau dans une descente impétueuse ; dont la rapidité est affoiblie par ce moyen.

C'est principalement en rendant inégal le mouvement de ses deux aîles (ainsi qu'il sera expliqué dans la suite), que l'oiseau se tourne à droite ou à gauche. Mais sa queue lui sert aussi beaucoup pour déterminer, et assurer les différentes directions qu'il donne à son vol.

V I.

On a toujours expliqué jusqu'à présent le Vol des oiseaux, qui dépend de l'action de leurs aîles ; en disant ou que les aîles agissent comme des *rames* sur l'air qui leur résiste ; ou que leurs mouvements sont réflechis en sens contraire par la *réaction* de ce fluide élastique. Je vais faire voir en détail, combien ces explications sont vicieuses.

M. Deslandes et d'autres après lui (1), ont dit que tout ce qui forme le jeu du vol des oiseaux ; c'est que l'air ne pouvant céder et circuler assez promptement lorsque l'aîle s'abaisse, devient pour cette aîle une espèce de corps solide, ou de point fixe ; semblable à l'appui que l'eau donne pour l'action de la rame. Cette comparaison de l'action des aîles dans le vol, avec l'action des rames, a été généralement adoptée jusqu'à ce jour : et des Auteurs recents ont seulement joint à cette considération, celle de la réaction de l'air.

Dire que l'aîle agit comme une rame, qui frappant l'air de haut en bas et de devant en arrière, élève l'oiseau et le pousse en avant ; c'est indiquer le fait même (2); mais ce n'est pas l'expliquer. D'après ce que

---

(1) Comme M. l'Abbé Bonnaterre, *Introd. au T. III. I.ᵉ Partie des Planches de l'Hist. Nat. Encycl. méth. pag. XV et XVI.*

(2) Les Poëtes Grecs et Latins ont vu les aîles comme des rames. V. Æschyle [*Agamemnon, v.* 52.], Euripide ; Virgile [qui dit *remigium alarum*], Silius Italicus [qui dit *pennarum remi*], Ovide [qui dit d'Icare, dépouillé des plumes de ses aîles ; *Remigioque carens, non ullas concipit auras*] ; etc.

j'ai dit en parlant de l'explication semblable qu'on a donnée du Nager des Poissons (1), il est facile de voir que cette comparaison n'éclaircit rien.

En effet chaque aîle qu'on veut regarder comme une rame , étant articulée par un de ses bouts au corps de l'oiseau ; une puissance quelconque qui fait mouvoir cette aîle (et par conséquent la réaction même du ressort de l'air) ne peut imprimer à cette aîle supposée mobile dans son articulation, qu'un mouvement angulaire autour du tronc du corps (2).

Il reste donc à faire voir comment l'action des parties de l'aîle dans un air qui lui résiste , imprime à l'oiseau les mouvements du Vol : c'est-à-dire que le problème du Vol des oiseaux reste toujours à résoudre.

V I I.

Borelli compare l'oiseau qui s'élève par le moyen de ses aîles , à un arc qui ressaute en arcboutant contre un sol ferme (3). Il croit que la résistance de l'air, qui ne peut fuir aussi vîte qu'il est chassé (4), repousse l'aîle , et élève l'oiseau par un mouvement réfléchi : ce qui lui fait dire que le Vol est une suite de sauts (5).

Parent a dit (6) que chaque point de l'aîle qui s'abaisse dans le vol , décrivant un arc de cercle , est *choqué* par l'air ; de la même manière que si étant immobile , l'air venoit le *choquer* en circulant selon le même arc en sens contraire. D'où il a conclu que si la vîtesse des aîles de l'oiseau réduite au sens vertical , est telle que leurs deux efforts soient supérieurs au poids de l'oiseau ; l'oiseau s'élevera verticalement avec l'excès de cette vîtesse sur celle qui rendroit ces efforts égaux au poids de l'oiseau.

Mais Euler a rendu évidente la fausseté de cette hypothèse , dont on déduit communément les principes de la résistance des fluides : savoir que les particules d'un fluide frappent le corps qui se meut dans ce fluide , par un choc semblable à celui des corps solides. Il a fait voir que ce corps ne soutient point de choc de ce fluide , mais seulement une pression sur sa surface (7).

---

(1) Voyez la *Cinquième Section* , *Art. III.*

(2) Je comprends de même ici l'impulsion que peut donner l'élasticité des plumes de l'aîle ; impulsion foible , et dont je parlerai plus bas.

(3) Prop 191. (4) Prop. 192. (5) Prop. 183.

(6) *Essais de Mathématique* , *Tom. III.* p. 377 et 380.

(7) Dans ses *Dilucidationes de resistentiâ fluidorum : Nov. Commentar. Acad. Petro=polit. T. VIII.*

Des Mathématiciens qui vouloient donner quelques calculs sur le Vol des oiseaux , ont dit généralement que ·l'oiseau ne s'élève qu'autant que son poids est surmonté par la résistance ou la réaction de l'air. Mais il est clair qu'ils ont seulement mis en principe du calcul , leur énoncé du fait même ; et qu'ils n'ont nullement assigné la cause du mouvement qui élève l'oiseau dans le Vol.

V I I I.

Il est certain que pour donner un point d'appui au jeu des aîles qui soutient , et qui fait avancer l'oiseau ; la résistance de l'air doit être très-grande (1) ; de même que la résistance que l'eau oppose au jeu de la queue du poisson dans le Nager.

On a été porté à confondre la grande résistance que l'air doit faire alors , avec sa réaction élastique , qui ne fait qu'une partie de cette résistance : et d'après ces idées vagues , on a cru que cette réaction étoit suffisante pour produire la progression des oiseaux dans l'air.

Un solide qui se meut dans un fluide élastique , éprouve sans doute des chocs par le retour des parties de ce fluide qu'il cesse de comprimer. Mais il n'est point de théorie connue , par laquelle on puisse déterminer la force de ces chocs , suivant la masse , la surface , et la vitesse de ce solide ; et suivant les degrés de l'élasticité de ce fluide , de sa densité naturelle , et de sa condensation différente selon qu'il est libre ou renfermé dans un vase.

C'est en construisant une théorie arbitraire et vicieuse, que M. Silberschlag a cru pouvoir démontrer que les mouvements du Vol des oiseaux sont produits par la réaction du ressort de l'air que les aîles ont frappé.

La résistance de l'air qui est nécessaire pour le Vol , dépend fort peu de sa réaction élastique après qu'il a été condensé par les battements des aîles. Les causes principales de cette résistance sont analogues aux causes de celle qu'oppose dans le Nager , l'eau qui est incompressible et non-élastique.

Les battements des aîles ne peuvent produire qu'une augmentation bien

---

(1) Plutarque [*in Flaminio*] raconte que des oiseaux qui voloient à Rome au-dessus du Théatre , y tombèrent par l'effet des cris des spectateurs : ce qu'il explique parceque ces sons divisèrent l'air , qui ne put plus donner le soutien nécessaire au vol de ces oiseaux , et les fit descendre comme dans un vuide.

foible de la densité ordinaire de l'air , et de son élasticité qui croît proportionnellement à sa condensation. En effet l'air n'étant point retenu dans
un vase , et cédant de tous les côtés ; cette condensation s'étend en tout
sens suivant une progression successive , qui l'affoiblit extrèmement.

Il faut ajouter que la couche d'air condensé qui réagit sur l'aîle , trouvant
moins de résistance dans les couches d'air voisines , y est trop foiblement
appuyée pour exercer contre l'aîle une grande force de ressort.

J'observe encore que la réaction que le ressort de l'air fait dans les
intervalles des battemens , contre l'aîle qui l'a comprimé ; est fort diminuée par le resserrement de l'aîle , et par la disposition que prennent ses
plumes lorsqu'elles se relèvent. L'aîle échappe alors à cette réaction , à
mesure qu'elle devient plus étroite (1). Mais de plus , ses grandes plumes
sont toutes séparées les unes des autres , quand l'aîle se relève ; à cause
de l'obliquité suivant laquelle elles sont un peu tournées alors , et qui
semble ouvrir autant de portes pour le passage de l'air (2).

I X.

Les causes principales de la résistance de l'air qui est nécessaire pour
le Vol , sont les causes générales de la résistance des fluides ; communes
à ceux qui sont élastiques , et à ceux qui ne le sont pas.

On peut se faire une idée générale de ces causes , en les rapportant à
l'inertie de la masse du fluide qui doit être ébranlée , suivant la force et
la surface du solide mû dans ce fluide ; et aux agitations de ce fluide nécessaires pour le déplacement de cette masse.

Borelli qui a indiqué ces causes , a remarqué que la portion d'air qui
est déplacée par l'évantail de l'aîje , doit se mouvoir dans une grande
étendue d'air qui reste sensiblement en repos ; et qu'elle doit y exécuter
des tournoyemens , et éprouver des frottemens qui causent une grande
résistance (3).

On sait qu'il n'existe point encore de théorie assez exacte sur la résistance des fluides. La meilleure manière de former cette théorie , paraît
être d'appliquer le calcul à des faits-principes qu'on aura bien déterminé

______

(1) Cette diminution de surface est d'un tiers , suivant l'estime de M. Silberschlag.
(2) *V. les Anciens Mém. de l'Acad. R. des Sciences, Tom. III. Part. II. p.* 118.
(3) *Tr. cit, Part. I. Prop.* 183. *et* 190.

par l'expérience. C'est ce dont Euler a donné un essai (1) ; et ce que M. Lorgna s'est proposé d'exécuter dans un travail qu'il a annoncé sur ce sujet.

J'ai indiqué ci-devant (2) un principe, qui me semble pouvoir être un élément de la théorie de la résistance des fluides. D'après ce principe, un corps solide qui se meut dans un fluide avec une vîtesse donnée, éprouve plus ou moins de résistance ; selon qu'il transporte en avant, sans la diviser, une masse plus ou moins grande de ce fluide : comme par exemple, suivant que la figure de la surface antérieure de ce solide est rentrante ou saillante.

On peut rapporter à ce principe l'utilité qu'ont pour le Vol, le bec affilé des oiseaux (3), et la forme concave du dessous de leurs aîles. La carène que forme la poitrine de l'oiseau, a une utilité analogue : etc.

X.

Après avoir réfuté les opinions connues jusqu'à présent sur la cause du Vol des oiseaux ; je vais exposer ma théorie sur le méchanisme de ce mouvement progressif.

Je remarque d'abord en général, que les mouvements des aîles de l'oiseau pour le Vol, sont singulièrement analogues à ceux qu'exécutent les bras de l'homme, lorsqu'il s'en sert pour nager.

---

(2) *V. l'Hist. de l'Acad. des Sciences pour l'an* 1778.

(1) *V. la Cinquième Section, Art. XXI. dans la Note.* On peut rapporter le fait suivant à ce principe ; qui doit être appliqué à la résistance verticale des fluides, comme à leur résistance horizontale.

Si on fait tomber dans l'eau un hémisphère, qu'on dirige parallèlement à sa partie plane ; il ne gardera point sa première direction, il décrira une ligne courbe, quoique dans un milieu très - uniforme ; parcequ'il se trouvera plus arrêté d'un côté que de l'autre par le fluide qu'il divise, à cause de sa figure.

M. Massuet, qui a fait cette remarque [*Elém. de la Philos. Mod. T. I. p.* 221.] ; ajoute que les oiseaux pesants, comme les corbeaux, les pigeons, etc. ; quand ils s'abattent après un long vol, ne manquent pas de courber leurs aîles et leur queue, pour se donner une figure convexe en dessous ; ce qui les dirige nécessairement dans une courbe fort allongée qui adoucit leur chûte.

(1) Aristote [*De inc. anim. c.* 10.] a bien connu et détaillé les avantages pour la célérité du vol des oiseaux ; qu'ont leur tête petite, leur cou mince, leur poitrine taillée en pointe comme la proue d'un navire ; leurs parties postérieures légères, et diminuant derechef la largeur du corps, de manière qu'elles peuvent suivre les antérieures, sans entraîner beaucoup d'air par leur étendue en largeur.

(199)

L'analogie de ces mouvements a été indiquée vaguement, et toujours
en comparant leurs effets à celui des rames ; par Fabrice d'Aquapendente
(1). Mais elle n'éclaircit rien, qu'autant que le Nager de l'homme produit par les mouvements de ses bras, a été expliqué par la théorie que
j'en ai donnée dans la Cinquième Section de cet Ouvrage.

Dans le Vol, l'aîle est d'abord portée en haut et en avant par son
muscle releveur, pour pouvoir parcourir un plus grand espace dans son
abaissement, et trouver ainsi plus de résistance dans l'air (2). Ensuite
elle s'abaisse et est portée en arrière, principalement par l'action des
muscles grand et moyen pectoral.

La résistance que l'air oppose aux mouvements que ces muscles impriment à l'aîle de l'oiseau, fait que l'action de ces muscles s'exerce réciproquement (dans le rapport de cette résistance) à mouvoir le sternum
et les côtes (où ils ont leurs origines), et parconséquent le tronc du
corps de l'oiseau, vers leurs attaches à l'humerus. C'est ainsi que ces
muscles tirent le corps de l'oiseau, dans des directions opposées à celles
des mouvements de l'aîle ; c'est-à-dire en haut et en avant.

Lorsque l'oiseau vole des deux ailes, les mouvements que ces muscles
impriment dans l'une et l'autre aîle au corps de l'oiseau, le lancent en
haut et en avant dans une direction moyenne.

Lorsque les muscles grand et moyen pectoral sont empêchés par la résistance de l'air, de produire assez librement les mouvements en bas et en
arrière, qu'ils impriment à l'humerus ; leur action continuée meut plus ou
moins en avant le thorax, qui entraîne l'humerus par sa partie supérieure
(autour de l'appui que donne la résistance). Alors l'humerus pousse en avant
la clavicule et l'omoplate, avec lesquelles il est articulé ; et qu'il auroit tiré
en bas et en arrière, si rien n'eût gêné son mouvement dans ces sens.

Mais l'effort des muscles pectoraux, qui tend ainsi à déplacer ces deux os
(soit en arrière, soit en avant), en même temps qu'il agit sur l'humerus ;

---

(1) *De Volatu p. m.* 9.

(2) C'est ainsi que le rameur élève et porte en avant le manche de la rame en inclinant
en avant son corps ; qu'il appuye ensuite sur son banc, ou sur le fonds du navire
pendant qu'il se meut à la renverse [comme je l'ai dit ci-dessus, *pag.* 163.] : et par ce
moyen la pale de la rame décrivant un grand arc dans l'eau, y trouve une forte et longue
résistance, qui favorise le plus possible l'impulsion du navire en avant. [*Arbore fluctum
Verberat assurgens*, dit Virgile ; *Æneid. L. X. v.* 207—8.]

ne produit point ce déplacement ; à cause que l'omoplate est fixement retenue par ses muscles ; et que la clavicule l'est par ses muscles, par des ligaments très-solides, et spécialement par l'os de la fourchette (1). J'observe que la branche de cet os qui assujettit la clavicule, résiste particulièrement à son impulsion en avant.

Ainsi l'angle de la réunion de la clavicule avec l'omoplate, où l'humerus est articulé, étant fixé autant qu'il peut l'être par ces divers moyens ; les muscles pectoraux exercent sur le corps de l'oiseau, une force de traction réciproque, qui est presque entièrement dans la proportion de la résistance de l'air aux mouvements qu'ils impriment à l'aile.

X I.

Dans le Vol ordinaire, c'est lorsque l'aile s'abaisse et est portée en arrière, que les articulations des os de l'aile sont étendues. Ainsi les mouvements produits par les extenseurs de ces articulations se combinent alors avec ceux que produisent les muscles abaisseurs de l'aile (2).

Ces articulations sont alternatives ; et par conséquent l'action simultanée de leurs extenseurs, dont chaque effort est rendu réciproque par la résistance de l'air, doit imprimer dans chaque aile au corps de l'oiseau, des mouvements de projection qui le chassent en haut et en avant.

C'est dans ce sens seulement, qu'on seroit fondé à dire ce que Borelli n'avance que d'après sa mauvaise théorie : que le Vol est un mouvement composé de sauts fréquemment répétés (3).

---

(1) C'est ce que M. Vicq-d'Azyr a indiqué, *Discours sur l'Anatomie, 2.e Livraison, pag. 35.* Mais quoique ce Discours ait paru quelques années après que j'avois publié dans le Journal des Savants, ma Théorie du Vol des oiseaux ; M. Vicq-d'Azyr [à qui j'avois communiqué cette Théorie] n'a rien dit de l'action réciproque des muscles pectoraux et extenseurs des ailes, par laquelle j'ai fait voir que ce vol est essentiellement produit.

(2) M. Mauduyt a dit [*Discours généraux sur la nature des Oiseaux, dans l'Encyclopédie méthodique, II. Partie du Tom. I. pag. 356.*] que les muscles distribués sur l'étendue des os de l'aile, par les mouvements qui sont l'effet de leur contraction, ne concourent pas moins au Vol que les muscles pectoraux. Mais après avoir parlé ainsi vaguement, il en revient et se borne toujours à dire que l'aile *agit comme une rame ;* qui par le moyen des pennes, frappant et refoulant l'air de haut en bas, et de devant en arrière ; donne à l'oiseau une impulsion qui l'élève, et le pousse en avant. [*Ibid. pag.* 356—7.]

(3) L'extension des os de l'aile, plus ou moins complète, lorsqu'elle est soudaine et brusque, se fait avec un certain bruit. C'est ce que Pline [*Hist. Natur. Lib. X, Cap.* 36.],

XII.

X I I.

La résistance que l'air oppose aux mouvements des pennes et des vanneaux, donne l'appui qui est nécessaire à l'action des muscles de l'aîle.
Sous cet aspect, l'évantail de l'aîle qui se déploye latéralement par rapport aux os de l'aîle, pour donner le plus d'étendue possible à la masse
d'air résistant ; peut être comparé à la main, que l'homme qui nage
avec les bras, développe dans un état de pronation, pour trouver dans
l'eau une plus grande résistance.

Mais de plus, le jeu du ressort de ces plumes principales de l'aîle
concourt directement à la progression de l'oiseau dans le Vol.

Borelli (1) a rapporté à la flexibilité des pennes, qui fait que le vent
donne aux aîles une forme de coin ; l'impulsion oblique des aîles, qui
pousse l'oiseau horizontalement en même temps qu'elle le soulève. Mais
la théorie qu'il a donné là-dessus, est vicieuse de tout point ; et Parent
l'a fort justement critiquée.

Pendant que l'aîle est abaissée, les pennes et les vanneaux qui sont
flexibles et élastiques, prolongent l'effort de l'air par leur flexibilité ; et
néanmoins par leur élasticité, ajoutent une nouvelle résistance à celle de
l'air. De-là il résulte que le mouvement de l'aîle étant plus longuement
et plus péniblement développé, l'action réciproque de sès muscles moleurs
imprime au corps de l'oiseau des mouvements de projection d'autant plus
considérables.

Quand l'abaissement de l'aîle finit, et quand le corps de l'oiseau commence d'obéir aux mouvements de projection qui lui ont été imprimés ;
les plumes principales de l'aîle revenant par leur ressort, donnent aux os

---

a très-bien vu, quand il a dit : *Strepitus nonnisi ipsis alarum humeris eliditur* [entendant
par *humeris* les os de l'aîle entant qu'ils sont joints à l'endroit où ils font une saillie ressemblante à une épaule].

Lorsque ce déployement de l'aîle n'est point uniforme et successif, il arrive que les
pennes s'embarrassent entr'elles. Cela fait, comme Pline l'a dit [*ibid.*] : que le pigeon qui
se complaît à produire ce battement bruyant de ses aîles [*cui gloria quæritur ex volatu
plaudere*], est alors facilement saisi par l'épervier ; tandis que son vol seroit beaucoup plus
rapide, s'il n'étoit pas ainsi embarressé [*aliqui soluto volatu in multum velocior*]. Ce passage de Pline n'a point été entendu par ses Traducteurs et ses Commentateurs.

(1) *Lib. cit. Prop.* 197.

C 3

de l'aîle une impulsion eu haut et en avant : étant comme articulées dans une situation plus ou moins oblique par rapport à ces os , par le moyen de la membrane où elles s'attachent , et des muscles qui leur sont propres.

Cependant il ne faut pas croire (comme quelqu'un l'a pensé) ; que cet effet de la détente du ressort des pennes (qui n'est que foiblement appuyée par la résistance de l'air) soit fort puissant pour opérer la progression de l'oiseau. Outre que ces plumes sont assez molles dans plusieurs espèces d'oiseaux ; leur élasticité , lorsqu'elle est la plus forte , n'ajoute guères aux causes de la progression de l'oiseau dans l'air. On peut les comparer à des rames , dont l'élasticité n'aide que bien peu à la translation du navire ; lorsqu'elles ont été fléchies dans les grands efforts des rameurs.

X I I I.

Les mouvements des aîles qui ont été expliqués , impriment à l'oiseau une force de progression , qui peut se soutenir dans l'air plus ou moins longtems. C'est par cette force qu'il peut planer, sans reproduire les mouvements nécessaires au Vol, ou en ne s'aidant que de battements des aîles qui sont comme insensibles (1).

L'oiseau peut détourner la direction de son Vol d'un côté ou d'un autre (sans le secours de sa queue) ; suivant que l'une ou l'autre aîle battant plus fortement , s'aide d'une plus grande résistance de l'air (2). L'extremité de cette aîle déployée peut alors , ou s'éloigner supérieurement , ou s'approcher inférieurement , d'un plan vertical qui seroit dirigé suivant la longueur du corps de l'oiseau.

Dans le premier cas (qui est le plus ordinaire) , l'oiseau est poussé vers le côté opposé à celui de l'aîle qui se meut avec plus de force : et dans le second cas , il est attiré du côté de cette même aîle. Cela est analogue aux mouvements du Nageur , qui lorsqu'il veut se tourner sur la droite ramasse l'eau de la main droite , ou la repousse de la main gauche (3).

---

(1) C'est alors que l'oiseau [comme dit Virgile] *Radit iter liquidum , celeres neque commovet alas* .

(2) L'oiseau peut aussi changer la direction de son vol , sans battre des aîles ; et en redressant seulement l'une des aîles plus que l'autre : comme il sera dit plus bas, Art. XX.

(3) Lorsqu'on dit qu'un oiseau peut ne voler que d'une aîle , on doit entendre qu'il

X I V.

La queue des oiseaux aide et modifie diversement les effets des mouvements des aîles dans le Vol.

M. Silberschlag a bien connu les usages de la queue des oiseaux : et
voici ce qui résulte en général de ses observations sur ce point.

Si les oiseaux ne se servent que de leurs aîles , et s'ils ne s'aident point
de la queue , ils se meuvent plus lentement dans tous les changements de
direction de leur Vol ; non-seulement pour s'élever ou s'abaisser ; mais
encore pour se tourner de côté ou d'autre , ce qu'ils ne peuvent faire que
par un circuit.

Un oiseau peut se tourner de côté d'autant plus vîte , et suivant une direction qui fait un angle plus aigu avec celle qu'il quitte ; lorsqu'il a une
queue fortement échancrée dans son milieu , et terminée latéralement par
des plumes très-prolongées , etc.

Les muscles de la queue (1) ont leurs attaches aux pennes de la queue,
et au coccyx qui est formé de plusieurs pièces (2). Ces muscles sont attachés , les uns postérieurement à l'os qui répond au sacrum ; les autres
aux os pubis et ischion de chaque côté antérieurement. On voit que les
premiers fléchissent la queue vers en haut , et que les seconds la fléchissent
vers en bas.

Les muscles qui relèvent la queue , pendant qu'elle est déployée, doivent
exercer sur les os où ils ont leurs origines , une action réciproque , qui
tend à soulever le tronc en élevant sa partie postérieure. Les muscles

---

peut se donner une faculté de continuer long-temps son vol , sans répéter les battements
de ses deux aîles , pendant qu'il peut modifier sa direction , en frappant des coups répétés
d'une seule aîle.

On a dit que le pigeon , lorsqu'il est fatigué du vol, peut le continuer en volant d'une
seule aîle , ce qui lui donne le moyen d'échapper à l'oiseau de proie qui le poursuit. Les
Rabbins [cités par Bochart] disent que c'est la raison pour laquelle David souhaitoit les
aîles de la colombe , de préférence à celles des autres oiseaux.

(1) Ils ont été bien décrits par Stenon dans sa *Myologie de l'Aigle.*

(2) M. Mauduyt a remarqué que les muscles des plumes de la queue agissent sur une
sorte de pannicule formé par une graisse compacte, rassemblée au-dessus de l'os du croupion ; et dans laquelle les tuyaux des plumes sont fortement engagés : et que suivant que ces
muscles étendent ou resserrent ce pannicule , il se fait un écartement ou un rapprochement
des plumes à leur base , et un épanouissement ou un resserrement de la queue.

abaisseurs de la queue doivent tendre semblablement à abaisser le tronc par sa partie postérieure.

L'action réciproque de ces muscles ne peut être que très-foible , entant qu'elle est indépendante de la résistance que l'air oppose aux mouvements de la queue élargie ; parceque la mobilité du tronc est trop peu considérable parrapport à celle de la queue. Mais cette action réciproque est d'autant plus grande , que l'air résiste davantage aux mouvements de la queue.

Cette action réciproque peut suffire sans doute dans certaines circonstances du Vol de l'oiseau ; pour porter l'avant de son corps en haut, en bas , ou de divers côtés. Cependant ces mouvements dépendent en général et principalement de l'action des muscles des aîles , qui est dirigée en sens opposés ; ou de l'action de la pesanteur, lorsque l'oiseau veut descendre.

Borelli (1) a dit que la queue de l'oiseau peut servir de gouvernail dans les mouvements qui portent l'oiseau en haut et en bas. Il a pensé que la seule impulsion de l'air qui résiste , faisant tourner le corps de l'oiseau autour de son centre de gravité ; lorsqu'elle agit contre la queue relevée , doit élever l'avant du corps de l'oiseau ; et doit l'abaisser, si elle agit contre la queue abaissée.

Borelli n'a pas cru que la queue de l'oiseau pût avoir l'effet d'un gouvernail, pour lui donner dans le Vol des directions latérales ; par la raison que cette queue est disposée horizontalement, et non pas verticalement. Mais l'oiseau , en fléchissant l'os du croupion vers la droite ou vers la gauche , peut encore relever inégalement les diverses plumes qui composent sa queue ; de manière que leur surface soit disposée dans un plan oblique , et rapproché d'un plan vertical qu'on supposeroit dirigé suivant l'axe de l'oiseau.

On observe que lorsque ce mouvement plus fort d'une des aîles détermine un changement de direction de l'oiseau , ou fait tourner l'oiseau du côté de cette aîle ; la queue se porte du même côté, et se meut d'une manière semblable.

Dèsque le corps de l'oiseau commence à être ainsi tourné , la détente des plumes de la queue qui sont plus ou moins élastiques , peut rendre cette conversion plus rapide.

---

(1) *De Motu Animal. Part. I. Prop.* 198.

X V.

Il est encore plusieurs autres manières dont la queue agit pour diriger et soutenir le Vol.

Elle peut dans certains cas, faciliter et entretenir l'équilibre des forces motrices des aîles ; en se portant davantage du côté de l'aîle qui se trouve plus foible, de sorte que l'oiseau ne puisse être renversé sur cette aîle.

Cet effet est surtout marqué quand le Vol commence ; temps où les aîles peuvent être inégalement déployées par différentes causes (même dans un air absolument tranquille), et être différemment inclinées sur la ligne de direction que l'oiseau veut suivre.

J'ai remarqué que l'oiseau qui s'élève en volant, ouvre et tient écartées les plumes de la queue. Elles forment alors des espèces de balancements peu sensibles, qui empêche que l'oiseau ne chavire.

Elles font aussi que son corps est mieux soutenu dans sa partie postérieure, qui pourrait s'abattre entre les aîles, à raison de la plus grande résistance que l'air oppose à l'avant du corps (1). Ainsi l'on a observé que le *colymbe*, oiseau qui n'a point de queue ; outre qu'il vole difficilement, et bat l'air plus souvent, a le corps presque droit en l'air quand il vole.

Ces derniers avantages qu'a la queue pour entretenir l'équilibre de l'oiseau, qui est suspendu et qui se meut dans l'air ; sont semblables à ceux qu'ont dans les poissons, les nageoires du dos et de la queue (2). On a donné aux flèches des avantages analogues, lorsqu'on les a *empennées* ; c'est-à-dire lorsqu'on a garni de plumes ou d'ailerons, leur extremité opposée à la pointe.

Un trait long, qui est d'une substance plus ou moins flexible et élastique, étant lancé avec beaucoup de force ; la résistance que l'air oppose à sa pointe, doit tendre à courber ou arquer ce trait suivant sa longueur : et s'il est très flexible et très élastique, il doit être plié par des sinuo-

---

(1) On voit qu'il est d'autant plus important que le jeu de la queue procure l'équilibre du corps dans les divers mouvements des aîles, que la masse du corps de l'oiseau est plus pesante. C'est pourquoi, comme Pline l'a observé [*Hist. Nat. Lib. X. Cap.* 38.] *Vultur et feræ graviores cauda reguntur.*

(2) Voyez *la Cinquième Section, Art. VIII.*

sités alternatives qui se répètent dans toute cette longueur. On a très-souvent observé ces vacillations, et ces flexions sinueuses manifestes, dans de longs traits qui avoient été dardés avec beaucoup de violence (1).

Il est vraisemblable que ceux qui ont les premiers empenné les flèches, ont été conduits par l'idée vague, que la vitesse en seroit accélerée par ce moyen. Mais le succès a confirmé leur opinion. Ce succès me paroît tenir à ce que les inflexions ou oscillations latérales, que la flèche peut souffrir suivant sa longueur à cause de la résistance de l'air, et qui ne peuvent que retarder son mouvement en droite ligne ; sont affoiblies et modifiées par l'appui que l'air donne aux ailerons dont la queue de cette flèche est garnie. C'est à ce principe qu'il faut rapporter l'Art d'empenner les flèches (2).

X V I.

Lorsque la queue fléchie modérément s'élargit et devient concave vers en

---

(1) Synesius dit [*Epist.* 133.] que les javelots des Egyptiens [qui étoient longs et faits d'une matière trop flexible] s'empêchoient et vacilloient lorsqu'ils étoient lancés. Prudence a indiqué ces agitations sinueuses des flèches, dans ces vers — *lateris sinuamine flexi Ludere ventosam, jactu pereunte, sagittam.* Les Arabes ont appellé *amoujon* la flèche qui se tord pendant qu'elle est transportée dans l'air [V. le *Lexicon Arabicum* de *Golius*, col. 1645, 1603. et 1592.].

(2) L'Art d'empenner les flèches remonte à des temps fort anciens. Il est souvent fait mention des flèches aîlées dans Homère ; et dans d'autres Poëtes Grecs, comme Sophocle qui parle de la flèche *chevelue, in Trachiniis*], Oppien, etc. Cet Art a fait dire ingénieusement à Pline [*Hist. Nat. Lib.* xxxiv. *C.* 14. *S.* 29.] *Mortem alitem fecimus, pennasque ferro dedimus.*

Chez les Arabes, on avoit fait un métier de l'Art d'attacher des aîles aux flèches [Golius *Lexic. Arab. col.* 1068.]. Ils les attachoient au bas de la flèche, avec des filets de nerfs contus [*Id. ibid. col.* 1506.]. Ils avoient une sorte de longue flèche, qu'ils appelloient *mirrichon* ; garnie de quatre aîlerons, et qui portoit très-loin [*Id. ibid. col.* 2213].

Il paroît que l'expérience avoit fait connoître aux Arabes, que les aîlerons peuvent avoir sur la flèche, des positions plus ou moins avantageuses. Ainsi Golius dit [*Lex. Arab. col.* 2090.] que les Arabes ont appellé *laamon*, cette aîlure de la flèche, dans laquelle les aîlerons sont disposés de manière que la partie supérieure d'un aîleron regarde la partie inférieure de l'autre : et il ajoute que cette disposition est la plus avantageuse. Il me paroît que les deux aîlerons s'y suivent immédiatement dans la longueur de la flèche, mais sur des côtés opposés : et il est probable que la flèche doit ainsi présenter dans une plus grande partie de son étendue aîlée, une égale résistance à sa conversion autour de son axe.

bas , elle ramasse beaucoup d'air ; ce qui est utile pour la suspension de l'oiseau , ainsi que pour l'élever , ou pour retarder sa chûte. Cet état de la queue se joint le plus souvent à l'expansion des aîles.

Il est des oiseaux, comme les hérons, dont la queue très-courte ne peut aider le Vol ; qui est cependant élevé, long, et rapide. M. Mauduyt a observé que dans ces oiseaux , le défaut de la queue est compensé par le prolongement des *couvertures* des aîles , et par d'autres plumes placées transversalement de chaque côté du corps au-dessous de l'aîle (1).

Si les aîles et la queue sont épandues et voûtées en dessous, le vent retenu et réfléchi sous ces voûtes, les pousse et les élève en même temps. Si toutes ces voiles déployées à la fois , et portées par l'air, ne soutiennent pareillement l'avant et l'arrière du corps ; l'une ou l'autre de ces parties descend , ou s'abaisse relativement, autour du centre de gravité de l'oiseau.

Ainsi (comme l'a observé M. Mauduyt) l'oiseau qui veut descendre , resserre ses aîles , et tient sa queue étendue ; ce qui fait tourner en bas l'avant du corps : et ce n'est qu'au moment de se poser, qu'il plie et ferme la queue tout-à-coup ; ce qui fait que le corps reprend son équilibre (l'arrière étant alors moins soutenu), et que les piés se présentent au point de contact.

X V I I.

J'ai expliqué jusqu'ici comment le Vol doit être produit par l'action des muscles des aîles , et peut être dirigé en partie par le jeu des muscles de la queue. Mais de plus , l'action de ces muscles doit être modifiée pour situer les aîles et la queue, de manière à leur faire recevoir une impulsion favorable du vent ou des courants d'air.

Un vent même contraire peut favoriser le Vol , s'il n'est extrèmement violent (auquel cas on l'a vû fausser, ou briser même quelques-unes des plumes du faucon). Ce vent, lorsqu'il est modéré, peut être utile pour le Vol ; dans la production même de ce mouvement progressif, en ce qu'il augmente la résistance de l'air aux battements des aîles : et sous le rapport de cet appui plus grand qu'il leur donne, il peut être plus avantageux qu'un vent plus foible dirigé dans le même sens que le Vol. Il peut aussi

---

(2) On sait que chez ces oiseaux , ainsi que chez les grues et les cigognes ; le défaut d'une queue trop courte est encore suppléé par leurs jambes, qui sont fort longues ; et qu'ils étendent en avant comme parallèlement au corps, lorsqu'ils volent.

aider le Vol dans les intervalles des battements des aîles ; en ce qu'il pousse devant lui les aîles et la queue, qui sont comme des voiles ; après que l'oiseau les a disposées avantageusement.

M. Huber (1) a distingué les oiseaux de proye en deux genres ; suivant que leurs aîles sont de deux différentes sortes, dont il appelle l'une *rameuse*, et l'autre *voilière*. Il dit que les passages d'une de ces formes d'aîles à l'autre, ne se trouvent que dans les oiseaux non de proye ; et qu'ils sont variés à l'infini.

L'aîle rameuse est d'une forme aigüe, étroite, et prolongée ; ayant des pennes très-fermes, et dont les extremités ne laissent point d'intervalles entr'elles. L'aîle voilière a une forme large et émoussée ; ayant des pennes plus molles, et dont les cinq principales sont séparées par de grandes échancrures.

On voit en général, que tous les oiseaux pouvant se mouvoir en avant et en haut, quoiqu'ils ayent le vent contraire ; ceux dont l'aîle est rameuse ont beaucoup plus d'avantages pour voler vîte, et pour avancer contre le vent qu'ils percent ; et que ceux dont les aîles sont voilières, se haussent avec beaucoup moins d'effort en les présentant à l'action du vent qui les soulève.

X V I I I.

Il est plusieurs cas où la direction du mouvement de l'oiseau est changée d'une manière absolument passive, sans aucun nouveau battement des aîles, et sans aucune impulsion d'un courant d'air sensible. Ces changements de direction résultent des effets d'une nouvelle position, que le déployement soudain des aîles doune au corps de l'oiseau.

Le premier de ces cas est la *ressource*, qui est une remontée passive de l'oiseau (dite ainsi de *resurgere*). Un oiseau rameur qui fond avec la plus grande vîtesse pour saisir un oiseau voilier, lorsque celui-ci esquive par un mouvement de côté ; a la faculté de s'arrêter au plus fort de sa descente, et de se reporter, sans faire aucun effort, aussi haut que le niveau du point d'où il est parti.

M. Huber a observé (2) que pour produire cet effet, il suffit à l'oiseau rameur de r'ouvrir tout-à-coup ses aîles, qu'il tenoit serrées pen-

____

(1) Dans *ses Observations sur le Vol des Oiseaux de proye.*
(2) *Liv. cit. p.* 29.

dant

dant sa descente. Il a vû que l'oiseau se relève de même en ouvrant ses
aîles, à la suite d'un saut plongeant de haut en bas.

Je crois qu'il faut considérer comme semblables aux ressources, ces
mouvements que M. Huber a appellés *pointes* (1) ; dans lesquels l'oiseau
rameur est élancé vers en haut, à la suite d'une carrière ou course par-
courue avec la plus grande véhémence (2).

X I X.

Je regarde tous ces mouvements comme étant déterminés par la résistance
de l'air condensé et élastique ; et comme analogues aux ricochets, que détermine la résistance de l'eau, quoiqu'elle ne soit ni compressible ni élastique.

Dans tous ces changements de direction du Vol, en même temps que
par l'expansion soudaine de ses aîles qui étoient plus ou moins resserrées,
l'oiseau arrête la continuation de son mouvement précédent ; il donne à
son corps une position redressée, et en relève l'avant avec force.

Ainsi le corps de l'oiseau est poussé contre une nouvelle couche d'air ;
dont le plan s'élevant de bas en haut, fait un angle plus ou moins grand
avec le plan de la couche d'air, sur laquelle il étoit porté auparavant. Le
mouvement qu'il conserve, se décompose parrapport à cette nouvelle couche :
et l'oiseau est lancé sur elle obliquement : de même que le corps qui fait
un ricochet sur l'eau, est lancé sur l'éminence qui se forme à l'extremité
du sillon de l'eau qu'il a refoulée devant lui, et du côté où il trouve le
moins de résistance.

X X.

Il est à propos de considérer comment sont produits les cercles que le
Milan décrit pendant qu'il plane dans les airs (3) ; en tenant ses aîles
toujours déployées, et faisant varier leur élévation respective.

---

(1) *Liv. cit. Chap. X.*

(2) M. Huber dit que l'oiseau fait alors une suppression soudaine du mouvement qui a
été imprimé ; et qu'il y a une surabondance de forces mises en activité, qui s'employe
passivement [*Ibid. p.* 44. *et Explic. de la Pl. V. fig.* 3.]. Mais cette manière de voir ne présente point d'idée distincte.

(3) Le Milan peut se soutenir dans l'air pendant un temps singulièrement long. Budé
[cité par Bochart, *Hierozoïc. Part. II. col.* 191.] a vu des Milans planer une heure de suite,
et même davantage.

Juvenal a dit pour désigner l'étendue des domaines d'un homme extrèmement riche ;

On croit généralement que le Milan pendant tout le temps souvent très-long , qu'il plane en décrivant des grands cercles ; ne reçoit aucune nouvelle impulsion , que par l'action de l'air sur l'une de ses aîles qu'il élève plus que l'autre. Mais quoique l'élévation inégale de ses aîles soit changée alternativement , les descentes alternatives de ses aîles (qu'on ne peut même regarder comme des battements) sont trop rares pendant la durée de ce Vol pour qu'on puisse leur attribuer ce Vol continué pendant un temps aussi considérable.

Il paroît que le Milan après s'être donné, pour ainsi dire , une grande provision de mouvement par des battements d'aîles forts et réitérés ; lorsqu'ensuite il plane et décrit des grands cercles, donne à ses aîles un mouvement peu sensible, mais fréquent , de *trépidation* (1). Cette agitation produit l'effet de le tenir suspendu à la même hauteur, ou à-peu-près ; et celui de suppléer aux pertes du mouvement qu'il s'étoit donné d'abord.

Le Milan qui plane , tient toujours ses aîles fort étendues : mais il relève l'une plus que l'autre , lorsqu'il veut changer sa direction. Ainsi il relève davantage l'aîle droite , lorsqu'il veut se tourner à gauche ; et réciproquement (2): (ce qui détermine le sens dans lequel il veut parcourir les cercles qu'il décrit).

Lorsque l'aîle droite , par exemple , est plus relevée que la gauche ; elle présente à proportion moins de surface , et a ses grandes plumes plus séparées les unes des autres (3). L'air doit donc lui opposer moins de résistance qu'à l'aîle gauche , qui reste plus fixe dans le mouvement progressif de l'oiseau. Ainsi la direction primitive du mouvement de l'oiseau est changée par cette inégalité de résistance de l'air ; et il prend une nouvelle direction à chaque instant où cette inégalité subsiste.

Ces directions qui se succèdent forment une courbe , qui peut devenir rentrante , et approcher plus ou moins de la circulaire.

---

que le vol même de plusieurs Milans ne suffisoit pas pour les parcourir : *tot milvos intra tua pascua lassos* [*Sat IX. v.* 55] Perse a répété la même hyperbole , qui étoit sans-doute proverbiale [*Sat. IV. v.* 26.]. Voyez les *Adversaria* de Turnèbe , *L. XV. cap.* 3.

(1) Cette trepidation qui a lieu dans ces cercles que décrit l'oiseau , a été observée par les Arabes ; qui lui ont donné le nom de *Davmanon.* Voyez Golíus , *Lexic. Arab. col.* 887.

(2) Comme l'a observé dans les oiseaux qui revirent , M. Silberschlag [*Mém. cit. n.* 41.], qui explique ce tournoyement par *l'impulsion* de l'air contre l'aîle plus élevée.

(3) Voyez ci-dessus, *Art. II. et VIII.*

Dans les différentes parties du cercle qu'il décrit, l'oiseau peut monter ou descendre, suivant qu'il abaisse ou relève l'arrière de son corps ; ce qu'il fait principalement par le jeu de sa queue, lorsque l'étendue de ses aîles ne varie pas (1).

Les agitations de la queue de l'oiseau servent aussi beaucoup à assurer et à modifier les mouvements latéraux, dont résultent les cercles qu'il décrit. Elles doivent être d'ailleurs variées, à raison des différentes résistances que le vent, ou courant sensible de l'air, peut faire aux mouvements qu'affecte l'oiseau dans les différentes parties de ces cercles (2).

Cet exemple suffit pour faire connoître les causes de tous les revirements que les oiseaux peuvent exécuter pendant qu'ils planent, sans donner à leurs aîles que les mouvements peu sensibles qui ont été indiqués.

X X I.

Après avoir montré comment agissent les différentes forces qni meuvent l'oiseau dans le Vol, il me reste à faire voir en quoi consiste l'équilibre nécessaire des puissances résultantes ou composées de ces forces : comment la direction du Vol est constante ou variable, suivant que les directions de ces résultantes passent ou ne passent pas par le centre de gravité de l'oiseau : enfin quels sont les moyens de déplacement de ce centre, qui font que le concours des directions de ces résultantes y est plus facilement déterminé et fixé.

Dans chaque aîle les pennes, les vanneaux, et les plumes de l'appendice, peuvent se mouvoir, et se meuvent très-souvent dans des plans différents. Les impulsions produites par le ressort de ces plumes ont aussi des directions différentes ; suivant la position des différents os de l'aîle, sur lesquels ces plumes s'attachent.

Dans chaque aîle, les forces des muscles qui meuvent l'humerus en bas et en arrière, et les forces des extenseurs des os de l'aîle, donnent au corps de l'oiseau des impulsions dont les directions sont différentes et dans des plans différents.

---

(1) Voyez ci-dessus *Art. XII*.

(2) Voyez sur les mouvements de la queue dans le revirement, M. Silberschlag [*Mém. cit n. 32*]. Ces mouvements sont extrêmement facilités dans le Milan, à raison de ce que sa queue est très-fourchue [Voyez ci-dessus *Art. xiv.*]. Pline a dit [*Hist. Natur. Lib. x, cap. 10.*] que les Milans *videntur artem gubernandi docuisse caudæ flexibus.*

Toutes ces forces motrices de l'aîle peuvent être réduites à deux qui en résultent ; dont l'une soit dirigée dans un plan vertical suivant l'axe ou la longueur du corps de l'oiseau ; et l'autre soit perpendiculaire à ce plan.

La résultante des forces motrices d'une aîle, qui est perpendiculaire à la coupe verticale du corps de l'oiseau suivant sa longueur ; tend à pousser ce corps contre la résultante semblable des forces motrices de l'autre aîle, ou bien autour de l'appui de celle-ci : c'est-à-dire autour du centre de rotation qui s'établit vers l'extrémité de cette aîle, à chaque moment de son effort. Si ces forces résultantes ne se font point équilibre, ou si elles sont inégales entr'elles ; le corps de l'oiseau ne peut être soutenu, mais bientôt doit être renversé autour de l'appui de l'aîle la plus foible.

Telle est la raison d'un fait connu et remarquable, dont on n'a point encore donné d'explication exacte. Un oiseau à qui on coupe des pennes d'une seule aîle, ne peut voler au loin ; et il vole d'autant moins que la mutilation est plus considérable. Il ne peut alors se tenir en équilibre, et il s'abat en tournant sur le côté de l'aîle coupée. Mais si on lui coupe semblablement les mêmes pennes dans l'une et l'autre aîle, il peut se tenir en équilibre, et s'envoler au loin ; quoique beaucoup plus lentement, et avec beaucoup plus d'effort qu'il ne faisoit avant ce retranchement (1).

X X I I.

Pour que les parties du corps de l'oiseau qui vole ne tournent pas autour de son centre de gravité, il faut que les résultantes des forces qui meuvent ces parties, ayent des directions qui aboutissent et concourent dans ce centre de gravité (2).

Aussi longtemps que l'oiseau est tourné sur son centre de gravité, auquel ses forces motrices ne sont point dirigées ; la direction de son mouvement progressif en avant, ou celle de la résistance de l'air qui lui est opposée, doit varier continuellement. Le corps de l'oiseau est ainsi trans-

---

(1) Voyez M. Silberschlag, *Mém. cit. n.* 24.

(2) Si un corps reçoit une impulsion suivant une direction qui ne passe point par son centre de gravité, ce centre sera mû suivant une direction parallèle à celle-là : mais en même temps les autres parties de ce corps tourneront autour de ce centre, comme s'il étoit fixé ou en repos. Voyez Bezout, *Cours de Mathématique, Quatrième Partie,* *Art.* 322.

porté de travers ; en décrivant une courbe qui l'éloigne de plus. en plus de sa ptemière direction.

L'oiseau pour s'assurer fixement dans la direction primitive qu'il s'est donnée ; doit donc diriger au centre de gravité de son corps, les résultantes des forces d'action réciproque qu'ont les muscles abaisseurs des aîles, ainsi que les extenseurs des articulations de chaque aîle. Il doit aussi y diriger la résultante des forces motrices de sa queue ; pendant qu'elle procure l'équilibre des forces motrices des aîles (comme il a été dit plus haut Art. XV.), et lorsque cet équilibre est établi.

L'effort automatique que fait l'oiseau pour diriger à son centre de gravité les résultantes des forces motrices de ses aîles, est favorisé par la position qu'ont les attaches des aîles relativement à ce centre. En effet, on a généralement observé dans les oiseaux ; que leurs aîles sont toujours situées plus en avant ou plus en arrière, suivant que le devant ou le derrière du corps a plus de poids (1).

X X I I I.

Dans un oiseau dont le corps est pesant, et dont les aîles sont foibles à proportion ; les muscles abaisseurs des aîles et les extenseurs de leurs articulations ne peuvent continuer le Vol qu'ils produisent ; qu'en faisant des efforts puissants et assiduement répétés d'action réciproque, qu'ils exercent sur le corps de l'oiseau.

Mais quoique les aîles soient placées convenablement parrapport à la position du centre de gravité du corps ; les grands efforts de leurs muscles seroient trop affoiblis, si cet oiseau étoit déterminé automatiquement à n'employer que des forces qu'il pût diriger au centre de gravité : ces forces ne pouvant être que décomposées de celles que les muscles des aîles ont suivant les directions primitives de leur action réciproque.

C'est pourquoi l'oiseau pesant qui a des aîles trop foibles, ne peut se donner l'avantage d'une direction constante en ligne droite ; qu'il s'assureroit, s'il pouvoit diriger toujours à son centre de gravité les résultantes de ses forces motrices. Il est ainsi déterminé à voler obliquement, de côté ou d'autre, suivant que son corps se trouve être situé pour recevoir l'impulsion moyenne que lui donnent ces résultantes de ses forces motrices.

---

(1) Voyez M. Mauduyt, *Discours généraux sur la Nature des oiseaux, dans l'Encyclopédie Méthodique* , pag. 356.

Telle me paroît être la cause , inconnue jusqu'ici , des mouvements obliques qu'affectent dans leur Vol , plusieurs espèces d'oiseaux ; qui néanmoins ont leurs aîles placées convenablement parrapport à leur centre de gravité.

C'est pour cette raison, que les Poules et les Paons ne peuvent diriger leur Vol en ligne droite (1) : que la Caille dans son Vol file en glissant obliquement , et d'autant plus que sa vigueur est promptement épuisée par les grands efforts que doivent faire ses petites aîles (2) : etc.

Je pense que c'est par une espèce de tâtonnement que font divers oiseaux en commençant leur Vol , qu'ils parviennent à en assurer la direction. C'est ce qu'on voit bien , par exemple , dans le Pigeon ; qui lorsqu'il s'élève pour voler , non-seulement agite ses aîles avec une trépidation très-sensible , mais fait un détour manifeste avant que de poursuivre son Vol en ligne droite.

Cette allure , commune à tous les genres de pigeons , est singulièrement marquée dans le pigeon qu'on a nommé *pigeon tournant* ou *frappeur* , (*Smitter* en Anglais) ; parcequ'il tourne en rond lorsqu'il vole , et qu'il fait beaucoup de bruit par les battements de ses aîles (qu'il meut avec tant de violence , que souvent il se rompt quelques pennes). Ce pigeon *tournant* a été connu des Arabes.

Mais tous les efforts pour diriger au centre de gravité les puissances resultantes de ses forces motrices , sont inutiles dans cette espèce de pigeon qu'on a appellé *pigeon culbutant* (*Tumbler* en Anglais). Quoiqu'il vole très-légèrement , et qu'il s'élève plus haut qu'aucun autre pigeon ; il tournoye sur lui-même en volant , comme un corps jetté en l'air , ou comme une balle qui tourne sur son axe.

Une cause analogue à celle qui fait que les oiseaux pesants volent obliquement ; produit le Vol très-sinueux (qu'on appelle en *crochèt*) qu'ont souvent les Becasses et les Becassines. La plus grande facilité qu'a pour diviser l'air dans le Vol , leur bec long et effilé ; fait que leur corps suspendu

---

(1) Aristote [*De inc. Anim.* c. 10] l'attribue à ce que *l'uropygium* [ou l'extremité de l'os sacrum qui porte la queue] n'est pas propre dans ces oiseaux , ainsi qu'il l'est dans les autres ; à diriger le Vol , en agissant comme un gouvernail.

(2) On peut aussi présumer un certain degré d'obliquité dans le vol de l'Autour , et de l'Epervier ; puisqu'ils ne fondent pas directement sur leur proye , mais qu'ils la saisissent de côté.

(215)

à ce bec s'abaisse relativement ; et que leur centre de gravité descend plus
que dans la proportion de leur pesanteur. Dès - lors il est d'autant plus
difficile que ces oiseaux dirigent à ce centre les résultantes des forces des
muscles moteurs de leurs aîles : et leur Vol se fait souvent par des mouvements obliques , dont ils corrigent les aberrations latérales par les directions
tions sinueuses qu'ils se donnent alternativement.

Enfin il est facile de voir pourquoi certains oiseaux , tels que le Hibou
et la Chauve-souris (1) volent toujours de travers ou de biais. L'inconvenient de leurs aîles attachées trop haut , et l'imperfection de leur queue,
leur rendent extrèmement difficile de diriger les résultantes de leurs forces
motrices au centre de gravité : d'autant plus qu'ils ont le corps raccourci ,
ainsi que le col ; et les jambes fort courtes.

X X I V.

Une raison semblable à celle qui fait que les Chauve-souris volent de
travers , fait que les Papillons volent en culbutant. On a dit (2) que c'est
parceque les aîles des Papillons sont plates , et non voûtées de l'avant à
l'arrière (quoiqu'elles le sont un peu). On a dit aussi qu'ils volent par
zigzags en tous sens, parce que leurs aîles ne frappent l'air que l'une après
l'autre , et peut-être avec des forces alternativement inégales.

Mais la principale cause en est , que leurs ailes sont trop foibles , et
attachées trop haut : desorte que ces insectes font des efforts qui ne peuvent
soutenir et mouvoir, que pour peu de temps, leur centre de gravité ; et
qui ne peuvent diriger constamment les résultantes des forces de leurs aîles
vers ce centre , autour duquel se meut ou culbute l'avant de leur corps.

On sait que la répétition nécessaire de leurs foibles efforts , fait que les
aîles de certains insectes (comme des Cousins et des Frélons) doivent se
mouvoir avec une vîtesse et une fréquence , qui causent un bruit ou bour-
donnement continuel.

Il est une classe d'Insectes qu'on a distingués par le nom de *Halterata* ,

---

(1) Pline dit [*Hist. Nat. Lib. X. c. 12*] : *Bubo volat nunquam quò libuit , sed trans-
versus aufertur.* MM. de Buffon et Daubenton ont observé que le vòl de la chauve-souris
n'est point direct , qu'il n'est si rapide ni élevé ; qu'il est imparfait , et se fait par des
vibrations soudaines.

(2) M. Huber , *Liv. cit. p.*

parce qu'ils ont des *haltères* ; c'est-à-dire des petits poids ou boutons, portés par des tiges mobiles en tous sens , qui sont attachées au corps au-dessous de la partie postérieure des aîles. On a toujours dit que ces haltères servent de balanciers ; mais on n'a pas expliqué comment ils agissent.

Derham a remarqué qu'on ne trouve ces haltères , que dans les insectes qui ont deux aîles (comme dans le Cousin) ; et non dans ceux dont les aîles sont , ou au nombre de quatre , ou renfermées dans des fourreaux. (On peut regarder ces fourreaux, qui sont dits *elytræ* , comme des espèces d'aîles auxiliaires).

Il a observé 1°. que si on coupe un de ces poids (de même que si on coupe une des petites aîles auxiliaires , dans les insectes qui ont quatre aîles), un côté du corps emporte l'équilibre sur l'autre , et l'insecte ne vole pas longtemps sans tomber à terre : 2°. que si on coupe ces poids des deux côtés , l'insecte vole de travers et nonchalamment.

I^ment. Sans doute les haltères agissent , en même temps que les aîles , pour appuyer également de tous côtés le corps de l'insecte. Dans l'insecte à qui on a coupé un haltère , l'aîle du même côté est affoiblie dans sa résistance ; et le corps est tourné et renversé sur ce côté , par l'effort plus soutenu de l'aîle et de l'haltère du côté opposé.

II^ment. Dans les insectes qui ont des haltères , la foiblesse des aîles et leur position relative trop éloignée du centre de gravité du corps , font que les résultantes de leurs forces ne peuvent être dirigées assez constamment sur ce centre ; si ces haltères , agissant comme des balanciers , ne portent ce centre , successivement vers les divers points de concours que prennent ces résultantes. Donc lorsqu'on a coupé ces haltères des deux côtés , les forces des aîles ne pouvant se diriger sur le centre de gravité que pour des temps très-courts , le corps de l'insecte est souvent tourné : il vole de travers , et peut ainsi décrire une courbe qui l'éloigne de plus en plus de sa direction primitive.

On peut conjecturer que dans plusieurs espèces de Papillons , les antennes (qui ont des formes très-variées) ont entre autres usages , celui de transporter leur centre de gravité sur la ligne de l'impulsion primitive, et d'un ou d'autre côté de cette ligne.

L'un des usages de ces cornes mobiles de la tête des insectes , peut être aussi ; que l'insecte étend , ou arrête en travers l'antenne du côté vers lequel il veut détourner son corps. Cette antenne étant ainsi rendue plus fixe par

la

la résistance de l'air , fournit un appui relatif ; qui ne peut que faciliter la conversion du corps de ce côté (1).

X X V.

La Nature a donné aux oiseaux un grand avantage pour diriger facilement au centre de gravité du corps , les puissances résultantes des forces motrices des ailes et de la queue ; malgré une variation assez étendue dans les directions , et les valeurs des forces qui composent ces puissances. Cet avantage consiste dans la facilité plus ou moins grande qu'ont les oiseaux, de transporter jusqu'à un certain point , leur centre de gravité en avant ou en arrière , et même de côté.

Ces transports en avant , ou en arrière , sont produits par les différents degrés de prolongement ou de raccourcissement que l'oiseau donne à son col (qui est très-long dans les oiseaux aquatiques), ou à ses jambes (qui sont très-longues dans la classe des oiseaux dits *grallæ* par Linnæus) ; et par le mouvement des deux ailes qui sont plus ou moins portées du côté de la tête.

Le centre de gravité de l'oiseau peut aussi être déplacé de côté ou d'autre , par des mouvements latéraux de la tête et de la queue.

Des transports du centre de gravité de l'oiseau peuvent encore être produits , suivant que l'oiseau fait varier le rapport des dilatations qu'il donne à son poumon , et à ses grandes vessies aëriennes , thorachiques et abdominales. C'est ce qu'il peut faire automatiquement , en modifiant diversement les degrés et la durée des mouvements d'inspiration et d'expiration , dont dépendent les dilatations du poumon et de ces grandes vessies aëriennes (suivant ce qui sera dit plus bas dans l'Art. XXVIII.) (2).

Borelli (3) et les autres Auteurs qui ont écrit sur le Vol , n'ont point

---

(1) Je ne regarde que comme probables ces usages méchaniques que j'attribue aux antennes des insectes. Il est peut-être plus prudent de dire avec M. de Geer , que nous ignorons leur utilité. Mais il me semble que les conjectures que je propose sont d'un genre plus satisfaisant , que celles qu'a formé Linnæus , lorsqu'il a pensé que les antennes étant creuses et tubuleuses , sont des organes d'un sens particulier , qu'ont les insectes , et qui nous est inconnu [*Amœnit. Acad.* n.º 133. *Vol. VI.*]

(2) Cet effet est analogue à l'usage de la vessie aërienne des poissons , que j'ai indiqué dans la *Cinquième Section* , *Art. XII.*

(3) *Lib. cit. Part. Prim. Propos.* 185.

connu cette utilité principale qu'ont les transports du centre de gravité dans les oiseaux. Ils ont seulement indiqué l'usage de ce déplacement quand l'oiseau passe du marcher au Vol ; et celui de l'extension du corps de l'oiseau , qui fait qu'il est porté sur une couche d'air plus étendue.

X X V I.

Je crois avoir donné complètement la véritable théorie des causes du Vol des oiseaux. Il me reste à considérer un objet , dont la discussion ne peut affoiblir cette théorie ; mais dont l'éclaircissement me paroît y tenir. Cet objet est l'utilité de l'air reçu par la respiration , qui pénètre dans les os des oiseaux.

M. Camper (1) a découvert le premier, que dans les oiseaux les os du bras (ou supérieurs des aîles), les clavicules , les os de la poitrine , les vertèbres du dos , les os des îles , et ceux même des cuisses de certains oiseaux qui volent très-haut (comme de l'Aigle et de la Cicogne), sont tout-à-fait creux, sans moëlle ; et sont percés d'ouvertures considérables , par lesquelles pénètre dans leurs cavités, l'air qui vient de la trachée-artère , ou des vessies aëriennes de la poitrine et du bas-ventre.

Il a découvert des vessies membraneuses , et des tuyaux par lesquels se fait en plusieurs endroits cette communication de l'air respiré. Mais il n'a pas poussé ces recherches aussi loin que M. Merrem, qui a injecté ces vaisseaux aëriens avec de la cire , tantôt du côté des cavités des os , et tantôt du côté de la trachée-artère ; ce qui l'a mis en état de démontrer le système de ces vaisseaux à l'Académie de Gottingue (2).

M. Camper a vû aussi que dans les oiseaux , le crane et la mâchoire inférieure reçoivent l'air des trompes d'Eustachi ; et que l'air pénètre du nez entre les deux tables du front et du vomer.

L'air que les oiseaux reçoivent par la respiration , pénètre le tissu cellulaire et graisseux qui est sous la peau ; qu'il sert à enfler. M. Mery l'a vû sortir en grande quantité par les vesicules de la peau ; en faisant la dissection d'un Pelican (3).

---

(1) *Mém. Etr. prés. à l'Acad. des Sc. T. VII : et Première Partie de ses Kleinere Schriften , Leipzig.* 1784.

(2) *Leipsiger Magazin zur Naturkunde , etc.* 1783 , *pag.* 201. *et suiv.*

(3) *Anc. Hist. de l'Acad. des Sc. T. II. p.* 144. *et suiv.*

(219)

Il est très-probable que l'air remplit aussi les tuyaux des plumes (qui sont creux jusqu'au bout, dans les pennes de l'Aigle et du Héron). Mais on ignore comment l'air pénètre dans l'intérieur des plumes ; et M. Camper l'a laissé en problème (1). Nous ne connoissons point les expériences que le célèbre et respectable M. Lorry avoit faites sur cette pénétration : et nous n'avons là-dessus que des conjectures qui paroissent plus ou moins fondées.

X X V I I.

M. Hunter a pensé (2) que l'utilité de l'air contenu dans les os des oiseaux n'est pas d'aider le Vol, mais d'augmenter la force de la voix. Cet usage ne peut être que secondaire ; comme il l'est parrapport à l'air contenu dans les grandes vessies aëriennes.

Pour établir l'opinion de M. Hunter, il faudroit démontrer que les os remplis d'air sont en plus grand nombre dans les divers oiseaux, à proportion de ce que leur voix est plus forte. Or c'est ce qui n'est pas prouvé. L'assertion de M. Hunter est d'ailleurs contraire à ce résultat que M. Camper a donné de ses observations : que dans les diverses espèces d'oiseaux, les os vuides et remplis d'air sont en plus grand nombre à proportion de ce que leur Vol est plus élevé et plus durable. Ainsi les os pleins d'air sont en plus grand nombre dans la Cigogne, qui vole fort haut et fait de très-longs voyages ; mais qui ne fait point entendre de voix (Buffon): etc.

M. Camper a pensé que l'air qui entre dans les cavités des os, et qui s'y renouvelle par la respiration, doit devenir nécessairement plus léger par la grande chaleur qui est propre au corps des oiseaux : ce qui fait que l'oiseau peut se rendre spécifiquement plus léger par ce moyen, aussi-bien que par la dilatation de ses vessies aëriennes de la poitrine et du bas-ventre.

Il me paroît qu'on peut faire une objection décisive contre cette opinion de M. Camper, qui cependant a été généralement adoptée.

La pesanteur spécifique de l'oiseau peut être diminuée, lorsque ses vessies aëriennes sont dilatées par la rarefaction de l'air qui les remplit. Mais l'air contenu dans les vaisseaux aëriens des os, ne peut jamais dilater les tubes

______

(1) *Kleinere Schriften*, *Pr. Part. p.* 157.
(2) *Trans. Philos. Vol. LXIV*.

E e 2

osseux qui le renferment. Cet air, lorsqu'il vient à être raréfié, ne peut donc diminuer la pesanteur spécifique de l'oiseau, qu'entant et qu'à proportion que le poids de l'air contenu dans les os est diminué par la raréfaction qui lui survient. Or la différence des poids de cet air avant et après sa raréfaction supposée, est équivalente à un poids qu'on peut regarder comme presque nul : et il est invraisemblable qu'un tel poids, ajouté ou retranché, produise dans la pesanteur spécifique de l'oiseau, aucune variation qui ne doive être négligée.

On pourroit ajouter, que l'air intérieur étant fréquemment renouvellé par la respiration; son accroissement de légèreté par l'effet de la chaleur qui le raréfie, est aussi souvent détruit par l'abord de l'air atmosphérique. On pourroit dire aussi, que l'air respiré est déjà raréfié par la chaleur propre de l'oiseau, avant de pénétrer dans ses os; etc.

M. Silberschlag propose sur les usages de l'air contenu dans l'intérieur des os, d'autres conjectures; qu'il est superflu de refuter en détail.

Il dit entre autres choses, que l'extension fixe des ailes dans le Vol, lorsqu'elle se continue très-longtemps (comme dans le Milan), ne paroit pas dépendre uniquement de l'action des muscles pectoraux (qui en contracteroient de la roideur); mais peut-être autant de l'action du courant d'air opposé, que l'oiseau reçoit en inspirant (1). Mais comment l'extension des ailes est-elle constamment soutenue au même degré, lorsque le courant d'air inspiré est continuellement interrompu, ou même rechassé par les expirations alternatives ?

En considérant tout ce qui a été dit jusqu'ici, sur l'utilité de l'air qui pénètre dans les os des oiseaux; on est disposé à croire que M. Silberschlag a été fondé à dire, que la cause pour laquelle ces os sont remplis d'air, se trouve d'autant plus énigmatique, qu'on y réfléchit davantage (2).

---

(1) Il rapporte [*Mém. cité*, *n.* 10.] une observation de M. Bloch, qui a vû que les ailes de l'oiseau s'étendent, lorsque l'air qu'on souffle par une ouverture faite au corps d'une vertèbre, pénètre dans les humerus. M. Bloch a dit aussi [*Beschaftigungen der Berlin. Gesellsch. Naturforschender Freunde*, *Tome IV. pag.* 581.] que tout le corps des oiseaux est plein de sacs, que remplit l'air qu'on souffle par la trachée artère ; et que l'air ainsi soufflé remplit de même, et élève les os supérieurs des ailes.

(2) *Deren endzweck immer rathselhafter wird, je mehr man ihm nachspuret* : *Mém. cité*, p. 219.

X X V I I I.

Avant que d'établir mon opinion sur l'usage de l'air qui est contenu dans les diverses parties du corps de l'oiseau ; je vais rechercher comment l'oiseau peut à volonté charger ou vuider ses vaisseaux aëriens, d'une quantité d'air plus ou moins grande.

Je pense que tous les vaisseaux aëriens du corps des oiseaux, qui ne sont point contenus dans le poumon, sont principalement remplis d'air par une fonction particulière des organes de la respiration. Pour éclaircir cette fonction, je crois devoir exposer ma théorie sur le méchanisme de la respiration des oiseaux.

Les oiseaux inspirent l'air, lorsque la cavité de la poitrine qui renferme le poumon est dilatée, 1.° par l'action des muscles qui portent en haut et en dehors les côtes proprement dites (ou les parties des côtes des oiseaux, qui sont articulées avec les vertèbres thorachiques, et séparées de leurs appendices ou parties osseuses attachées au sternum) : 2.° par l'action simultanée des muscles qu'on a appellés *muscles du poumon* (dans les oiseaux), qui assujettissent assez fixement les côtes proprement dites.

Ces muscles du poumon ont sous ce rapport une action analogue à celle du diaphragme (1). Mais de plus, ces muscles, qui se redressent et s'applanissent dans leur contraction, ne peuvent que comprimer les vessies aëriennes thorachiques et abdominales ; et forcer une partie de l'air qui y est contenu à pénétrer, soit dans le poumon, soit dans les autres vaisseaux aëriens du corps de l'oiseau.

Dans l'expiration des oiseaux, les muscles releveurs des côtes cessent d'agir, ainsi que les muscles du poumon ; les côtes proprement dites sont resserrées et déprimées, principalement par les muscles abdominaux.

Lorsque l'effort d'expiration est modéré, l'air contenu dans le poumon est alors chassé en partie dans les autres vaisseaux aëriens du corps de l'oiseau, et surtout dans les grandes vessies aëriennes thorachiques et abdominales. Il est d'autant plus déterminé à passer dans ces vessies ; que l'espace qu'elles occupent est alors spécialement dilaté par l'action de ces parties

---

(1) Les Anatomistes de l'Académie des Sciences de Paris [*Anciens Mém. Tom. III. Seconde Part. p.* 166.] ont dit que le diaphragme est remplacé dans les oiseaux, par les muscles du poumon, et par les sacs membraneux qui forment les vessies aëriennes.

des muscles abdominaux, qui s'attachant aux appendices des côtes osseuses et au sternum, meuvent en avant et en bas les parties antérieures et inférieures de la poitrine.

Mais si la contraction des muscles expirateurs se fait avec un effort violent, elle doit entraîner la compression des vessies aëriennes thorachiques et abdominales ; et faire refouler l'air qui y est contenu, dans les vaisseaux aëriens des os et des autres parties du corps ; dans lesquels l'air est aussi chassé en même temps de la trachée-artère, si l'expiration est alors plus ou moins interceptée.

X X I X.

Les forces qui poussent l'air dans les vaisseaux de l'intérieur des os, sont si considérables, que (suivant une expérience de M. Bloch, rapportée par M. Silberschlag) lorsqu'on casse en deux l'os d'une aîle, l'air qui en ressort éteint une lumière placée à l'endroit de cette rupture.

On voit (par ce qui précède) que lors de l'inspiration, l'air est chassé fortement des grandes vessies aëriennes dans les vaisseaux aëriens des os. Mais il me paroît qu'il est sur-tout pressé dans ces vaisseaux avec la plus grande force, lorsque l'expiration étant rendue difficile, l'air du poumon ne peut s'échapper assez promptement par le larynx ; et qu'après avoir soufflé les grandes vessies aëriennes, il est forcé de s'ouvrir toutes les autres voies de communication, qui le font pénétrer dans d'autres parties du corps.

L'expiration est ainsi rendue difficile, lorsque pendant l'effort des organes qui tendent à la produire, elle est empêchée par le resserrement de la glotte (supérieure, ou des deux glottes) de l'oiseau. La force par laquelle l'air est alors refoulé du poumon dans les autres vaisseaux aëriens, étant proportionnée à la difficulté de l'expulsion de l'air ; est graduée arbitrairement, ou suivant le besoin et l'instinct de l'oiseau ; selon qu'il resserre la glotte, et fait agir en même temps les muscles expirateurs (1).

______

(1) Il faut bien distinguer, et dans l'homme et dans les animaux, ce cas de l'expiration empêchée en partie, malgré l'effort des organes expirateurs ; du cas [bien vû par M. de Haller] où il est dit communément qu'on *retient son haleine*.

Dans celui-ci, l'expiration est arrêtée ; parce que la glotte est entièrement fermée, en même temps que le diaphragme et les releveurs des côtes agissent comme dans l'inspiration, et que les muscles abdominaux se contractent. L'effort qui est produit par ces actions combinées [et non par la seule réaction do l'air retenu, qui cependant peut servir à appuyer le

Je rapporte à l'utilité qu'a un grand resserrement de la glotte, qui en gênant et prolongeant l'expiration, procure une dilatation proportionnée des vessies aëriennes de l'oiseau; une chose singulière qu'on a remarquée dans le Vol de l'Alouette.

L'Alouette commence à chanter lorsqu'elle s'enlève de terre, et monte tout droit : plus elle s'élève, plus sa voix devient forte; au point qu'on l'entend très-bien lorsqu'elle est montée si haut dans les airs, qu'on la distingue à peine. Au contraire elle baisse la voix, à mesure qu'elle descend; et se tait en se posant à terre.

Qu'elle que soit la cause particulière à cette espèce d'oiseau, qui fait que l'Alouette est alors déterminée à chanter (ou à tendre les cordes vocales de la glotte, qu'elle resserre); il faut pour que sa voix soit renforcée à mesure qu'elle s'élève dans les airs, que ses vessies aëriennes de plus en plus distendues produisent un plus grand resonnement de l'air rendu sonore dans la glotte. Or ses vessies ne peuvent être alors dilatées au-delà de l'état ordinaire, qu'à proportion du refoulement de l'air qui y est poussé dans les expirations que gêne et prolonge le resserrement de la glotte.

La distention forte et toujours croissante que cette cause produit dans les vessies aëriennes, est d'ailleurs spécialement avantageuse à l'Alouette; en ce qu'elle monte directement et rapidement dans une région très-élevée de l'atmosphere; où l'air étant beaucoup plus rare, ne peut que dilater plus foiblement ses vessies aëriennes, pendant qu'il exige que cet oiseau soit rendu beaucoup plus léger.

X X X.

Les vessies aëriennes de la poitrine et du bas-ventre pourroient être dilatées par l'air à l'excès, et cette dilatation pourroit forcer les côtes des oiseaux de bas en haut; si ces côtes n'étoient assujetties par des crochets osseux qui sont placés à leurs bords inférieurs.

---

diaphragme dans sa contraction] en fixant les attaches des muscles des bras à la poitrine, est sensiblement fort utile pour faire élever des fardeaux, etc.

J'ai donné le premier la théorie des effets de l'air retenu dans l'effort d'expiration *imparfaitement* empêchée par le resserrement de la glotte. Voyés les p. 29—30. de ma *Nova Doctrina de funct. Nat. Hum.* publiée en 1774 : où j'ai répété ce que j'avois dit à ce sujet dans mes Leçons de Physiologie en 1763.

Je ne sache pas que personne ait indiqué l'usage de ces crochets, qui contiennent les côtes sur lesquelles ils chevauchent, ou qui empêchent l'inférieure de déborder la supérieure. Il sont d'autant plus nécessaires pour prévenir le dérangement de la charpente osseuse de la poitrine ; que dans les oiseaux, l'angle que font les deux parties de la côte (ou la côte proprement dite, et son appendice) est susceptible d'une grande extension ; et que les vessies aëriennes de la poitrine et du bas-ventre son extrèmement dilatables.

Dans les efforts d'expiration imparfaitement empêchée, les oiseaux semblent pouvoir d'autant mieux graduer la difficulté de l'expulsion de l'air ; qu'ils ont deux glottes, l'une au haut, et l'autre au bas de la trachée-artère.

Je regarde comme des organes auxiliaires des glottes des oiseaux, quant à cet usage que j'indique ; les valvules des trous du nez, que l'oiseau peut ouvrir ou fermer à volonté (1).

Lorsque ces valvules sont plus ou moins fermées, l'air qui leur est appliqué à l'intérieur, résiste à proportion à celui que chasse un effort d'expiration imparfaitement empêchée. Cet air est aussi alors refoulé en partie dans les os du crane, et de la mâchoire inférieure ; par les ouvertures qu'y ont observé MM. Hunter et Camper (2).

X X X I.

D'après cette exposition des moyens par lesquels l'air peut être poussé dans les vaisseaux aëriens des os de l'oiseau ; je vais montrer que le Vol peut être modifié de la manière la plus avantageuse, par les effets de la réaction que cet air exerce dans l'intérieur des os.

J'ai fait voir que les muscles abaisseurs et les extenseurs des aîles relèvent le corps de l'oiseau, et le meuvent en avant, par leur action réciproque. La force de cette action réciproque est proportionnée à la résis-

---

(1) Suivant la remarque de M. Silberschlag [*Mém. cité*, N.° 10.].

(2) L'utilité des valvules du nez pour le Vol, que je rapporte à ce qu'elles facilitent le refoulement de l'air dans les vaisseaux aëriens des os ; est rendue sensible par cette observation que rapporte Schneider : que les Aigles ne peuvent plus s'élever fort haut dans leur Vol, lorsqu'on leur a élargi les trous des narines, et que ces trous restent plus ouverts que dans l'état naturel.

tance

(225)

tance que les aîles font à leur extension et à leur mouvement en bas et en arrière. Mais cette résistance est d'autant plus grande , à proportion de celle que l'air extérieur peut faire à ces mouvements des aîles.

Si l'action des muscles moteurs des aîles s'exécute trop rapidement ; les aîles se meuvent avec une vîtesse extrème , qui cause un grand désavantage , en ce qu'elles sont trop peu appuyées par la résistance de l'air extérieur (1): et le Vol ne peut être continué assez longtemps , que par des efforts violents et trop souvent répétés.

Si la force de contraction des muscles moteurs des aîles restant la même, le corps de l'oiseau ne fait pas une assez grande résistance à sa projection en haut et en avant ; les aîles se meuvent avec une telle vîtesse , qu'elles entraînent le corps , avant qu'elles n'ayent été abaissées et étendues convenablement pour rassembler et embrasser toute la masse d'air qui peut appuyer et développer leurs efforts.

Ainsi pour que l'oiseau puisse augmenter la vîtesse qu'il se donne dans le Vol, quoiqu'il ne fasse agir ses muscles moteurs qu'avec leurs forces de contraction habituelles (dont il prolonge seulement l'application) ; il suffit qu'il puisse accroître à des degrés moyens et convenables , la résistance de ses aîles à leur dépression , et celle de son corps à sa projection.

Or il peut augmenter à la fois, et l'une et l'autre de ces résistances ; par la faculté qu'il a de faire refouler généralement, et plus ou moins fortement, l'air intérieur dans les vaisseaux aëriens de ses os ; en faisant de grands efforts d'expiration , pendant qu'il tient la glotte plus ou moins resserrée.

Il est essentiel de remarquer que les battements des aîles dont dépend le Vol, se faisant avec de grands efforts , doivent être produits pendant que l'oiseau retient son haleine (2) ; ou bien pendant que par le resserrement de la glotte , il gêne son expiration , en même temps qu'il en continue le mouvement avec beaucoup de force. Le thorax étant ainsi fixé assés lon-

---

(1) Le mouvement trop précipité des aîles seroit désavantageux , en ce qu'elles seroient moins appuyées , et moins long-temps , par la résistance de l'air : de la même manière qu'un mouvement trop rapide des bras dans le Nager , empêche de trouver dans l'eau toute la résistance qui seroit utile. V. la *Cinquième Section* , *Art. XXI.*

(2) Fabrice d'Aquapendente a dit le premier, qu'il est à croire que l'oiseau retient son haleine [comme on fait dans tout grand effort], lorsqu'il s'élève de terre , et commence son vol [*De Volatu* , *p. m.* 5.].

F f

(226)

guement dans une position relevée, soutient les attaches qu'y ont les muscles des aîles ; et ces muscles ne sont point entraînés par un mouvement étranger à leur contraction.

L'impulsion de l'air intérieur, qu'une expiration forte ou prolongée pousse dans les tuyaux des humerus ou des os supérieurs des aîles, soulève ces os ; et augmente ainsi la résistance que les aîles font aux muscles qui agissent pour les abaisser obliquement. Dès-lors les muscles abaisseurs des aîles ont relativement d'autant plus de force réciproque, pour lancer le corps de l'oiseau dans le Vol.

L'air qui est poussé par une semblable expiration dans les os du corps de l'oiseau, y exerce sa réaction suivant des directions toutes différentes de celle que le corps doit prendre par l'effet de l'action réciproque des muscles moteurs des aîles. Proportionnellement à cette réaction, ces muscles ont alors une action directe d'autant plus puissante, et plus prolongée : ce qui donne au déployement des aîles, et plus de force, et la durée nécessaire pour qu'elles trouvent dans l'air toute la résistance qui peut leur être avantageuse.

Il est évident que la réaction que l'air refoulé dans le creux des os, exerce sur des tuyaux solides, est beaucoup plus puissante pour augmenter la résistance du corps de l'oiseau ; que ne pourroit être la réaction de l'air poussé dans des vaisseaux mous, comme sont les vessies aëriennes ; dont la dilatation rendroit d'ailleurs l'oiseau plus léger, et plus mobile.

J'ai considéré seulement jusqu'ici les augmentations de vitesse que l'oiseau peut se donner par le refoulement de l'air dans ses os ; dans la supposition que la force de contraction de ses muscles moteurs reste la même que dans l'état habituel de son Vol. Ce refoulement ne peut avoir alors d'autre effet, que d'influer sur les résistances que les aîles et le corps de l'oiseau font à ces muscles moteurs.

Mais il faut ajouter, que suivant un principe général que j'ai exposé et développé ci-dessus (1) : lorsque les résistances produites par ce refoulement de l'air dans les os, sont très-grandes parrapport à celles qui ont lieu dans l'état habituel du Vol de l'oiseau ; elles sollicitent et déterminent dans ses muscles moteurs, un accroissement considérable, ou un emploi plus avantageux de leurs forces de contraction ordinaires.

____

(1) *Dans la Seconde Section , Art. XXVIII.*

XXXII.

On voit à présent comment il faut concevoir ce qu'on a senti , et exprimé de la manière la plus vague ; quand on a dit que les oiseaux ont plus ou moins de *force de reins* et d'*haleine*.

On voit aussi que les oiseaux doivent leur force de *stabilité relative* dans l'espace (qu'on a désigné vaguement par les noms de leur *lest* , ou de leur *point d'appui*) , non-seulement à leur poids comparé avec les dimensions et les forces des aîles qui les soutiennent ; mais encore à la réaction qu'exerce sur leur masse , l'air poussé avec force dans l'intérieur de leurs os .

L'utilité principale que j'attribue à un refoulement semblable de l'air intérieur , dans les os des aîles et du corps de l'oiseau ; est de prolonger et d'augmenter les efforts des muscles des aîles , entant qu'ils opèrent les mouvements du Vol. Mais de plus cet air , lorsqu'il est ainsi refoulé dans les os , ne peut que rendre les oiseaux plus stables dans le vague des airs , soit qu'ils y volent , ou qu'ils y restent comme suspendus : il ne peut que contribuer à la résistance qu'ils opposent au vent , qui les entraîneroit d'une manière absolument passive.

Il me paroît que la réaction de l'air dans l'intérieur des os de l'Autruche concourt d'une manière semblable à empêcher que l'Autruche ne soit , ni abattue , ni trop entraînée suivant la direction du vent ; dans les courses très-rapides qu'elle fait par le moyen de l'action du vent sur ses aîles.

XXXIII.

L'Autruche court extrèmement vîte , et vole pour ainsi dire sur la terre (1). Lorsqu'elle court , elle déploye ses aîles qu'elle tient relevées.

M. de Buffon dit que ce n'est point pour accélérer son mouvement , que l'Autruche relève ainsi ses aîles ; puisqu'elle les relève lors même qu'elle va contre le vent , quoique alors elles ne puissent être qu'un obstacle.

Je pense au contraire que l'Autruche peut toujours disposer ses aîles et sa queue , dans des inclinaisons différentes pour les faire servir de voiles (2) : et que par l'effet de cette disposition , le vent , soit favo-

---

(1) Plaute dit que l'Autruche *volat curriculo*. Les Arabes comparent au mouvement de la flamme , celui de l'Autruche dans sa fuite.

(2) On peut expliquer par là l'obliquité qu'a souvent la course de l'Autruche. Elien

rable , soit même contraire , non-seulement supporte en grande partie le poids du corps de l'Autruche ; mais encore lui donne une impulsion plus ou moins avantageuse.

M. de Bomare prétend que les aîles de l'Autruche ne peuvent être utiles pour sa course, comme des voiles ; parceque l'air n'y peut être retenu, à cause des différences que ces aîles ont dans leur construction avec celles des autres oiseaux. Il observe que les tuyaux foibles des plumes de l'Autruche ne peuvent les rendre tantôt droites et tantôt obliques ; comme dans les autres oiseaux : et que les barbes de ses plumes n'ont point demême des fils entrelacés par des crochèts, mais flottants et flexibles.

J'ajoute que les aîles de l'Autruche ont encore un autre désavantage. C'est que toutes les pennes de chaque aîle sont égales entre elles (1) : ce qui fait que l'air qui la soulève, ne peut y être retenu comme sous une voûte assez bien formée.

Mais malgré ces désavantages, l'Autruche dans sa course peut se servir de ses aîles, comme de voiles qui sont soulevées et poussées par le vent. Il suffit que pour empêcher que le vent ne passe au travers de ses aîles, elle ne les élève qu'à demi (2).

Un vent contraire peut être le plus avantageux à l'Autruche dans sa course, pourvû qu'il soit modéré ; parcequ'il lui donne plus d'appui pour le soutien de ses aîles (3). Alkazuin a dit en effet que l'Autruche, quand elle va dans la direction du vent, va moins vîte que lorsqu'elle a le vent contraire (4).

L'Autruche, quand sa course est très-rapide, est d'autant plus exposée aux chûtes ; que sa sustentation doit être mal assurée, à cause de la longueur des jambes sur lesquelles son corps se meut, et du long cou sur lequel sa tête est portée.

[*De Anim. L. XIV. c.* 7.] dit que l'Autruche, lorsqu'elle est poursuivie, court en décrivant un cercle en dehors ; et que les Cavaliers qui la poursuivent, en coupant ce cercle en dedans, parviennent à l'atteindre. On fait de même aujourd'hui dans la chasse de l'Autruche.

(1) Les Egyptiens l'avoient observé. Voyez les *Hieroglyphiques* d'Horus-Apollo..

(2) Suivant que Phile l'a observé : εις αραιν μισκι.

(3) Comparez ce qui a été dit ci-dessus, Art. XVII.

(4) Cet Auteur Arabe est cité par Bochart, qui réfute mal son assertion [*Hierozoïci*, P. II. col. 246.].

Je remarque que Kalm a observé sur les poissons volants [par le jeu de leurs nageoires

C'est pour conserver le maintien difficile de son équilibre , que l'Autruche agite ses aîles , non-seulement dans sa course , mais encore dans son marcher : que tantôt elle les élève et les retire , et tantôt elle les abaisse et les prolonge ; desorte qu'elles lui servent comme de balanciers (1).

Mais ce mouvement réciproque des aîles ne peut être fréquent , car il entraveroit trop la course de l'Autruche : et il n'a même pas lieu dans sa course la plus rapide , où elle file (*fluit*) plutôt qu'elle ne marche, en tenant toujours sa tête et ses aîles relevées (2).

Il faut donc que l'Autruche ait un autre moyen de se donner la stabilité relative ; qui lui est si difficile à conserver , à proportion de ce que sa course est accélérée par le vent ; et qui lui est nécessaire pour maîtriser cette course en quelque degré. Ce moyen est dans la résistance que donne à sa masse , la réaction de l'air intérieur ; que l'Autruche fait refouler dans ses femurs , et dans tous ses autres os , excepté dans ses humerus (qui sont les seuls os de l'Autruche , dans lesquels MM. Camper et Hunter n'ayent point trouvé des ouvertures qui reçoivent l'air).

X X X I V.

J'ai exposé comment l'oiseau peut augmenter la force de son Vol , par l'effet du refoulement de l'air dans les os de ses aîles et de son corps ; lorsque ce refoulement produit à la fois dans les vaisseaux aëriens de tous les os , une semblable résistance.

Mais ces vaisseaux aëriens ont nécessairement des communications plus ou moins libres avec la trachée-artère et les grandes vessies aëriennes ; suivant les différentes situations respectives des différentes parties du corps de l'oiseau (comme par exemple , des aîles parrapport au tronc) : et l'on voit que suivant le dégré de liberté de ces communications , la réaction de l'air dans l'intérieur de tels ou tels os doit être plus ou moins forte.

L'on est donc fondé à penser que l'oiseau peut , en changeant les situations respectives de ses différentes parties , faire varier automatiquement

---

pectorales] , qu'il a vûs près du Continent de l'Amérique Septentrionale ; que le plus souvent ils dirigeoient leur vol contre la direction du vent.

(1) Un semblable mouvement des aîles , mais alternatif, a lieu dans le Touyou : qui court très-légèrement , en élevant tantôt une aîle , tantôt une autre ; avec des intentions que M. de Bomare dit n'avoir pas été encore bien éclaircies.

(2) Les Arabes donnent le nom de *zaza* à cette manière de courir de l'Autruche.

le rapport de la résistance de son corps à la résistance de ses aîles. Or il est très-avantageux pour le Vol, que le rapport de ces deux résistances puisse être diversifié en divers cas. C'est ce que je vais rendre sensible.

Lorsque la couche d'air dans laquelle l'oiseau se meut, est fort rare; il ne doit guères ajouter à la résistance de son corps, qui est d'autant plus pesant ou moins soutenu dans cet air : et cependant il doit prolonger davantage le déployement de ses aîles pour qu'elles ramassent d'autant plus d'air. Ces deux effets sont produits en même temps; lorsque la résistance des aîles est augmentée par un refoulement plus libre de l'air dans leurs os; tandis que la résistance du corps est affoiblie par la suppression ou la diminution de la force avec laquelle l'air est refoulé dans ses différents os.

Si un vent contraire s'oppose au Vol de l'oiseau, le corps doit résister autant que possible à l'impulsion de ce vent, et le jeu des ailes doit être rendu le plus libre qu'il se peut. Ces deux fins sont remplies, à proportion de ce que le refoulement de l'air se fait plus foiblement dans les os des aîles, et avec plus force dans les os du reste du corps.

L'oiseau doit à sa Nature, qui est perfectionnée par ses habitudes; cette faculté qu'il a de graduer, et de diriger le refoulement de son air intérieur; de manière à donner aux résistances de son corps et de ses aîles, les modifications combinées, qui sont les plus avantageuses; pour que ses muscles moteurs produisent avec le moins de fatigue possible, un vol rapide et durable, dans les diverses circonstances où il se trouve placé.

La Méchanique des Animaux présente dans tous leurs mouvements progressifs, ainsi que dans ceux de leur respiration, et dans d'autres fonctions; un très-grand nombre de cas analogues, où deux parties mûes en sens contraires par l'action réciproque des mêmes muscles, opposent à cette action des résistances inégales; dont la Nature vivante de l'animal fait varier les rapports à l'infini. Nous pouvons appercevoir les utilités générales de ces variations, dont nous ne pouvons soumettre les lois au calcul.

Ces facultés automatiques que le Principe de la vie exerce dans des organes qui lui sont inconnus, opèrent d'une manière si transcendante; que l'Intelligence humaine ne peut parvenir qu'à en voir quelques effets, dont elle doit renoncer à découvrir les causes premières.

F I N.

TABLE ANALYTIQUE

Des Principales Matières qui sont contenues dans cet Ouvrage ; et parrapport auxquelles cette Méchanique des Mouvements de l'Homme et des
Animaux est entièrement nouvelle.

CET Ouvrage est divisé en fix Sections. La Première traite de la Station de l'Homme
et des Animaux : la Seconde , des Mouvements progressifs de l'Homme : la Troisième ,
des Mouvements progressifs des Quadrupèdes : la Quatrième , du Ramper : la Cinquième ,
du Nager : la Sixième , du Vol des Oiseaux.

PREMIÈRE SECTION. *De la Station de l'Homme et des Animaux*, pag. 1—48.

La Station est cette fonction , par laquelle les animaux quadrupèdes et bipèdes se soutiennent redressés sur la terre , soit dans l'état de repos , soit durant leurs mouvements progressifs.

L'Homme est naturellement quadrupède dans son enfance.

Dans la Station , il se fait un effort plus ou moins grand d'extension de la colomne
des vertèbres du dos et des lombes. La structure des apophyses de ces vertèbres présente
des avantages nombreux , pour assurer cette extension ; et pour résister aux efforts que
font les jambes , lorsqu'elles tendent à arquer la colomne vertèbrale. —— Les apophyses
épineuses de ces vertèbres sont des leviers , dont les longueurs et les différentes inclinaisons sont les plus avantageuses par rapport à leurs centres de mouvement ; et sont
déterminées suivant que la fonction principale qu'ont les muscles extenseurs des vertèbres contigües , est d'en porter l'une vers l'autre dans tel ou tel sens.

Plus est grande l'obliquité naturelle qu'ont les os du bassin sur les extremités inférieures , plus elle empêche le redressement du corps. —— Les os du bassin forment un
support circulaire qui donne des directions avantageuses aux extremités inférieures : et
ils affermissent ces extremités en les chargeant.

La division de chaque extremité inférieure en plusieurs os longs , en fait une suite de
colomnes ; qui à raison de leur multiplication , soutiennent d'autant mieux le poids du
corps , sans danger d'être rompues ou pliées.

Parent s'est proposé de fixer l'ouverture que doivent avoir les piés de l'homme pour
lui donner la base de *sustentation* la plus avantageuse. Il a traité ce Problème d'après
une fausse supposition : mais en corrigeant cette erreur , on le resout ici d'une manière
plus exacte.

Cependant pour resoudre ce Problème dans sa généralité , il faudrait y faire entrer plusieurs conditions qui sont indéterminées , et qui varient dans les divers hommes. Il ne faudrait point y négliger les efforts, que les extenseurs des jambes doivent faire à proportion de l'écartement où sont les piés. Ce sont ces efforts , qui rendent plus pénible à proportion la station des hommes qui ont les piés déjettés en dehors.

Les muscles extenseurs des jambes de l'homme , pour retenir sur cette base de sustentation , la ligne de propension du centre de gravité ; doivent faire des efforts proportionnés aux distances du centre de gravité du tronc , au centre sur lequel ce tronc se meut ou tend à se mouvoir. Ces distances sont déterminées d'une manière exacte et générale.

La pronation , et l'abduction du pié , qui peuvent assurer la station , sont produites par les muscles attachés au peroné. Ces muscles ont un avantage singulier , que leur donne le jeu réciproque de la partie supérieure du peroné , qui est mobile.

L'usage de la voûte qui se forme sous le pié , est relatif aux vacillations momentanées qui peuvent entraîner le corps en avant ou en arrière , et qui accompagnent la station.

Dans la station de l'homme et du quadrupède , s'ils sont vigoureux , les articulations des extremités qui portent le corps sont habituellement dans un état de flexion foible ; qui est entretenue par une contraction déterminée , forte , et constante de leurs muscles extenseurs ; d_sorte que ces muscles par leur action réciproque soulèvent une partie du corps. Mais si l'homme ou le quadrupède sont affoiblis , le corps charge de tout son poids les articulations inférieures.

Les tendons des extenseurs du talon étant trop courts dans les Singes , ne permettent pas que les talons s'ouvrent autant dans la station des Singes , que dans celle de l'homme. Les singes redressés ne chancèlent, lorsqu'ils s'arrêtent , qu'autant qu'ils veulent appuyer sur le sol leurs talons ; dont la dépression forcée fait que le reste du pié s'élève et se détache trop facilement du sol.

Usages qu'ont les mouvements de la queue dans divers quadrupèdes pour assurer leur station. Leur queue peut être mûe comme un balancier ; ou bien être étendue comme un bras de levier qui résiste à la dépression du tronc , ou qui modère les mouvements de projection latérale qui peuvent être imprimés au corps du quadrupède , etc.

La station des oiseaux , quand elle est difficile, est assurée par divers moyens ; et entre autres par des battements fréquents des aîles sur les côtés.

Vraye cause qui fait que les oiseaux peuvent en dormant se soutenir fortement appuyés sur des branches d'arbrès qu'ils embrassent avec les doigts.

Explication de divers mouvements singuliers de la tête , ou de l'avant du corps , que détermine la station des oiseaux ; soit en repos , soit en marchant et en montant : ainsi que des vacillations latérales de l'avant et de l'arrière du corps des oiseaux pesants , particulièrement lorsqu'ils vont vite.

SECONDE SECTION. *Des Mouvements progreſſifs de l'Homme.* Première Partie , *du Marcher et de la Course* , pag. 49--74.

L'objet essentiel dans la recherche du méchanisme du marcher , est d'expliquer comment il est produit par l'impulsion de la jambe. La cause en est que dans cette jambe , les
extenseurs

extenseurs du talon en deviennent de simples releveurs ; qui l'élevent en le faisant tourner autour de la pointe du pié ; et par le jeu de ce talon , poussent le tibia dans le sens suivant lequel il se trouve dirigé.

Borelli a dit que le transport du corps dans le marcher , est un mouvement *réfléchi ;* tel que celui d'une barque qui s'éloigne du rivage , lorsqu'elle est poussée par le moyen de la perche du Batelier. Mais la véritable cause de ce mouvement de la barque (qu'Euler même a mal expliqué par une force de *repulsion* de la perche) est dans l'extension que le Batelier fait de sa colonne vertèbrale , et des articulations de ses extrémités inférieures.

Lorsque la course de l'homme est la plus rapide, les mouvements alternatifs des jambes se succèdent sans intervalle : et dans le mouvement de chaque jambe , tandis que le talon reste redressé fixement , le genou après avoir été très-peu fléchi , est étendu avec la plus grande vîtesse.

Il importe pour la fixation des origines qu'ont aux vertèbres , aux côtes , et au bassin , les divers muscles qui agissent dans les mouvements de la course ; que cette charpente osseuse soit ébranlée le moins , et le plus rarement possible , par les secousses de l'expiration : et parconséquent que les inspirations soient grandes et prolongées.

Pour cette fin , le diaphragme doit être dans un état de contraction presque permanente ; qu'appuye l'air retenu dans le poumon. Ce concours établit ce qu'on a appellé la force *d'haleine.* Quand cette force vient à s'affoiblir , on fixe encore les vertèbres et les côtes le plus possible , en *haletant.*

La proportion de longueur des os de la jambe qui se rapproche le plus de l'égalité , est celle qui rend les pas le plus faciles et le plus étendus.

Lorsque le tronc est poussé en avant par une jambe , sur l'autre jambe qui est fixée ; il se meut sur la tête du femur de celle-ci : et si son mouvement n'est pas bien gradué , il souffre alors une espèce de chûte. Mais cette descente de l'os de la hanche sur le femur fixe , est graduée par la résistance du ligament *rond ;* dont telle paroît être l'utilité principale.

Un usage principal de la rotule , est de faciliter la graduation des mouvements de flexion du genou , et d'empêcher qu'ils ne soient précipités. —— Différents effets par rapport à la descente ou à la montée , qu'a le déplacement ou la fracture de la rotule ; suivant que cette lezion est ou n'est point jointe à un affoiblissement constant des extenseurs du genou.

,SECONDE SECTION, Seconde Partie. *Du Saut, pag.* 75——100.

Réfutation des Théories qu'on a données sur le méchanisme du Saut , particulièrement de celles de Borelli et de Mayow.

La vraie Théorie du Saut renferme deux points essentiels : 1°. le concours d'action des extenseurs de deux articulations consécutives de la jambe , qui sont disposées en sens alternatifs , et qui ont été auparavant fléchies : 2°. Le mouvement que l'os intermédiaire de ces articulations (le tibia , ou le femur) reçoit de leurs extenseurs , et qui fait tourner cet os par ses extremités autour d'un centre variable de rotation pris sur sa longueur , et qui n'a

G g

point d'appui au sol ; desorte qu'il peut obéir à la résultante des forces motrices, et se détacher du sol , en enlevant la charge de tout le corps.

Dans le Saut, la jambe lance tout le corps par un mouvement qui peut être étendu et limité avec une précision singulière ; et qui est analogue à celui d'un coup dit *sec* (dans lequel le mouvement rapide des muscles qui donnent l'impulsion , est suivi d'un effort de *contraction fixe*).

Cause de ce fait observé , et mal expliqué par Borelli ; que les animaux font des sauts plus étendus, à proportion de ce que les derniers os de leurs jambes sont plus allongés ; (comme dans la grenouille , qui a d'ailleurs pour le saut d'autres avantages singuliers).

Les Anciens appelloient *Haltères* , des poids de diverses formes, dont ils avoient reconnu qu'il étoit avantageux de se charger les mains , ou d'autres parties du corps , pour sauter avec plus de force.

L'utilité principale de semblables poids , est qu'en ajoutant à la charge du corps , ils rendent nécessaire un plus grand effort pour le redressement des articulations inférieures , qui doit précéder le saut ; et qu'ils excitent et déterminent une application plus longue, ou plus avantageuse , des forces des muscles extenseurs de ces articulations.

Ce qui précède tient à ce Principe général , qui est indiqué par beaucoup de faits dont on n'avoit donné que des explications insignifiantes : que lorsque les résistances que les muscles doivent surmonter, sont fort grandes relativement à l'état le plus habituel de l'action de ces muscles , sans être immodérées ; elles déterminent un emploi plus considérable , ou plus avantageux , des forces propres à ces muscles.

La Nature excitée par cette résistance extraordinaire , peut lui donner la même vîtesse qu'à une résistance ordinaire ; suivant qu'elle augmente ou fait varier dans son cours la vîtesse de contraction des muscles , qu'elle prolonge leur action , ou qu'elle la rend plus efficace. Ces différences sont nécessairement possibles ; et peuvent être rendues assez vraisemblables dans ces cas, quoique l'Imagination semble d'abord se refuser à les admettre.

Remarques sur le saut des Serpents , et sur celui des Insectes.

Le saut le plus simple des serpents sauteurs , est celui où le serpent se donne la figure d'un arc, en joignant sa tête et sa queue, sur lesquelles il s'appuye et s'élance. En étendant très-fortement la partie supérieure de l'ovale de son corps, il la plie en dedans , et produit ainsi un centre d'inflexion ; par rapport auquel , et aux vertèbres extrèmes qui sont fléchies contre la base , des mouvements d'extension sont imprimés en sens opposés ; ce qui donne aux deux moitiés du corps du serpent le pouvoir de sauter.

Ce saut simple est le même que fait chacun des arcs que forment des serpents sauteurs , après avoir replié en plusieurs tours leur corps autour de leur tête. Tous ces arcs se détachent de terre sensiblement en même temps ; et leurs mouvements se modifient ensuite de manière à diriger tout le corps en ligne droite.

Dans la sauterelle , les pattes postérieures qui produisent le saut, ont leurs cuisses articulées vers le milieu du corps ; et ont d'autant plus d'avantage pour soutenir et pousser son gravité dans le mouvement du saut.

Explications des mouvements qu'exécutent dans le saut, divers Insectes ; comme le Ver du fromage, le Scarabée dit *Notopède* , etc.

TROISIÈME SECTION, *Des Mouvements progreffifs des Quadrupèdes.* Première Partie, *Des Mouvements progreffifs du Cheval,* pag. 101—115.

Une partie du poids du tronc du cheval étant mise en équilibre par l'effort de la tête portée au bout du levier d'un long cou ; sur les appuis que donnent les jambes de devant ; le tronc du corps est d'autant plus facilement soulevé autour de ces appuis, par l'impulsion des jambes de derrière.

L'impulsion la plus forte du tronc en avant est produite par les jambes de derrière ; et dépend essentiellement de l'action des releveurs de l'os du jarret, et des extenseurs du genou.

Les jambes antérieures aident un peu à la poussée du corps en avant, par l'effort qu'elles font pour le soulever en s'élevant sur les bords de leurs soles. Mais elles ne peuvent contribuer par-là que foiblement à la progression ; d'autant que l'omoplate n'est point articulée avec le tronc qu'elle porte.

Dans le trot, il y a souvent (comme l'a observé Bourgelat ; mais non toujours, comme il l'a crû) un temps très-court, où une paire de jambes opposées en diagonale ne retombe pas à terre précisément quand l'autre paire semblable s'élève ; mais où les quatre jambes à la fois sont détachées de la terre. Il y a donc alors un véritable saut du corps, de même que dans le galop.

Les directions des jambes qui sont fixes, doivent être changées dans le pas ; et ne le sont point dans le trot. Le travail de ce changement fait que le pas grand ou allongé fatigue plus les chevaux, que le trot.

Il faut distinguer les mouvements du galop ordinaire qui se fait en trois ou quatre temps ; relativement et à l'ordre suivant lequel les quatre jambes s'élèvent dans leurs *foulées*, et à l'ordre suivant lequel elles se posent dans leurs *battues*. Il importe surtout de considérer l'ordre des temps des *foulées*, pour se faire des idées justes des mouvements du galop.

Lors des foulées, les jambes postérieures peuvent être placées, ou très-près, ou trop loin de la ligne de propension du centre de gravité. La première position étant propre aux chevaux forts, et la seconde aux foibles : on voit pourquoi il arrive que dans la première position, le galop est à quatre temps (ce qui est moins pénible pour un cheval fort) ; et que dans la seconde, il est à trois temps (ce qui est moins pénible pour un cheval foible).

L'élancement du corps dans le galop, que produit le mouvement d'une ou de deux jambes de derrière ; se fait par un méchanisme analogue à celui qui produit le saut de l'homme.

* * *

TROISIÈME SECTION. Seconde Partie. *Des variétés des Mouvements progressifs dans différents genres de Quadrupèdes,* pag. 116--134.

Entre ces variétés, il en est de principales qui sont relatives aux proportions de longueur qu'ont le tronc du corps, les jambes antérieures, et les postérieures du quadrupède.

G g 2

Les Quadrupèdes qui ont le tronc fort prolongé ou fort massif, suspendu entre des jambes dont les hauteurs sont à-peu-près égales ; ne peuvent sauter ni galopper, que peu de temps et très-péniblement (s'ils n'ont de forces extraordinaires, comme le Tigre) ; à cause de l'effort qu'ils doivent faire pour mettre avant chaque saut, leur corps en équilibre sur les jambes de derrière.

Dans les quadrupèdes, chez qui les jambes postérieures ont une grande hauteur relativement aux antérieures ; il se fait dans le mouvement progressif un saut particulier du train de derrière. Ainsi le Lapin, dans sa démarche la plus lente, va au pas avec le train de devant, et saute avec le train de derrière.

Lorsque le Lapin court, aussitôt qu'il est retombé sur les jambes antérieures, après avoir été lancé en l'air par les postérieures ; un mouvement particulier de ressaut se marque dans la moitié postérieure de son corps qu'il fait arquer.

Un semblable ressaut a lieu dans la course du Lièvre, et même dans sa progression la plus lente ; dont un temps est toujours marqué par l'élévation des jambes de devant, et l'autre temps par l'élévation des jambes de derrière.

Les animaux tels que le Lièvre, qui courent dans la plaine, ou en descendant, sont fatigués inutilement, et même retardés par le ressaut particulier de la croupe ; qui est produit à la suite de chaque impulsion des jambes postérieures. Mais cette impulsion est beaucoup moins suivie de cet effet, si le corps est situé en montant dans un plan incliné : et elle arque moins alors la partie postérieure du corps, à cause de la position plus élevée des jambes de devant.

La Giraffe a le train de devant beaucoup plus haut que celui de derrière. C'est pourquoi elle a une sorte de progression qui lui est particulière entre les quadrupèdes. Elle fait partir son pié gauche postérieur, avant son pié droit antérieur : sans quoi son tronc incliné et prolongé, agiroit par un trop long bras de levier sur les appuis des piés des jambes postérieures.

Plus les piés postérieurs des quadrupèdes sont allongés, plus ils ont en se relevant une direction désavantageuse par rapport au tronc ; et plus fortes sont les vacillations latérales qu'ils lui impriment.

Diversité des mouvements des quadrupèdes, suivant la différence de position des extremités par rapport au tronc. Les Lézards n'ont point de mouvement de saut, ni de galop ; parce que leurs jambes postérieures sont trop foibles, et situées de manière qu'elles ne peuvent élever que foiblement le corps en haut.

Le Caméléon dans sa marche rapproche ses jambes d'un côté, en même temps qu'il éloigne extremement l'une de l'autre les jambes de l'autre côté. La cause de cette position singulière est, que les os du bassin du caméléon ne faisant point corps avec l'os sacrum ; il faut que dans sa marche, le bassin soit dirigé très-obliquement au tronc, et presque dans la même ligne.

Une disposition singulière des piés peut aussi influer sur les mouvements progressifs du quadrupède ; comme on voit dans la Taupe, chez qui cette cause détermine les zigzags qu'elle fait en courant. —— Dans les pattes antérieures de la Taupe, l'omoplate paroît être interposée entre l'humerus et les os du rayon et du coude.

On peut rapporter à la rigidité et à l'étroitesse singulières des ligaments environnants

des articulations des piés , dans le Renne et dans l'Elan ; le son comme d'un craquement qu'on entend dans ces articulations , lorsque ces animaux se meuvent.

Plusieurs Quadrupèdes , au commencement et à la fin de leur saut , rapprochent de leurs jambes leur tête , et parconséquent le centre de gravité de leur corps.

Dans un grand nombre d'animaux , les caractères ou les affections habituelles de leur Ame ou du Principe du sentiment et de la volonté , reçoivent l'empreinte (ou une sorte d'affection habituelle analogue) des modifications que les formes particulières de leur corps donnent à leurs mouvements progressifs.

Les exemples connus en sont nombreux. Mais un fait singulier de ce genre , est ce que Linnæus a observé dans les Rats de Norwège : qu'ils ont une habitude opiniâtre d'affecter la ligne droite dans leur chemin , et de la reprendre au delà d'un obstacle qu'ils ont été forcés de tourner. Cette habitude est trop marquée , et trop constante , pour qu'elle ne soit pas déterminée principalement par les formes du corps de cet animal , qui lui rendent singulierement pénibles les déviations latérales.

QUATRIÈME SECTION. *Du Ramper* , pag. 135—156.

Il est des Amphibies , dont les mouvements progressifs sur la terre paroissent être intermédiaires entre ceux des quadrupèdes et ceux des reptiles. Exemple dans la progression du Phoque , qu'on avoit imparfaitement décrite. —— Chalcides , ou autres animaux intermédiaires entre les Serpents et les Lézards ; dont les petites pattes , quoique foibles , peuvent contribuer au mouvement progressif.

Du rampement des Chenilles et des autres Reptiles mous.

Le corps de la Chenille ne peut être transporté , que dans sa partie antérieure , par ses jambes de devant , qui sont cartilagineuses : mais le reste de son corps doit ramper ; parcequ'il ne peut être transporté par ses autres jambes , qui sont membraneuses.

Le ramper de la chenille est produit par un mouvement ondulatoire de son corps même , qui est nécessaire pour que chaque paire de ses jambes membraneuses puisse successivement , lorsque l'onde s'élève par dessus , se détacher du sol et se porter en avant.

Pour expliquer le méchanisme de ce mouvement ondulatoire , on fait voir d'abord (ce qui n'avoit été que rapporté vaguement à l'action des muscles placés sous la peau de la Chenille) comment la Chenille peut fléchir vers un côté quelconque de son corps ; un de ses anneaux , sur un autre anneau contigu qu'elle a rendu beaucoup plus fixe à l'aide de ses piés.

Lorsque toutes les cordes musculaires propres de l'anneau mobile agissent à la fois , elles compriment le corps de cet anneau , en l'appuyant sur celui qui est fixé. Si cette compression subsistant toujours , les muscles de l'un des côtés de cet anneau plus mobile viennent à être animés d'une force de contraction encore plus grande que celle des muscles des autres côtés de cet anneau ; ils doivent retirer fortement de leur côté , le rebord de cet anneau qui est le plus éloigné de l'anneau fixe Mais ils ne peuvent alors faire mouvoir ce rebord , qu'autant qu'il entraîne vers leur côté le corps de l'anneau dont il fait partie, et qu'il le fléchit en ce sens sur sa base.

D'après cela , il est facile de voir comment une partie antérieure du corps étant fixée ; le corps entier peut ne faire qu'un arc dans les Chenilles arpenteuses , et former une suite d'arcs dans les autres Chenilles.

L'extremité postérieure de chacun de ces arcs , qui avoit d'abord été entraînée dans la formation de cet arc ; est ensuite fixée à son tour par ses jambes sur le sol : et l'extremité antérieure de l'arc étant alors relachée ; la flexion vers en bas de l'anneau mobile contigu à l'anneau postérieur fixé , abaisse cet arc , qui pousse le corps en avant.

Les Vers dont le corps est divisé en un grand nombre d'anneaux , produisent de même que les Chenilles , les diverses ondulations du corps qui ont lieu dans leur rampement. ——— On a imaginé vainement des fibres musculeuses , circulaires et longitudinales , dans le corps du Ver de terre , pour rendre raison de son mouvement progressif; ainsi que des fibres spirales , pour expliquer le contournement spiral de son corps.

Il est des Reptiles mous , qui semblent se mouvoir par des fibres , dont ils font varier arbitrairement l'étendue et les directions. Il paroît (comme l'a pensé Swammerdam) que les mouvements progressifs ondoyants de la Limace domestique qui n'a point de coquille , ainsi que ceux de la plante ou pié du Limaçon à coquille ; ne peuvent s'exécuter que par des muscles qui s'attachent à d'autres muscles , et qui s'aident réciproquement.

Mais cela ne peut se concevoir , qu'autant qu'on admet que le Principe Vital de la Limace a la faculté de se donner , dans tel ou tel lieu du tissu de son corps musculeux , une force de *situation fixe* des parties de ce tissu : force qui y produit , et des points fixes , et des fibres diversement dirigées.

Une faculté semblable est sans doute au plus haut degré dans les Insectes aquatiques et microscopiques , qui sont de vrais Protées ; et qui peuvent donner à leur corps , des formes extremement diverses.

Du Ramper des Serpents.

Dans tous les Serpents qui ont au dessous du ventre , des grandes lames ou plaques ; chacune tient par ses deux bouts aux deux extremités des côtes , et chaque paire de plaques consécutives est liée par un muscle commun. La situation de ce muscle fait qu'en se contractant , il redresse plus ou moins sur le sol la plaque postérieure ; qui retient assez fixement la partie correspondante du corps du Serpent.

La progression du Serpent , qui jette son corps en avant sur ces plaques fixées , est la plus simple ; mais elle est extrèmement bornée.

En général le Serpent , lorsqu'il rampe , plie d'abord tout son corps en une suite d'arcs verticaux ou horizontaux. Lorsqu'il rampe lentement , il forme et abaisse successivement ces arcs , par le jeu des muscles de sa colomne vertébrale ; et il fixe et relâche alternativement les parties antérieures ou postérieures de son corps.

Les piés fixes postérieurs des arcs que forme le corps du Serpent qui rampe , ne sont point assujettis dans le prolongement de ces arcs , lorsqu'ils sont horizontaux ; autant qu'ils le sont dans l'extension de ces arcs , lorsqu'ils sont verticaux. Par cette raison , les Serpents se meuvent plus foiblement en rampant par des ondes horizontales. Cependant cet inconvénient est fort diminué , parceque le Serpent roule à demi sur son axe , la partie de son corps dont il forme une onde horizontale ; desorte qu'en la pressant contre le sol , il la rend plus difficile à être repoussée parallèlement à l'horizon.

Dans les pas lents du Serpent, les arcs que forme sa colonne vertébrale, sont d'a-bord courbés, et ensuite étendus, l'un après l'autre. Mais dans ses pas très-rapides, ces arcs sont sensiblement courbés presque à la fois, et surtout étendus dans un temps très-court. Ainsi l'impulsion en avant donnée successivement à chaque arc dans son exten-sion, est fort peu empêchée par la fixité de la partie antérieure de cet arc, de se trans-mettre à tous les arcs qui le précèdent, et d'ajouter à leurs élancements.

CINQUIÈME SECTION. *Du Nager*, pag. 157—180.

CHAPITRE PREMIER. *Du Nager des Poissons.*

Les nageoires des poissons ne peuvent leur faire exécuter que de petits mouvements progressifs. Borelli a bien vû qu'elles servent surtout à diriger ou à arrêter leurs mouve-ments: et il a reconnu que l'instrument principal du Nager des poissons est leur queue.

Le vague et l'imperfection des Théories qu'on a données jusqu'ici sur la Méchanique des rames, ont favorisé tous ceux qui ont crû avoir expliqué le Nager des poissons, et le Vol des oiseaux ; en disant que dans ces mouvements, la queue du poisson, et les ailes des oiseaux, agissent comme des rames.

M. Lorgna et Don George Juan ont donné les meilleures Théories qu'on ait sur l'ac-tion des rames : et cependant ces Théories ont des défauts qu'on indique.

M. Lorgna n'a pas remarqué que pendant chaque coup de rame, la résistance de l'eau à la pale, qui y est de moins en moins plongée, va en diminuant : et que la puissance qui meut la rame (et qu'il suppose constante) souffre aussi alors une diminution considé-rable, et toujours croissante ; à raison de ce que le bras du rameur, jouant sur son ar-ticulation à l'épaule, se meut moins librement à la fin, qu'au commencement de chaque *palade.*

Don Juan (entre autres erreurs de sa Théorie) est surtout mal fondé, en ce qu'il croit que la réaction de l'effort que le rameur fait pour s'appuyer sur l'embarcation, doit être égale en sens contraire, à l'action que le rameur exerce contre le *tolet* (qui est le point d'appui de la rame au navire).

Mais ces deux efforts sont absolument différents d'intensité, et ils sont produits par de tout autres organes. Le premier l'est par l'action des extenseurs de l'épine, et des extre-mités inférieures ; et le second l'est par l'action des grands pectoraux, et d'autres muscles des bras et des épaules.

On ne peut donner de Théorie de l'action des rames, qu'à l'aide de suppositions qui ne sont point exactes. De plus on y a négligé jusqu'ici, la considération nécessaire de l'effort que le rameur exerce sur la partie extérieure de la rame.

La queue des poissons, qui est en général l'instrument essentiel de leur Nager, ne peut le produire qu'autant qu'elle se recourbe d'une manière particulière, que Borelli a dé-crite ; et qu'il n'a cependant pas reconnu être nécessaire pour donner aux poissons l'im-pulsion qui les meut en avant.

(240)

Dans le poisson qui se dispose à nager, la queue est fléchie latéralement sur la partie du tronc avec laquelle elle est articulée ; et en même temps elle forme une autre sinuosité, qui se recourbe fortement en sens contraire. Les extenseurs de ces deux courbures, agissent ensuite avec force, et en même temps, pour les redresser.

A proportion de la résistance de l'eau aux impulsions qu'elle reçoit dans ce déployement de la queue, ces extenseurs ont une action réciproque d'autant plus puissante pour imprimer au tronc du corps du poisson, des mouvements de projection autour des sommets de l'une et de l'autre courbure. Ces mouvements étant dirigés vers des côtés opposés, se combinent dans une direction moyenne, suivant laquelle le corps du poisson est mû en avant.

Dans l'Anguille, et les autres poissons anguilliformes ; d'autres parties du corps se fléchissent de même que la queue, par des courbures alternatives en sens opposés. La flexibilité singulière de l'épine dans ces poissons fait que les replis de leur queue, et de leur corps, affectent communément une situation plus ou moins contournée en spirale.

Il est des Serpents, comme le Serpent à sonnetres, qui se soutenant d'ailleurs sur l'eau par leur légereté spécifique, s'y meuvent ; et en la battant par le jeu de leur queue doublement recourbée ; et en pliant leur épine en un grand nombre de très-petits arcs, à l'aide desquels ils rampent.

Le Nager des poissons dont le corps est de forme plate, est différent de celui des autres poissons. Il se fait à plat sur leur largeur, par des mouvements de l'épine, qui se fléchit en haut et en bas. .

Les nageoires servent surtout à assurer la direction que le poisson veut se donner. — Leurs différences dans les poissons qui ont des formes particulières, comme dans l'Espadon.

Les nageoires du dos et de l'anus du poisson servent particulièrement à lui faire fendre l'eau, de manière qu'il trouve moins de résistance verticale aux mouvements qu'il fait de bas en haut.

Les nageoires latérales du poisson, qui se répondent dans l'un et l'autre côté de son corps, empêchent que sa direction ne soit continuellement changée. Leurs mouvements sont combinés de manière que les deux moitiés de ce corps qui sont placées de côté et d'autre de son axe, opposent à l'eau où il se meut, des efforts égaux ; et en éprouvent d'égales résistances.

Presque tous les poissons sont pourvûs d'une *vessie aërienne*, qui leur est nécessaire pour leur suspension dans l'eau à différentes hauteurs. Par la dilatation, ou le resserrement de cette vessie, le poisson peut diminuer ou augmenter la pesanteur spécifique de son corps ; et la rendre égale à celle de la couche d'eau où il veut être placé.

Borelli a vû que le resserrement de cette vessie peut être produit par la pression des muscles du bas-ventre. Il a reconnu qu'on ne pouvoit assigner que des causes trop vagues, et trop foibles, de sa dilatation.

Il paroît très-probable qu'elle est produite par la contraction des petits muscles transverses qui composent les muscles des poissons, qu'on a nommé *latéraux*. Ces petits muscles transverses semblent devoir dans leur contraction s'applanir en dehors ; porter en dehors les extremités des côtes auxquelles ils adhèrent ; et aggrandir la région où est placée la vessie aërienne, dont la dilatation doit s'ensuivre.

Ces

Ces muscles transverses peuvent avoir ainsi une fonction analogue à celle de ces muscles de la Tortüe, qui sont adhérents à la peau; dont Borelli a observé, qu'en s'applanissant vers l'extérieur dans leur contraction, ils dilatent la cavité de la poitrine, et font qu'un nouvel air vient en remplir les vessies aëriennes.

On conjecture que le poisson, pour diriger plus facilement à son centre de gravité, les résultantes de ses forces motrices; déplace un peu ce centre en avant ou en arrière : et qu'il produit ce déplacement, en faisant que la dilatation totale qu'il donne à sa vessie soit relativement plus grande, ou dans la partie antérieure, ou dans la partie postérieure de cette vessie; ce qui doit rendre plus légère à proportion la partie correspondante de son corps.——Développemens et probabilité de cette conjecture.

Les poissons plats n'ont point de vessie aërienne. Mais lorsqu'ils nagent, les mouvemens de flexion en haut et en bas, de leur colomne vertébrale, peuvent aussi opérer des déplacemens avantageux de leur centre de gravité. Cependant ce moyen ne supplée qu'imparfaitement au défaut de la vessie aërienne. Car ces poissons plats se meuvent obliquement, ou de travers ; leur corps étant toujours un peu tourné autour de leur centre de gravité.

Observation sur le Nager du Ver du Nautile, qu'on avoit expliqué trop vaguement.

Le Ver du Nautile passe (comme dans un fourreau) dans toute la longueur d'un siphon ou tuyau, qui traverse toutes les chambres de sa coquille ; un corps charnu, dont la queue est constamment attachée à sa coquille. L'eau contenue dans les chambres de la coquille, doit être attirée par le rétrécissement de ce corps charnu ; et chassée hors du corps, par son renflement. Cela fait une espèce de pompe aspirante, et refoulante ; dont le jeu est déterminé arbitrairement par l'animal.

CHAPITRE SECOND. *Du Nager des Quadrupèdes.*

Dans les Quadrupèdes, l'action combinée des extenseurs des articulations de chacune des jambes postérieures, qu'ils meuvent alternativement lorsqu'ils nagent ; suffit pour donner au corps du Quadrupède, l'impulsion en haut et en avant qui est nécessaire au Nager. Cependant cette impulsion est puissamment secondée par l'effet analogue que déterminent les mouvemens alternatifs des jambes de devant.

Les jambes antérieures étant d'abord relevées, et pliées en avant, se portent ensuite avec effort en arrière et en bas. Mais à proportion de ce que l'eau résiste davantage au mouvement du retour des jambes antérieures ; les muscles qui produisent ce mouvement, employent une plus grande partie de leur action réciproque à relever le thorax ou le tronc, et à le pousser en avant.

TROISIÈME CHAPITRE. *Du Nager de l'Homme.*

Dans le Nager le plus ordinaire de l'Homme, les muscles extenseurs des articulations de la hanche et du genou, et les releveurs du talon, agissant sur ces articulations disposées en sens alternatifs ; leurs efforts se combinent dans une direction moyenne , suivant laquelle ils poussent l'eau en arrière , et le tronc du corps en avant.

A proportion que l'eau fait plus de résistance à la main et au bras du Nageur qui la poussent ; les muscles qui agissent pour tirer le bras en bas et en arrière , par leur action réciproque , font mouvoir le thorax ou le tronc du corps , du côté et autour de la partie supérieure de ce bras. Les mouvements de ces muscles dans les deux bras se combinent en un mouvement moyen , par lequel le corps est poussé en haut et en avant.

En même temps , dans l'un et l'autre bras ; le triceps brachial qui étend le coude , à proportion de ce que l'eau résiste , agit avec plus de force sur l'humerus ; le pousse en avant , et par lui le tronc du corps auquel il est articulé.

Dans le Nager , il est dangereux de mouvoir très-rapidement les piés et les mains ; parceque ces extremités ne peuvent alors rassembler , ou pousser à la fois à chaque instant , une masse d'eau assez considérable.

Il paroît que dans la Théorie de la Résistance des Fluides , il faut faire entrer un élément qu'on n'y a point considéré formellement jusqu'ici ; celui de la masse du fluide , que le solide qui s'y meut , transporte antérieurement avant que de la diviser.

Il est plusieurs manières de nager , où il est nécessaire que l'homme tienne sa poitrine dilatée avec effort , pour diminuer la pesanteur spécifique de son corps : ce qu'il peut faire en tenant la glotte fermée , et laissant agir plus ou moins les puissances qui doivent produire l'inspiration. Le plongeur qui veut s'élever du fonds de l'eau , tient la glotte plus fermée , etc.

S I X I È M E   S E C T I O N. *Du Vol des Oiseaux , pag.* 181—230.

A proportion de la résistance que l'air oppose à l'effort des muscles grand et moyen pectoral , par lesquels l'aîle de l'oiseau est abaissée pour produire le Vol ; leur action réciproque s'exerce à mouvoir le sternum et les côtes , et par conséquent le tronc du corps , vers les attaches de ces muscles à l'humerus , ou en haut et en avant du côté de cette aîle. Les mouvements ainsi imprimés aux deux aîles , se combinent pour lancer le corps dans une direction moyenne.

Quand cette action réciproque des muscles grand et moyen pectoral meut en avant le thorax , celui-ci entraine en quelque degré la partie supérieure de l'humerus , autour de l'appui que détermine la résistance de l'air. Alors l'humerus tend à pousser en avant , et à faire jouer entre eux les os qui dans les oiseaux tiennent lieu de la clavicule et de l'omoplate.

Mais ce déplacement est empêché par les liens qui retiennent l'omoplate ; et par ceux de la clavicule , qu'assujettit particulièrement l'os de la fourchette (qui paroît former deux clavicules antérieures). L'angle de la réunion de la clavicule avec l'omoplate , où l'humerus est articulé , étant fixé par ces divers moyens ; l'action réciproque que les muscles pectoraux exercent sur le corps de l'oiseau , n'est point affoiblie par le déplacement que l'assemblage de ces os souffriroit alors sans cette fixation.

Dans le Vol ordinaire , en même temps que l'aîle s'abaisse et est portée en arrière , les articulations alternatives des os de l'aîle s'étendent en s'appuyant sur la résistance de l'air. L'action simultanée de leurs extenseurs doit imprimer dans chaque aîle, au corps de l'oiseau, des mouvements de projection qui le chassent en haut et en avant.

L'oiseau peut détourner la direction de son Vol, d'un côté ou d'un autre, lorsque l'une ou l'autre aîle bat plus fortement. S'il veut alors se tourner sur le côté droit par exemple, il éloigne supérieurement l'extrémité de son aîle gauche déployée, d'un plan vertical dirigé suivant l'axe de son corps; ou bien il rapproche inférieurement de ce même plan, l'extrémité de son aîle droite déployée.

Les muscles releveurs ou abaisseurs de la queue, lorsqu'elle est déployée, doivent exercer sur les os où ils ont leurs origines, une action réciproque; qui tend à élever ou à abaisser le tronc par sa partie postérieure : et cette action est fortifiée par la résistance de l'air.

La queue peut dans certains cas entretenir l'équilibre des forces motrices des aîles, en se portant davantage du côté de l'aîle plus foible. —— Des balancements plus sensibles, qu'on a observés dans la queue de l'oiseau, qui en tient les plumes écartées lorsqu'il s'élève en volant; empêchent qu'il ne chavire. La queue fait aussi que le corps ne s'abat point dans sa partie postérieure. —— Digression sur les avantages analogues qu'on a donné aux flèches, lorsqu'on les a *empennées*.

Un vent contraire, s'il n'est très-violent, peut favoriser le Vol en augmentant la résistance de l'air aux battements des aîles. Il peut aussi l'aider dans les intervalles de ces battements; en poussant comme des voiles, les aîles et la queue, après que l'oiseau les a disposées avantageusement.

On fait voir que les mouvements observés dans les Oiseaux *rameurs* par M. Huber, qu'il a désignés par les noms de *ressource* et de *pointe*, et qu'il n'a point expliqués; sont déterminés par la résistance de l'air; d'une manière analogue à celle dont les ricochets sont déterminés par la résistance de l'eau. Il faut ajouter que l'oiseau relève alors avec force l'avant de son corps, pendant qu'il continue à se mouvoir sur une nouvelle couche d'air, qui dirige son mouvement de bas en haut.

Le Milan peut, pendant un temps fort long, planer dans les airs, en décrivant des grands cercles Il soutient ce Vol à l'aide d'une *trépidation* de ses aîles; qui est fréquente, mais peu sensible. Il détermine les courbes circulaires (qu'il peut décrire en sens opposés), en élevant davantage l'une de ses aîles; qui conserve alors plus du mouvement commun imprimé à l'oiseau, parce qu'elle trouve moins de résistance dans l'air que l'autre aîle.

Les puissances résultantes ou composées des forces motrices de chacune des deux aîles peuvent être réduites à deux; dont l'une soit dirigée dans un plan vertical suivant la longueur du corps de l'oiseau, et l'autre soit perpendiculaire à ce plan. Les résultantes perpendiculaires à ce plan doivent se mettre en équilibre : sans quoi le corps de l'oiseau seroit renversé autour de l'appui de l'aîle la plus foible. —— Telle est la raison d'un fait connu, et remarquable, dont on n'avoit point donné d'explication satisfaisante.

L'oiseau doit modifier et combiner les forces qui meuvent ses aîles et sa queue, de manière que les résultantes de ces forces passent par son centre de gravité : car autrement son corps tourneroit autour de ce centre, et son mouvement changeroit sans cesse de direction.

Les efforts que fait pour voler, un oiseau pesant, et qui a les aîles foibles à proportion (comme sont la Poule, la Caille, etc); deviendroient trop foibles, s'il n'employoit que des forces qu'il dirigeât au centre de gravité : ces forces étant nécessairement décomposées des forces totales que les muscles des aîles lui impriment par leur action réciproque. C'est pourquoi un tel oiseau est déterminé à voler obliquement de côté ou d'autre, suivant que son corps se trouve être accidentellement situé pour recevoir l'impulsion moyenne des résultantes de ses forces motrices.

Divers oiseaux en commençant leur Vol, ne parviennent à diriger à leur centre de gravité les résultantes de leurs forces motrices, que par un espèce de tâtonnement. C'est ainsi que toutes les espèces de Pigeons, et surtout le Pigeon *tournant*, agitent leurs aîles avec une trépidation sensible, et font un détour manifeste, lorsqu'ils commencent leur Vol, et avant de le poursuivre en ligne droite. Mais tous les efforts pour diriger les résultantes de ses forces motrices à son centre de gravité, sont inutiles dans le Pigeon *culbutant*, qui tournoye sur lui-même en volant.

Cause des mouvements en *crochèt*, ou sinueux en sens alternatifs, qu'on observe dans le Vol des Bécasses et des Bécassines.

Les Papillons dont les aîles sont trop foibles, et attachées trop haut; volent en culbutant, et en faisant des zigzags en tout sens.

Dans les Insectes pourvus d'*haltères*, les résultantes des forces des aîles ne peuvent être dirigées assez constamment sur le centre de gravité; si les haltères étant mûs comme des balanciers, ne portoient ce centre successivement aux divers points de concours que prennent ces résultantes.

Les Oiseaux ont un grand avantage pour diriger à leur centre de gravité, les résultantes de leurs forces motrices; en ce qu'ils peuvent déplacer jusqu'à un certain point leur centre de gravité. Ils le meuvent plus en avant, ou plus en arrière, par l'inégalité d'extension qu'ils donnent à leur cou et à leurs jambes; mais surtout par le mouvement des deux aîles, qui sont plus ou moins portées du côté de la tête. Ils transportent ce centre de côté ou d'autre, par des mouvements latéraux de la tête et de la queue.

M. Camper a découvert que dans les Oiseaux, les os supérieurs des aîles, et un grand nombre d'autres os sont vuides; et percés d'ouvertures considérables, par lesquelles pénètre l'air qui les remplit, et qui vient de la trachée-artère ou des grandes vessies aëriennes.

Réfutation des diverses conjectures qu'ont formé MM. Hunter, Camper, et Silberschlag, sur l'utilité de cet air contenu dans les os.

L'air contenu dans les vessies aëriennes thorachiques et abdominales des oiseaux, est poussé dans leurs os par les mouvements, et de l'inspiration, et d'une expiration violente. Mais il doit être surtout poussé dans les os; et de ces vessies, et de la trachée-artère; lorsque l'expiration se faisant avec force, et néanmoins étant rendue difficile; l'air du poumon qui ne peut s'échapper assez facilement par le larynx, a soufflé les grandes vessies aëriennes.

L'oiseau rend son expiration plus ou moins difficile, forte, et prolongée; en resserrant plus ou moins sa glotte supérieure, pendant qu'il continue l'effort de ses muscles expirateurs.

Le premier effet de cette sorte d'expiration est une dilatation proportionnée des grandes vessies aëriennes. Cette dilatation est la cause d'un resonnement singulier, qui renforce la voix de l'Alouette à mesure qu'elle s'élève dans son Vol.

Les vessies aëriennes de la poitrine et du bas-ventre pourroient être excessivement dilatées par l'air: et les côtes des oiseaux pourroient être ainsi forcées de bas en haut, si les cro-

(245)

chets osseux qui sont placés à leurs bords inférieurs, n'empêchoient la côte inférieure de
déborder la supérieure.

L'Oiseau a aux trous du nez, des valvules qu'il peut ouvrir ou fermer à volonté ; et qui
suivant qu'elles sont fermées, peuvent concourir à prolonger utilement l'expiration imparfaite, en retenant l'air que chasseroit cette expiration.

Le Vol de l'oiseau peut être modifié de la manière la plus avantageuse, par les effets de
la réaction de l'air, qui est poussé dans l'intérieur de ses os.

L'Oiseau peut augmenter plus ou moins la vitesse qu'il se donne dans le Vol, quoique ses
muscles moteurs n'ayent que leurs forces de contraction habituelles, dont l'application est
seulement prolongée. Pour cela il suffit que par un effort d'expiration imparfaitement empêchée, il produise un effet général, et également libre, de refoulement de l'air dans ses
humerus et dans ses autres os. Il peut augmenter ainsi à des degrés convenables, et la résistance de ses aîles à l'action directe de leurs muscles, & la résistance de son corps à l'action réciproque des muscles des aîles.

Si les aîles sont mûes trop rapidement en bas et en arrière, par une contraction trop
forte de leurs muscles ; elles seront trop peu appuyées par la résistance de l'air extérieur ;
et l'action réciproque de leurs muscles ne pourra continuer le Vol, que par des efforts violents
et trop souvent répétés.

Si la force de contraction des muscles extenseurs des aîles étant supposée la même, le
corps de l'oiseau ne résiste pas assez à sa projection : la vitesse des aîles est encore telle
qu'elles chassent le corps, avant qu'elles n'ayent été abaissées et étendues convenablement.

Le refoulement de l'air dans les os de l'oiseau a une autre utilité ; celle de rendre l'oiseau
plus stable dans le vague des airs ; soit qu'il y vole, ou qu'il y reste comme suspendu : et
d'empêcher en quelque degré, qu'il ne soit entraîné par les vents.

Il paroît que la réaction de l'air dans l'intérieur des os de l'Autruche, a de même l'effet
de la fixer dans ses courses très-rapides.

Les mouvements que l'Autruche donne à ses aîles pour qu'elles assurent, comme des
balanciers, le maintien de son équilibre ; s'ils étoient fréquents, entraveroient sa course :
et ces mouvements n'ont pas lieu, lorsque sa course est la plus rapide.

L'Autruche doit donc employer un autre moyen pour se donner assez de stabilité dans
sa course. Ce moyen est sans doute la résistance que donne à sa masse, la réaction de
l'air intérieur qui pénètre dans tous ses os, excepté dans ses humerus.

Les communications des vaisseaux aëriens avec la trachée-artère et les grandes vessies
aëriennes, sont nécessairement plus ou moins libres, suivant les différentes situations respectives des différentes parties du corps de l'oiseau : et cette liberté inégale de pénétration
de l'air doit rendre plus ou moins forte sa réaction dans les différents os.

On est donc fondé à penser, que l'oiseau en changeant les situations respectives de ses
différentes parties, peut faire varier le rapport de la résistance de son corps à la résistance
de ses aîles. Or ces variations sont très-utiles dans les différentes circonstances du Vol.

Dans un air fort rare, il ne faut pas que la réaction de l'air intérieur augmente la résistance du corps ; mais bien celle des aîles, pour qu'elles se déployent avec plus de force
et plus long-temps. —— Lorsque le vent est contraire, le refoulement de l'air doit être plus
foible dans les os des aîles, et plus fort dans les os du reste du corps.

Les modifications avantageuses que l'oiseau donne à son Vol, par ce refoulement inégal de l'air intérieur dans ses divers os ; dépendent d'une faculté qu'il doit à sa Nature,
et qui est perfectionnée par ses habitudes.

La Méchanique des Animaux présente un très-grand nombre de cas analogues, où la
Nature Vivante fait varier à l'infini les rapports des résistances de deux parties, que l'action réciproque des mêmes muscles meut en sens contraires. On voit quelques effets de ces
facultés automatiques : mais on ne peut en soumettre les loix au calcul, ni en découvrir
les causes premières.

CORRECTIONS ET ADDITIONS. *Dans les Notes (les lignes indiquées sont
prises en montant).*

Pag. 1. l. 3. à la fin, ajoutez ; Borelli s'est servi du mot *sustentatio* dans le même sens
(*De Mot. Animal. T. I. p.* 170. *m.*).

P. 2. l. 11. après *col* ajoutez, redressée.

P. 30. l. 2. lisez ainsi le mot Grec, συνεστραμμέναις : et ibid. l. 7. lisez ainsi les mots
Grecs, διεστραμμένους τους πόδας.

P. 93. l. 11. après *muscle* ajoutez, qui se rapprochent de plus en plus.

P. 127. l. 12. après *lacerta agilis* ajoutez ; (qui est le lezard gris, ou le vert).

P. 128. l. 2. à la fin, ajoutez, M. de la Cepède dit aussi que c'est toujours avec lenteur
que le Caméléon va d'une branche d'arbre à une autre.

P. 147. l. 15. ajoutez à la fin ; (*Nouveaux Eléments de la Science de l'Homme, pag.*
77--82.).

P. 151. l. 2. après *Buffon* ajoutez Tom. II.

P. 201. l. 3. au lieu de *aliqui* lisez, *alioqui.*

P. 207. l. 1. effacez ces mots *en avant.*

Page 9. l. 15. au lieu de XXVII ; lisez , XXIX.

P. 24. l. 9. après *adducteurs* , ajoutez , et abducteurs.

P. 68. l. dernière du texte, après *quadrupèdes :* ajoutez , 2°.

P. 78. l. dern. du texte, au lieu de , *tenu dans une position fixe* , mettez , *le centre fixe de ce mouvement.*

P. 79. après la l. 21. ajoutez :

Mayow n'a point vû que les extenseurs du genou , dans tous les instants où ils élèvent le femur et le corps qu'il porte ; font des efforts égaux pour abaisser le corps , en déprimant le tibia vers le sol : desorte qu'à la fin de la contraction de ces muscles , le corps ne conserve point d'impression persévérante qui l'éloigne du sol. Un semblable équilibre doit avoir lieu à chaque instant de la contraction des extenseurs ; non-seulement lorsqu'il n'y a qu'une articulation de la jambe qui soit fléchie , mais encore dans le cas où toutes les articulations de la jambe qui sont fléchies , le sont dans le même sens.

P. 85. l. 1. après , *lorsque* , ajoutez , les piés étant fixés.

Ibid. l. 17. à la fin ; ajoutez , et qui n'a point d'appui sur le sol.

P. 86. l. 23. après *variable* , ajoutez , et qui n'a point d'appui au sol.

P. 90. l. 2. après *projection* , ajoutez , dans le saut par leurs muscles extenseurs , relativement à ce qu'ils résistent aux mêmes muscles dans les pas ordinaires de ces Animaux.

Ibidem , l. 22. au lieu de *moins* , lisez , *plus.*

P. 92. l. 18. au lieu de *la vîtesse* , lisez , *l'effort de vîtesse.*

P. 120. l. 2. au lieu de *Ce galop* , mettez : Alors un saut particulier , ou dont le mouvement est particulièrement ressenti dans la croupe qu'il fait arquer.

P. 121. l. 3. au lieu de , *que produit* , mettez , qui est produit à la suite de.

Ibid. l. 5. à la fin , ajoutez : et elle arque moins la partie postérieure du corps , à cause de la position plus élevée des jambes de devant.

P. 133. l. 6. en montant ; après *existe* , ajoutez , à un haut degré.

P. 137. l. 20. après , *l'explication* , ajoutez , probable.

P. 138. l. 26. après *progressif* , ajoutez , ondoyant du corps.

P. 139. après la ligne 6 , et à la fin de l'Art. III. ajoutez :

Car cela doit avoir lieu , si la fixation des jambes membraneuses en avant n'est produite durant la contraction des anneaux postérieurs à ces jambes. Mais ces anneaux, entant qu'ils sont resserrés, ne peuvent qu'entraîner et presser ces jambes contre le sol : et elles ne peuvent se détacher du sol, pour se fixer en avant, qu'à la faveur du mouvement ondulatoire du corps de la Chenille, qui reste toujours à expliquer.

P. 142. l. 3. au lieu de *extenseurs*, mettez, fléchisseurs vers en haut.

Ibid. l. 9. à la fin, ajoutez, vers en bas.

P. 147. l. 13. après *nombreux*, ajoutez, insectes.

P. 150. l. 7. en montant ; après, *en avant*, ajoutez, et en dedans.

Ibid. l. 3. après, *en arrière*, ajoutez, et en dehors.

P. 156. l. 4. après, *courbés*, ajoutez, presque.

Ibid. l. 4. au lieu de, *même instant*, mettez, temps très-court ; et ajoutez : Cela fait que l'impulsion en avant donnée successivement à chaque arc dans son extension, n'est que peu empêchée par la fixité de la partie antérieure de cet arc, de se transmettre à tous les arcs qui le précèdent, et d'ajouter à leurs élancements.

Ibid. l. 7. au lieu de, *l'instant*, mettez, le temps très-court.

P. 160. l. 4. au lieu de, *intérieure*, lisez, inférieure.

P. 165. l. 7. à la fin, ajoutez : Leur action pour projetter le corps du poisson, est d'autant plus puissante ; que l'eau résiste davantage à l'impulsion que lui donne la queue par son extension forte et soudaine.

P. 166. l. 12. après, *de l'épine*, ajoutez : Ces muscles peuvent aussi, en y formant un grand nombre de petits arcs, faire ramper ce Serpent sur la surface de l'eau (comme il a été dit Art. XIV. de la Quatrième Section).

P. 177. l. 28. après, *ne peuvent*, ajoutez, presque.

P. 180. dern. l. après, *arbitrairement*, ajoutez, par le ver du nautile.

P. 181. l. 7. en montant ; au lieu de, *l'impulsion*, mettez, l'effet.

P. 184. l. 17. au lieu de, *du femur*, mettez, des articulations de la hanche.

P. 188. l. 5. au lieu de *l'expiration*, lisez *l'inspiration*.

P. 190. l. dern. après, *direction*, ajoutez, considérables dans son Vol.

P. 193. l. 1. au lieu de, *j'aurai exposé*, mettez, j'exposerai.

P. 199. à la fin de la l. 17. ajoutez, du côté de cette aîle.

P. 200. l. 17. au lieu de, *rendu réciproque*, mettez, appuyé.

P. 201. l. 17. au lieu de, *l'effort de*, mettez, l'effort contre.

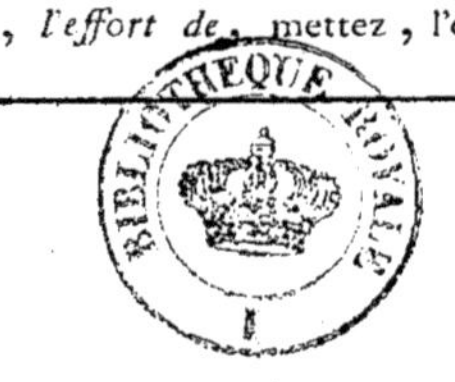